肩こりの臨床

関連各科からのアプローチ

編集 **森本 昌宏**
近畿大学医学部麻酔科学講座教授
Masahiro Morimoto

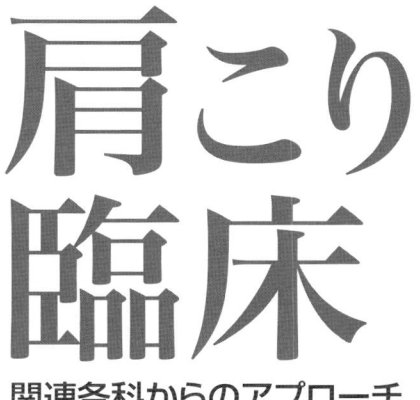

克誠堂出版

執筆者一覧
(執筆順)

森本　昌宏	近畿大学医学部麻酔科学講座
田中　信弘	広島大学大学院整形外科
泉　文一郎	広島大学大学院整形外科
玉井　和哉	獨協医科大学整形外科
中村　宅雄	北海道済生会小樽病院医療技術部リハビリテーション室
山上　裕章	ヤマトペインクリニック
菅本　一臣	大阪大学大学院医学系研究科運動器バイオマテリアル学講座
目崎　高広	医療法人凰林会榊原白鳳病院神経内科
竹島　多賀夫	富永病院神経内科・頭痛センター
菊井　祥二	富永病院神経内科・頭痛センター
淺井　貴絵	駿河台日本大学病院循環器科
高橋　敦彦	日本大学医学部総合健診センター
久代　登志男	日本大学医学部総合健診センター
鎌本　洋通	近畿大学医学部麻酔科学講座
梶田　雅義	梶田眼科
木野　孔司	東京医科歯科大学大学院歯学総合研究科顎関節口腔機能学分野
後山　尚久	大阪医科大学健康科学クリニック未病科学・健康生成医学寄附講座
清水　幸登	岡山大学保健管理センター精神科
仁科　舞子	岡山大学保健管理センター精神科
三木　健司	尼崎中央病院整形外科／大阪大学疼痛医療センター
行岡　正雄	行岡病院リウマチ科
打田　智久	近畿大学医学部麻酔科学講座
萱岡　道泰	株式会社ラック 専属産業医
岩元　辰篤	近畿大学医学部麻酔科学講座
柴　麻由佳	近畿大学医学部麻酔科学講座
柏木　伸夫	近畿大学医学部放射線学教室
村上　卓道	近畿大学医学部放射線学教室
米本　紀子	りんくう総合医療センター麻酔科
佐伯　茂	日本大学医学部麻酔科学系麻酔科学分野／駿河台日本大学病院麻酔科
橋爪　圭司	奈良県立医科大学ペインセンター
上原　圭司	近畿大学医学部堺病院麻酔科
森田　善仁	順天堂大学医学部麻酔科学・ペインクリニック講座
井関　雅子	順天堂大学医学部麻酔科学・ペインクリニック講座
田中　萌生	京都府立医科大学疼痛緩和医療学講座・ペインクリニック
細川　豊史	京都府立医科大学疼痛緩和医療学講座・ペインクリニック
白井　達	近畿大学医学部麻酔科学講座
佐々木　学	医誠会病院脳神経外科・脊椎脊髄センター
竹井　仁	首都大学東京健康福祉学部理学療法学科
篠崎　哲也	群馬大学大学院医学系研究科器官機能制御講座整形外科学
高岸　憲二	群馬大学大学院医学系研究科器官機能制御講座整形外科学
平田　幸一	獨協医科大学神経内科
渡邉　由佳	獨協医科大学神経内科
岩城　理恵	九州大学病院心療内科
細井　昌子	九州大学病院心療内科／九州大学大学院医学研究院心身医学
世良田　和幸	昭和大学横浜市北部病院麻酔科
楳田　高士	関西医療大学保健医療学部鍼灸学科
青木　秀之	東邦大学医療センター大森病院整形外科
関口　昌之	東邦大学医療センター大森病院整形外科
勝呂　徹	日本人工関節研究所・リウマチ治療研究所

序　文

　平成22年の国民生活基礎調査によれば，肩こりは女性が訴える症状の第1位，男性では第2位である。一方で，肩こりを自覚している人のうち，医療機関での治療を受けている人は20.1％にとどまるとするデータがある。

　肩こりは症状名であり，現在でも他の疾患に付随する症状として扱われることが多い。その原因としては，明確な定義がないこと，診断にあたって主観により判断されている部分が多いこと，病因も正確には分析されていないことなどが考えられる。治療法に関してもrandomized controlled trialsによる検討が蓄積されているわけではない。これらの点からは，医師が肩こりの診療に積極的に取り組んでいるとはいえない現状がみえてくる。さらには，これらが肩こりによる医療機関への受診率を低いものにしている遠因となっているといえる。

　本書では，この肩こりを取り上げた。肩こりを単に症状として扱うのではなく，基礎疾患の検索を含めて正確な診断を行うこと，より適切な治療法を選択することの必要性を考えて，である。肩こりについて今わかっている基礎的事項，臨床でできることを整理，確認しておくことが，肩こりの診療のこれからを考える第一歩となるはずである。

　内容としては，整形外科，神経内科，ペインクリニックにとどまらず，関連する多くの科で行われているアプローチを紹介していただくこととした。単一の視点ではなく，俯瞰図を見るように肩こりを取り上げていることが本書の特色であり，眼目でもある。したがって，多くの論文を公表され，かつ臨床の第一線で指導的立場にある先生方に執筆をお願いした。さまざまな切り口で肩こりを取り上げていただき，満足のいく内容になったと自負している。

　しかし，今後，evidence based medicineの実践による基礎研究，研究デザインの構築に伴って，追加，改訂は必定であると考える。ご意見，ご叱責をお願いしたい。

　本書『肩こりの臨床－関連各科からのアプローチ－』が各科の医師，鍼灸師，看護師をはじめとして，学生諸君の教科書として役立たんことを願う次第である。加えて，患者さんのquality of life向上の一助となれば，望外の喜びである。

　おわりに，ご執筆を快諾していただいた先生方に衷心よりの感謝を申し上げたい。また，本書の刊行にあたり，企画から発行まで多大な尽力を賜った克誠堂出版の関　貴子さん，土田　明さん，ならびに関係各位に深い謝意を表するものである。

　　　　「人間の身体は，人間の魂の最良の映像である」
　　　　　　──ルードヴィッヒ・ウィトゲンシュタイン

2013年4月

森本昌宏

目次

序文 iii

I 肩こりに関する一般的事項 　　　森本　昌宏　1

1) 肩こりとは ……………………………………………………………………………………… 2
2) 肩こりの疫学 …………………………………………………………………………………… 2
3) 肩こりの分類 …………………………………………………………………………………… 3
4) 肩こりの発生機序として考えられている事項 ……………………………………………… 6

II 肩こりに関する解剖 　　9

1 頸椎の構成要素の解剖 　　田中　信弘, 泉　文一郎　10

1) 脊髄，神経根 …………………………………………………………………………………… 10
2) 椎骨 ……………………………………………………………………………………………… 13
3) 椎間関節 ………………………………………………………………………………………… 13
4) 椎間板 …………………………………………………………………………………………… 14
5) 筋肉 ……………………………………………………………………………………………… 14
6) 肩甲上神経障害 ………………………………………………………………………………… 15
7) 腋窩神経障害の発生機序 ……………………………………………………………………… 16

2 肩関節の解剖 　　玉井　和哉　18

1) 骨格 ……………………………………………………………………………………………… 18
2) 関節 ……………………………………………………………………………………………… 19
3) 関節の動き ……………………………………………………………………………………… 21
4) 筋 ………………………………………………………………………………………………… 22
5) 神経 ……………………………………………………………………………………………… 23

3 肩こりに関する筋群と僧帽筋血管支配の特徴 　　中村　宅雄　24

1) 肩こりに関する筋群 …………………………………………………………………………… 24
2) 僧帽筋血管支配の特徴 ………………………………………………………………………… 24

III 病因と病態 　　29

1 頸椎の構成要素の異常 　　山上　裕章　30

1) 頸椎症（頸部脊椎症）………………………………………………………………………… 30
2) 不安定頸椎症 …………………………………………………………………………………… 30
3) 頸椎症性神経根症 ……………………………………………………………………………… 30
4) 頸椎椎間板症・椎間板ヘルニア ……………………………………………………………… 32
5) 頸椎症性脊髄症（頸髄症）…………………………………………………………………… 32

- 6) 頸椎椎間関節症 ··· 33
- 7) 頸椎後縦靱帯骨化症 ·· 35
- 8) 外傷性頸部症候群 ··· 36
- 9) 軸性疼痛（頸椎手術後） ·· 36
- 10) その他 ·· 37

2 肩関節の構成要素の異常　　　　　　　　　　　　　　　　菅本　一臣　38
- 1) 肩こり症状と肩関節痛の識別診断 ··· 38
- 2) 肩こり症状を来す肩由来の疾患 ·· 41

3 神経内科疾患による肩こり　　　　　　　　　　　　　　　目崎　高広　44
- 1) 総論 ·· 44
- 2) 肩こりを来す神経疾患 ·· 45
- 3) 神経内科における肩こりの診断 ·· 50

4 頭痛と関連する肩こり　　　　　　　　　　　　　竹島　多賀夫，菊井　祥二　52
- 1) 片頭痛 ·· 53
- 2) 緊張型頭痛 ·· 56
- 3) 群発頭痛 ··· 57
- 4) 薬物乱用頭痛，慢性片頭痛 ··· 58
- 5) 片頭痛と緊張型頭痛の関係 ··· 58
- 6) 二次性頭痛に伴う肩こり ··· 59

5 循環器疾患による肩こり　　　　　　　　　淺井　貴絵，高橋　敦彦，久代　登志男　63
- 1) 循環器疾患の診察と診断 ··· 63
- 2) 高血圧 ·· 63
- 3) 低血圧 ·· 64
- 4) 虚血性心疾患 ··· 65
- 5) 胸部大動脈瘤 ··· 65
- 6) 急性心膜炎 ·· 65
- 7) 血管炎症候群（高安動脈炎） ·· 66
- 8) 肺塞栓症 ··· 66

6 内臓体壁反射としての肩こり　　　　　　　　　　　　　　鎌本　洋通　68
- 1) 内臓体壁反射 ··· 68
- 2) 関連痛のメカニズム ··· 68
- 3) 消化器疾患と肩こり ··· 70
- 4) 呼吸器関連疾患と肩こり ··· 70
- 5) 狭心症と肩こり ··· 72

7 眼科疾患による肩こり　　　　　　　　　　　　　　　　　梶田　雅義　74
- 1) 慢性の肩こりと視力 ··· 74
- 2) 屈折異常 ··· 74
- 3) 眼の調節 ··· 74

4）毛様体筋と調節微動 75
5）Fk-mapでみる調節機能 76
6）眼からくる肩こり 77
7）屈折・調節異常以外の眼疾患による肩こり 81

8 顎関節症と肩こり　　　　　　　　　　　　　　　木野　孔司　83
1）顎関節症とは 83
2）顎関節症患者に見られる肩こりやその他の症状 87
3）歯列接触癖（TCH）が原因となる肩こり 87

9 婦人科疾患による肩こり　―更年期不定愁訴症候群―　　　後山　尚久　89
1）更年期不定愁訴症候群にみられる肩こり 89
2）更年期女性の肩こりの診断 90
3）更年期女性の肩こりの治療 92
4）更年期不定愁訴症例 93

10 ストレスによる肩こり　　　　　　　　　　清水　幸登，仁科　舞子　95
1）肩こりを引き起こすストレス 95
2）なぜストレスが肩こりを引き起こすのか 96
3）肩こりそのものがストレスや個体に及ぼす影響 99
4）「ストレス」―「肩こり」の病態モデルからみた対応の基本 99

11 線維筋痛症　　　　　　　　　　　　　　三木　健司，行岡　正雄　101
1）病態 102
2）診断 103
3）治療 104
4）診断書など書類の発行について 107

12 その他の疾患による肩こり　　　　　　　　　　　　打田　智久　109
1）胸郭出口症候群（TOS） 109
2）パンコースト腫瘍 111
3）関節リウマチ（RA） 112
4）リウマチ性多発筋痛症（PMR） 113
5）多発筋炎（PM），皮膚筋炎（DM） 115

13 不良姿勢，作業に起因する肩こり　　　　　　　　　萱岡　道泰　117
1）VDT作業の種類と作業区分 117
2）作業管理 117
3）作業環境管理 120
4）健康管理 120

IV　評価法　　　　　　　　　　　　　　　　　　　　　岩元　辰篤　121
1）筋硬度計 122

  2）サーモグラフィ ... 123
  3）筋血流量計 ... 125
  4）その他 ... 126

V 診断法 ... 129

1 病歴聴取と理学所見   柴　麻由佳 130
 1）問診 ... 130
 2）視診 ... 130
 3）触診 ... 130
 4）可動域試験，徒手筋力テスト，神経学的検査 ... 133
 5）運動診 ... 134
 6）診断のためのフローチャート ... 135

2 画像診断   柏木　伸夫，村上　卓道 136
 1）序説 ... 136
 2）肩関節遠位部上肢疾患 ... 136
 3）肩関節および近傍軟部組織 ... 137
 4）腕神経叢部 ... 139
 5）頸椎部 ... 140

3 電気生理学検査   米本　紀子 144
 1）諸家の電気生理学検査に関する報告 ... 144

VI 治療法 ... 151

1 ペインクリニックからのアプローチ ... 152

A 薬物療法   佐伯　茂 152
 1）非ステロイド性抗炎症薬（NSAIDs） ... 152
 2）アセトアミノフェン ... 155
 3）中枢性筋弛緩薬 ... 155
 4）抗不安薬 ... 157
 5）抗うつ薬 ... 159

B 神経ブロック療法   橋爪　圭司 161
 1）主として体性神経ブロック ... 161
 2）主として交換神経ブロック ... 164
 3）両方の効果を期待するブロック ... 166

C トリガーポイント注射   上原　圭司 169
 1）トリガーポイントに関する一般的事項 ... 169
 2）トリガーポイント注射の実際と奏功機序 ... 169

- 3）肩こりのトリガーポイント ... 171
- 4）肩こりに関連する疾患とトリガーポイント ... 171

D ボツリヌス毒素注入療法　森田　善仁, 井関　雅子　174
- 1）痙性斜頸と肩こりの関係 ... 174
- 2）ボツリヌス療法の鎮痛機序 ... 174
- 3）痙性斜頸の疼痛に対するボツリヌス療法の有効性 ... 175
- 4）痙性斜頸ではない原因による疼痛に対するボツリヌス療法の有効性 ... 176
- 5）ボツリヌス療法の実際 ... 176

E 光線療法　田中　萌生, 細川　豊史　179
- 1）低反応レベルレーザー ... 179
- 2）直線偏光近赤外線 ... 182
- 3）キセノン光 ... 183
- 4）肩こりに対する光線療法のこつ ... 183

F 刺激鎮痛法と圧粒子療法　白井　達　185
- 1）シルバースパイクポイント（SSP）療法 ... 185
- 2）経皮的電気神経刺激療法（TENS） ... 187
- 3）経皮的経穴電気刺激療法（TEAS） ... 188
- 4）圧粒子療法 ... 189

2 整形外科・脳神経外科からのアプローチ　192

A 手術療法　佐々木　学　192
- 1）頸椎神経根症による頸肩部痛の診断 ... 192
- 2）頸髄症 ... 197

B リハビリテーション　198

1 物理療法　竹井　仁　198
- 1）物理療法 ... 198
- 2）徒手療法と運動療法 ... 200
- 3）日常生活指導 ... 205

2 運動療法　篠崎　哲也, 高岸　憲二　206
- 1）肩こりの運動療法 ... 206

3 神経内科からのアプローチ　平田　幸一, 渡邉　由佳　212
- 1）治療 ... 212
- 2）薬物治療 ... 213
- 3）非薬物療法 ... 217

4 心身医学的アプローチ　岩城　理恵, 細井　昌子　219
- 1）肩こりを抱える人と肩こりの患者の違い：counterdependency と catastrophizing ... 219
- 2）痛みと情動 ... 221
- 3）慢性痛としての肩こりに対する心身医学的アプローチ ... 221

- 4）薬物療法 ... 223
- 5）非薬物療法 ... 224

5 東洋医学からのアプローチ ... 227

A 漢方薬　世良田 和幸 ... 227
- 1）肩こりの原因 ... 227
- 2）肩こりの漢方治療 ... 227

B 鍼灸治療　楳田 高士 ... 231
- 1）肩こりに対する鍼灸治療 ... 231
- 2）肩こりに対する鍼灸治療のエビデンスと治効メカニズムについて ... 235

VII 関連事項 ... 239

1 肩こりと枕　青木 秀之，関口 昌之，勝呂 徹 ... 240
- 1）枕の役割とは何か ... 240
- 2）睡眠の意義 ... 240
- 3）睡眠時姿勢の重要性 ... 240
- 4）誰でもできる枕の合わせ方 ... 241
- 5）頸部の症状への枕効果 ... 242

索　引　245

I

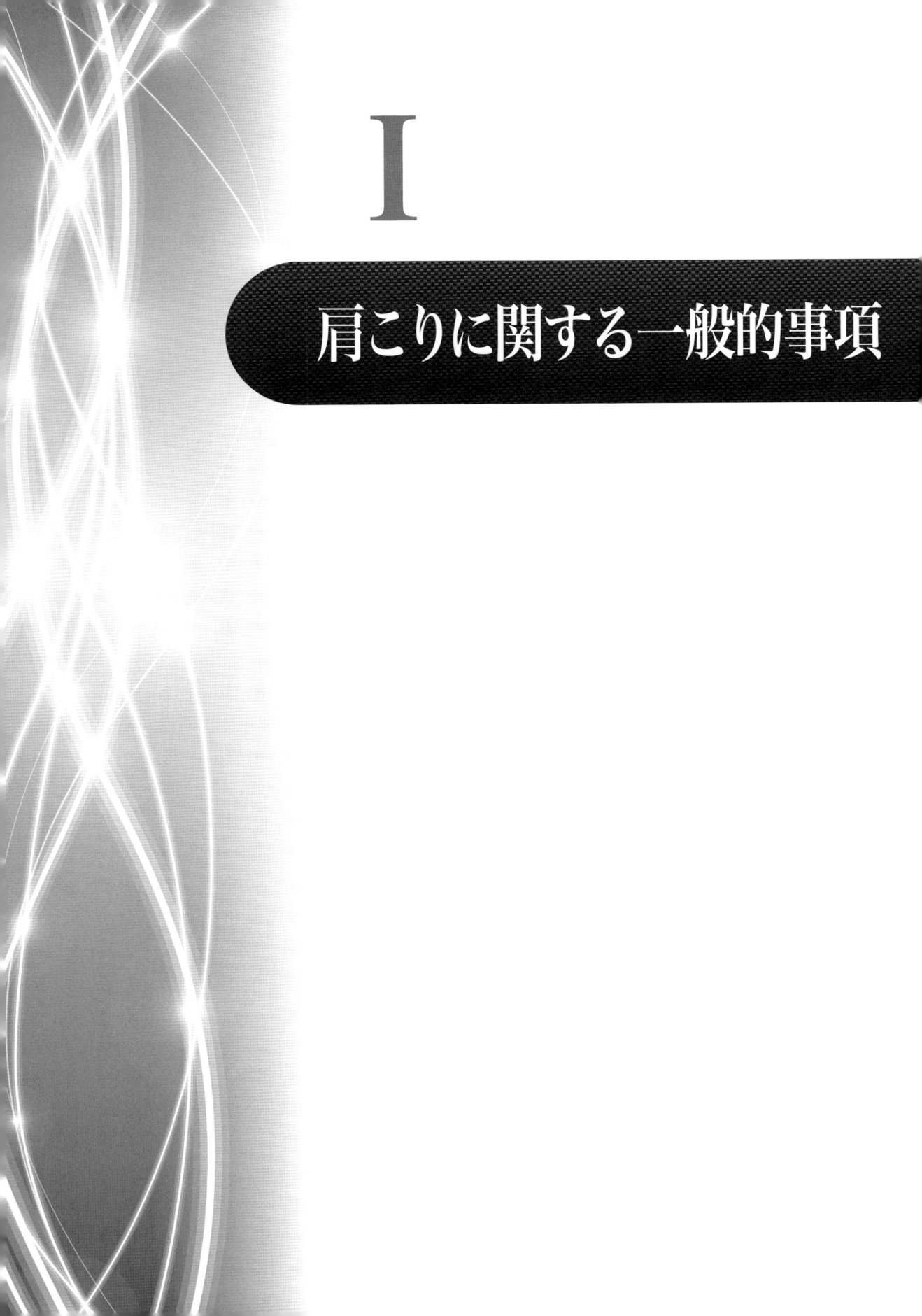

肩こりに関する一般的事項

はじめに

　肩こりは症状名であり，現在でもほかの疾患に付随する症状として扱われることが多い。その原因としては，肩こりの明確な定義がないこと，主観によって判断される部分が多いこと，その病因も正確には分析されていないことなどが考えられる。例えば，症候性肩こりの原因である頸椎疾患をとっても，神経根症がその主体であるとする報告，加齢に伴った椎間板や椎間関節の変性が主体であるとする報告などがあり，一定の見解を得るには致っていない。さらに，治療法に関しても無作為化試験（randomized controlled traials：RCT）による検討が蓄積されているわけではない。このような状況からは，肩こりを単に症状として扱うのではなく，基礎疾患の検索を含めて正確な診断を行うこと，より適切な治療法を選択することが要求される。

　本項では，この肩こりに関する一般的事項，疫学，分類，その発生機序として考えられている事項につき紹介する。

❶ 肩こりとは

　『日本語大辞典』（講談社）には，こりとは「寄り集まる固まること，凝結すること」，肩こりとは「肩が重苦しく，強ばったような感じになる状態」とあるが，肩こりの医学上での明確な定義はない。さまざまな定義づけが試みられているが，固有の症状名であることから，総じて自覚的な表現に基づいている。「後頭下部から後頸部，肩甲背部，肩関節部にかけての筋肉の緊張を中心とする不快感，違和感，鈍痛などの症状，愁訴」とするものが多い。この点に関して，過去の国内文献では，前述の部位の「重苦しい，張っている，固くなっている，痛い感じ，重だるさ，こわばり」とする表現が用いられているが，筋硬結などの他覚症状の有無，基礎疾患が関与する程度などは問題とされていないことが多い[1]。

　肩こりに関するもっとも古い医学的文献に，瀬川昌耆[2]が1896年に発表した「痃癖―特殊肩痛 scapulalgia specifica」である。ここでは，「痃癖の癖ある婦人が医師に対し，裁縫業に従事すれば，肩たちまち凝る，張る，痛むと訴える」としている。なお，同年に樋口一葉が発表した『われから』には，「ある時は婦女どもにこる肩をたたかせて……」とある。さらに，1910年の夏目漱石の作品『門』には，「頸と頭の継目の少し背中へ寄った局部が石のように凝っていた」とある。これら記述からは，肩がこるとの表現は，19世紀末から本邦で一般的に用いられていたと考えられる。なお，三笠[3]は，それ以前の江戸～明治時代には，はやうち肩，痃癖，肩はりなどの名称が用いられていたとしている。

　英語表現としては，neck pain, chronic neck pain, chronic nonspecific neck pain, cervical strain, neck tension, neck stiffness, neck soreness など，部位としては頸部を指す用語がほとんどであり，stiff neck/shoulder, chronic neck-shoulder musculoskeletal disorder, axial pain syndrome なども用いられているが，肩に関連した用語は少なく，また，本邦での肩こりに一致した内容を表現しているものは見当たらない[4,5]。文献で頻回に用いられている表現は，neck pain, chronic nonspecific neck pain であり，これらが本邦で考えられている肩こりの症状に近いと考えられる。

❷ 肩こりの疫学

　平成22年の国民生活基礎調査によれば，肩こりは女性が訴える症状の第1位（約130/1,000名），男性では第2位（約60/1,000名）である。一方で，肩こりを自覚している人のうち，医療機関での治療を受けている人は20.1%（関節痛は54.8%，腰痛は38%）にとどまるとのデータがある[6]。筆者らの外来を受診した患者でも，接骨院やマッサージ店などでなんうか

の施術を受けていた，またはセルフケアのみを行っていたとすることが多い。

肩こりに関して詳述した文献は決して多くはなく，その病因や病態が十分に解明されているとはいえない。このことは，肩こりは症状名であることから，ほかの疾患に付随する症状として扱われてきたことによる。

矢吹[7]は，30歳代の女性看護師を対象として，常に肩こりを有する群とまったく肩こりのない群に分けての比較を行っている。結果，肩こりを有する群では，現在の仕事を重労働と感じており，頸椎ないしは肩関節の他動運動によってなんらかの症状が誘発され，僧帽筋の筋硬度が高かった。一方で，肥満度，なで肩の有無，頸椎椎間板変性の有無では有意差がなかったとしている。また，大谷ら[6]は，1,727名を対象とした疫学調査をSF-36を用いて行っている。結果，肩こりを有する男性では，身体機能と全体的健康感が国民平均値未満である頻度が，肩こりのない群に比較して有意に高かった。肩こりを有する女性では，全体的健康感と心の健康が国民平均値未満である頻度が有意に高かった。この結果から，男性と女性の肩こりでは性質が違う可能性があることを指摘している。つまり，肩こりが男女ともに全体的な健康感に負の影響を与えていることは共通であるが，男性では身体機能的な面への影響が強いのに対して，女性では心の健康や精神的健康度といった精神心理面への影響が強い。

❸ 肩こりの分類

肩こりは，本態性（原発性），症候性，心因性のものに大別される。

1）本態性肩こり

本態性とは特別な基礎疾患が見当たらないものを指すが，これらを引き起こす危険因子としては，不良姿勢，運動不足による筋力低下，不適切な運動，過労，寒冷，ストレス，加齢などが挙げられる。この場合には，他の筋・筋膜性痛[8,9]と同様に，筋肉が過度の負荷（ストレスなども含めて）を受けると，末梢神経のナトリウムチャネルが増加し，その過剰興奮が筋・筋膜を貫いている脊髄神経後枝を刺激する。これによって反応性に運動神経，交感神経への下行性インパルスが生じ，結果，筋肉の緊張やこりを生じると考えられている。さらに局所では，虚血や内因性の発痛物質の蓄積を招来して，後述する痛みの悪循環(vicious cycle of reflexes)[9,10]を構築する。

2）症候性肩こり

症候性のものは，さまざまな身体疾患に起因する。表1に原因と考えられる疾患一覧を示すが，これらのなかでも頸椎疾患，肩関節の機能障害，これらによる周辺の筋群の異常によるものが多い[11]。

a. 頸椎疾患

頸椎疾患（表2）では，従来から，加齢に伴った変性によるものが多いと考えられてきた。頸部の椎間板ヘルニア，ルシュカ関節や椎間関節の異常，骨棘の形成などによって神経根が圧迫されると，神経根症を引き起こす。田中[12]は，神経根症ではほぼすべての患者で後頸部や肩甲部に痛みを生じ，この痛みは特徴的なしびれに前駆するとしており，この神経根症が肩こりの原因として大きなウェイトを占めていると推察される。

これらの頸椎症性神経根症，さらに脊髄症では，しびれや明確な神経学的所見（筋力低下，知覚障害，腱反射の異常）をみることが多いが，これらの異常がなく後頸部の痛みや肩こりを訴える場合には，椎間板性，椎間関節性の機序の関与も念頭に置いて診療にあたるべきである。

1959年，Cloward[13]は，頸部椎間板の造影時や，局所麻酔下での手術時に椎間板表面に鈍的な刺激を加えると，後頸部や肩甲部に痛み(neck painとの表現からは肩こりと同義と考えられる)が誘発されることから，椎間板由来の痛み，肩こりの存在を提唱した。つまり，頸部椎間板の変性，これによる椎間の異常運動

表1　症候性肩こりの原因となる疾患

1. 整形外科，ペインクリニックで扱うことが多い疾患
   頸椎疾患（※表2参照）
   肩関節疾患（肩関節周囲炎，肩腱板損傷，肩関節不安定症，動揺性肩関節症，三角筋拘縮症）
   周辺の筋群の異常（石灰沈着性頸長筋炎）
   その他（肩甲上神経障害，腋窩神経障害，胸郭出口症候群，リウマチ性多発筋痛症）
2. 内科・外科疾患
   頭痛と関連して生じるもの（片頭痛，緊張型頭痛，巨細胞性動脈炎）
   循環器疾患（高血圧，狭心症，心筋梗塞，心外膜炎，解離性大動脈瘤，動脈炎症候群）
   消化器疾患（胃，十二指腸，肝臓，胆嚢，膵臓疾患で起こるが胆石症，膵炎による頻度が高い）
   呼吸器疾患（胸膜炎，肺尖部腫瘍，横隔膜下膿瘍）
   神経疾患（脳出血，脳梗塞，パーキンソン病，頸部ジストニア，虚血性末梢神経障害）
   その他（貧血）
3. 眼科疾患
   視力障害，緑内障，VDT症候群［visual display terminal syndrome］などによる眼性疲労
4. 耳鼻咽喉科疾患
   内耳，前庭，中耳，外耳の炎症性疾患，内耳性眩暈，耳管開放症，副鼻腔炎，上咽頭炎
5. 婦人科疾患
   更年期障害
6. 歯科疾患
   顎関節症［temporomandibular disorder］
7. その他
   皮膚筋炎

表2　症候性肩こりの原因となる頸椎疾患

1. 頸椎症（頸椎症性神経根症，頸椎症性脊髄症）
2. 椎間板変性（椎間板ヘルニア）
3. 椎間関節症
4. 環軸椎亜脱臼，環軸関節変形性関節症
5. 後縦靱帯骨化症［ossification of posterior longitudinal ligament：OPLL］
6. 頸椎捻挫（外傷性頸部症候群）
7. 炎症性疾患（化膿性脊椎炎，結核性脊椎炎）
8. 腫瘍（頸椎骨腫瘍，髄内腫瘍，髄外腫瘍）
9. まれなもの（頸椎硬膜外血腫）

（前方や後方へのすべり）や不安定性が後頸部を中心とした痛みや肩こりの原因であるとした。脊柱の構成要素のなかで，加齢による変性がもっとも早期に生じるのは軟骨，とりわけ椎間板であること，変性を生じた椎間を前方から固定することで痛みが軽減するとの事実[14]は，このClowardの考えを支持するものである。一方で，松本ら[15]は，無症候性健常者を対象とした調査で，加齢に従って椎間板の変性所見の頻度は高くなり，50歳以上では無症候性の脊髄圧迫が約20%でみられるが，これらの所見は症状に直接関係しない可能性があることを念頭におくべきであるとしている。

また，Bogdukら[16]，Dwyerら[17]は，頸部椎間関節への造影剤注入によって後頸部や肩甲部に痛みが惹起されること，さらには同部への局所麻酔薬の注入でこの痛みが改善されることから，椎間関節由来の痛みや肩こりが存在するとしている。

表2に挙げた疾患のなかで，外傷性頸部症候群の病態は十分には解明されていない。本症では後頸部や肩甲部のこりを主訴として受診することが多いが，本症の原因は筋肉，靱帯，椎間板などの頸椎の構成要素の損傷と考えられている[18]。

また，まれではあるが，抗凝固薬を服用中の患者では頸椎硬膜外血腫による肩こりを訴えることがあり，注意を要する。

以上より，肩こりを訴え，他覚的所見に乏しい患者の多くでは，椎間板や椎間関節に由来する機序がその慢性化にかかわっていると考えられる。

b. 肩関節の機能障害

一般的に肩関節周囲炎，肩腱板損傷では，肩関節周囲のみならず頸肩腕部にさまざまな症状を引き起こす。これらでは痛みや拘縮によって周囲の筋群の異常収縮を来して肩こりを生じていると考えられる[19]。また，肩甲上神経や腋窩神経の障害によっても同様の症状がみられる。

c. 周辺の筋群の異常

頸椎疾患に伴う筋肉の異常に限って考えると，上位頸椎の彎曲に変化を生じた場合，長頸筋の筋平衡の破綻を来し，これに不良姿勢などの要因が加わり，長頸筋の異常緊張を来す。この長頸筋内を貫通している交感神経への刺激により，交感神経節を介する僧帽筋などの血流障害を招来して，肩こりを生じると考えられる。また，石灰沈着による石灰沈着性頸長筋炎でも肩こりが主訴となることがある。

この長頸筋以外で，肩こりに関与する筋肉としては，僧帽筋，肩甲挙筋，大・小菱形筋，頸半棘筋，頸板状筋，頭板状筋，棘上筋などがある[20]。これらは頭部（約4 kgの荷重）を支え，上肢を体幹部につないでいる。

これらのうちで，特に僧帽筋は後頭部〜頸椎〜胸椎の棘突起，肩甲骨と広い範囲に付着していることから，肩こりの発症に大きくかかわっている。僧帽筋の裏面を走行する静脈は，①動脈と伴走しないものがあり，②静脈の合流点の数は動脈の分岐点の数の1.5倍に達し，③さらに静脈弁が欠落している，との特徴を有していることから，常にうっ血しやすい構造を有しているといえる[21]（これに対しては，上大静脈への経路とは別に側副路として外椎骨静脈叢へ流れる経路が存在し，静脈還流が滞った場合に対処できる機能を備えている）。この点に関して，高桑ら[22]は，近赤外分光法を用いて僧帽筋の運動負荷に伴う組織酸素化率を測定しているが，肩こりがある場合には，筋収縮に伴う血流変化は健常時と差異がないものの，筋肉の有酸素能力の低下がみられるとしている。なお，僧帽筋はC2，3および副交感神経支配であり，C2，3神経根病変のみでは筋力低下がはっきりしないことが多い。

また，交感神経線維はこれらの骨格筋内の血管を支配するとともに，側枝を出して筋肉の錘外筋線維と，筋紡錘を形成する錘内筋線維を同時に支配している。このことからは，交感神経系の興奮に起因する筋肉の張力上昇が，肩こりの原因となっていることも考えられる[23]。

d. その他

内臓体壁反射[24]としての肩こりをみることが知られている。例えば，心筋梗塞などの急性冠症候群では痛みによる痛覚の求心路（心臓からの交感神経性感覚求心路はC7〜T4）の活性化により，肩への関連痛（referred pain）[25,26]としてこりを生じる。なお，急性冠症候群症例の20%では右または左上肢への放散痛を伴うとする報告[27]，左よりも右肩〜上肢への放散痛のオッズが高いとの報告[28]があることからは，左側の肩こりを併発している事実のみをもって急性冠症候群を疑うことはできない。そのほか，消化器，呼吸器疾患でみられる肩こりも，内臓体壁反射として同様の機序をもって発生する。

眼科疾患では，visual display terminal (VDT)作業により発生するものが多い。VDT作業のように近距離にピントを合せなければならない環境は副交感神経を興奮させ，眼と身体の自律神経機能に不均衡を生じる。また，外眼筋の疲労が肩こりに発展することもある。

歯科疾患では，顎関節症症例で肩こりが多くみられることが知られている。顎関節症による痛みが咀嚼筋の持続的な緊張を招来し，これが僧帽筋の緊張へと発展する。

3）心因性肩こり

他の慢性痛と同様に心因性の因子の存在も関連する。さらに，精神神経科領域では，心身症やうつ病，パニック障害では肩こりを訴えるものが少なくないと報告[29]されている。また，一般的には不安や緊張による筋緊張が，後頸部筋群の緊張を招来することも多い。ストレスがあるとドパミンが過剰に放出され，通常は収縮す

る必要のない筋肉までが収縮する。

4 肩こりの発生機序として考えられている事項

　肩こりでは，ほかの筋・筋膜性痛[8,9]と同様に，後頸部～肩～肩甲骨内側に存在する筋肉にトリガーポイント（trigger point：TP）[24,30]を見いだすことが多い。このTPとは，単なる圧痛点ではなく「圧迫や針の刺入，加熱または冷却などによって関連域に関連痛を引き起こす部位」と定義され，直接的な筋肉の損傷や慢性的な筋肉の労使などによって生じた筋拘縮であることが確認されている[31]。さらに，この筋拘縮が長期間にわたって存在するのは，血流の低下などによって，後述する炎症性サイトカインや内因性の発痛物質が産生され，侵害受容器の感作が生じることによると考えられている。したがって，この筋肉でのTPの形成に至る過程が，肩こりを生じる機序と密接にかかわっていると思われる。

　骨格筋やそれを取り巻く筋膜への過度の負荷によって筋線維が損傷されると，筋小胞体由来のカルシウムイオンが増加して筋収縮が起こり，低酸素状態を惹起する。また，筋肉の損傷によって生じた浮腫は，静脈を圧迫して局所的な虚血をもたらす[32]。加えて交感神経系の興奮による血管収縮が虚血を助長する。この虚血がpHの低下やさらなる筋肉の損傷を引き起こして，腫瘍壊死因子-α，インターロイキン-1βなどの炎症性サイトカイン，プロスタグランジン，ブラジキニンなどの発痛物質を産生し，アデノシン三リン酸塩（adenosine triphosphate：ATP）やカリウムイオンなどの内因性物質の漏出，カルシトニン遺伝子関連ペプチド（calcitonin gene-related peptide：CGRP）やサブスタンスPなどの神経伝達物質の過剰放出を引き起こして末梢性感作を構築する[33,34]。なお，CGRPはアセチルコリンエステラーゼの放出抑制，アセチルコリン受容体のアップレギュレーションを起こしてさらなる筋収縮をもたらす。この末梢性感作は脊髄反射弓を形成して，交感神経系の興奮を引き起こして，前述のvicious cycle of reflexes[9,10]を形成する。ここでは，筋・筋膜を貫いている脊髄神経後枝の刺激によって運動神経や交感神経への下行性インパルスを生じること，ATPの消耗によってカルシウムポンプが不能になることもvicious cycle of reflexesの形成，持続を助長することになる。

　交感神経系の関与について，Hubbardら[35]は，TPで記録される自発的電気活動は交感神経遮断薬（フェントラミン）によって抑制されることを報告している。前述のように，筋紡錘の錘内，錘内外の筋線維には交感神経の支配があり，交感神経の興奮によって筋紡錘からのⅠa線維の活動が変調されることが確認されている[23,36]。つまり，γバイアスと呼ばれるγ運動ニューロンによる調節以外にも交感神経バイアスと呼ばれる機構の存在が考えられている。

　ストレスの関与については，ストレスによる交感神経系の興奮によって分泌されるノルアドレナリンが，視床下部下垂体副腎系を賦活して，グルココルチコイドを分泌することが知られている。

　なお，米ら[37]は，筋肉の内圧と血流の関係について，筋収縮による筋肉の内圧が毛細血管圧を超えると毛細血管を圧迫して，血流の低下をもたらすとしている。筋線維では，化学的な結合のためのエネルギーはグリコーゲンとして貯蔵されているが，血流の低下によって補充されないとグリコーゲンは枯渇する。さらに血流の低下によって酸素の輸送が阻害されると，筋収縮のための最終的なエネルギー源であるATPが不足する。これらの結果，嫌気代謝によって乳酸が産生され，血流への放出が促進される。これによる乳酸の筋肉内での増加はpHの低下をもたらして，さらに侵害受容器の感作を助長する。この際に，ATPの不足は，細胞外カリウムイオン濃度の上昇を引き起こすが，この濃度上昇が化学的感覚受容器を刺激して痛みをもたらす[38]。

　以上のような筋肉の虚血，低酸素状態，交感神経系の関与，ならびに関連する筋肉の内圧の

上昇などがあいまって，慢性的な肩こりを作り出すものと推察される。

おわりに

肩こりの診断，治療に関してはいまだ一定の見解を得るには至っていない点が多い。今後，RCTによる検討が蓄積され，evidence based medicineの実践による，基礎研究，研究デザインが構築されることが期待される。

このような状況にあっても，肩こりを単に他の疾患に付随する症状として扱うのではなく，基礎疾患の検索を含めて正確な診断を行うことが重要である。さらに，治療にあたっては，対症療法の範囲であっても，より適切な治療法を選択することを心掛け，日常生活の指導にも重点を置くべきである。たかが肩こり，されど肩こり，であると考える。

【引用文献】

1. 森本昌宏．肩こりの臨床：適切な診断と治療のために．近畿大医誌 2010；35：151-6.
2. 瀬川昌耆．痃癖―特殊肩痛 Scapulalgia specifica. 中央醫事新報 1896；229-50：379-402.
3. 三笠元彦．肩こりと痛みの歴史と分類．菅谷啓之編．実践 肩のこり・痛みの診かた治しかた．東京：全日本病院出版会；2008. p.1-5.
4. Anderson BC. Neck. In: Anderson BC, editor. Office orthopedics for primary care: treatment. 3rd. ed Philadelphia: Saunders-Elsevier; 2006. p.2-6.
5. 篠崎哲也，堤 智史，大沢敏久，ほか．海外文献でみる肩凝り・頸部痛のEBM．ペインクリニック 2007；28：174-8.
6. 大谷晃司，矢吹省司．肩こりの疫学とQOLへの影響．Mod Physician 2010；30：232-4.
7. 矢吹省司．いわゆる「肩こり」．菊池臣一編．頸部・肩の痛み．東京：南江堂；2010. p.214-9.
8. 森本昌宏．筋・筋膜性疼痛の病態と治療：トリガーポイント注射による治療．ペインクリニック 2003；24：789-94.
9. 森本昌宏．筋・筋膜性疼痛①分類・病態・診断．森本昌宏編．ペインクリニックと東洋医学．東京：真興交易医書出版部；2004. p.486-8.
10. Livingstone WK. Pain mechanisms. A physiologic interpretation of causalgia and its related states. New York: Plenum Press; 1943. p.83-127.
11. 松崎雅彦，内尾祐司．肩こりの診断．Orthopaedics 2006；19：7-14.
12. 田中靖久．頸部痛と肩こり：新知見と既成概念への疑問．Modern Physician 2010；30：227-31.
13. Cloward RB. Cervical discography: a contribution to the ethiology and mechanism of neck, shoulder, and arm pain. Ann Surg 1959; 150: 1052-64.
14. Whitecloud TS Ⅲ, Seago RA. Cervical discogenic syndrome: results of operative intervention in patients with positive discography. Spine 1987; 12: 313-6.
15. 松本守雄，渡辺航太，千葉一裕，ほか．頸椎椎間板の加齢変化と肩凝り．ペインクリニック 2007；28：159-64.
16. Bogduk N, Marsland A. The cervical zygapophysial joints as a source of neck pain. Spine 1988; 13: 610-7.
17. Dwyer A, Aprill C, Bogduk N. Cervical zygapophyseal joint pain patterns 1: a study in normal volunteers. Spine 1990; 15: 453-7.
18. 松本守雄，戸山芳昭，千葉一裕．外傷性頸部症候群のマネージメント．Mod Physician 2010；30：265-7.
19. 安達長夫．五十肩の病態について．整形・災害外科 1987；30：3-9.
20. 矢吹省司．肩こりの解剖と病態．JIM 2009；19：258-60.
21. 中村宅雄，村上 弦．僧帽筋血管支配の特徴．臨整外 2007；42：397-401.
22. 高桑 巧，熱田裕司．肩こり患者の僧帽筋組織循環．臨整外 2007；42：403-8.
23. Barker D, Saito M. Autonomic innervation of receptors and muscle fibres in skeletal muscle. Proc R Soc Lond B Biol Phys 1981; 212: 317-32.
24. 森本昌宏．トリガーポイントとは．森本昌宏編．トリガーポイント：その基礎と臨床応用．東京：真興交易医書出版部；2006. p.17-25.
25. Ruch TV. Visceral sensation and referred pain. In: Fulton JF, editor. Howell's Textbook of Physiolosy. Philadelphia: Saunders; 1947. p.385-401.
26. Sinclair DC, Weddell G, Feindel WH. Referred pain and associated phenomena. Brain 1948; 71: 184-211.

27. Blotzer JW. Shoulder pain. In : Tierney Jr LM, editor. The patient history : Evidence-based approach (Lange Medical Books). New York : McGraw-Hill Medical Publishing Devision ; 2005. p. 445-53.
28. 仲田和正. 肩こり患者の病歴と身体診察. JIM 2009 ; 19 : 262-5.
29. 清水幸登, 植田中子, 太田順一郎. 心身症・神経症の肩凝り:肩凝りの治療が心身症・神経症の認知行動面にもたらす効果について. 心身医 2001 ; 41 : 645-6.
30. 森本昌宏. トリガーポイント注射. ペインクリニック 2011 ; 32 増刊 : S379-87.
31. Travell JG, Simons DG. Myofascial pain and dysfunction. In : Travell JG, Simons DG, editors. The trigger point manual. 1st ed. Baltimore : Williams & Wilkins ; 1983.
32. Mense S. Considerations concerning the neurobiological basis of muscle pain. Can J Physiol Pharmacol 1991 ; 69 : 610-6.
33. 高桑昌幸, 宮崎東洋. 急性腰痛症におけるトリガーポイント注射による有用性. ペインクリニック 2011 ; 32 : 1359-68.
34. Dommerholt J, Bron C, Franssen J. Myofascial trigger points : An evidence—informed review. J Man Manip Ther 2006 ; 14 : 203-21.
35. Hubbard DR, Berkoff GM. Myofascial trigger points show spontaneous needle EMG activity. Spine 1993 ; 18 : 1803-7.
36. Passatore M, Grassi C, Filippi GM. Sympathetically-induced development of tension in jaw muscle : The possible contraction of intrafusal muscle fibers. Pflugers Arch 1985 ; 405 : 297-304.
37. 米 和徳, 井尻幸成, 山元拓哉, ほか. 筋・筋膜性頸部痛. 脊椎脊髄ジャーナル 2010 ; 23 : 1011-4.
38. Sjøgaard G, Sjøgaard K. Muscle injury in repetitive motion disorder. Clin Orthop Relat Res 1998 ; 351 : 21-31.

〔森本　昌宏〕

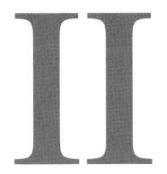

II 肩こりに関する解剖

1. 頸椎の構成要素の解剖
2. 肩関節の解剖
3. 肩こりに関する筋群と僧帽筋血管支配の特徴

1 頸椎の構成要素の解剖

はじめに

頸椎は重い頭部を支えるための支持性と同時に大きな可動性をも要求される。相反する2つの機能を同時に要求されるため、整形外科外来に慢性の後頸部痛あるいは肩こりを主訴として来院する患者は多く、その病態、原因はさまざまである。症状の範囲も後頸部、肩甲帯部、肩周辺など広い範囲にわたり、随伴する神経症状として上下肢のしびれ、運動障害、痛み、感覚障害などを生じることもある。

肩こりについて厳密な定義は確立していないが、慢性的な頸部〜肩関節にかけてのこり、痛みと定義し、本項では頸部を解剖学的に①脊髄、神経根、②椎骨、③椎間関節、④椎間板、⑤筋肉に大別し、解剖学的組織それぞれより生じる頸部、肩痛の特徴を詳述する。

1 脊髄, 神経根

頸椎においては、脊髄髄節から前根・後根糸が分岐し神経根となり椎間孔を通過する。脊髄の障害により頸部肩痛を訴えることはまれだが、頸部肩痛を主訴に脊髄腫瘍が見つかることは少なくない。脊髄腫瘍は、頸部痛だけでなく多彩な神経症状を呈する。特に上位頸髄腫瘍では、false localizing sign として知られる腫瘍高位より数髄節下の症状が主症状となる例があり注意を要する。

頸部神経根症は、その約70%に頸部痛を伴うことが報告されており、椎間孔部におけるさまざまな圧迫因子が神経根を圧迫し、支配領域への放散痛と頸部痛を生じる。この放散痛は、上肢のみならず肩甲部痛に存在することもよくみられ、特に症状初期は上肢症状がなく、肩甲部痛のみを訴えることもある。

特に中下位頸椎（C5〜8）の神経根性頸部痛の出現様式については、田中ら[1]が詳細に報告しており、C5, 6では主に肩甲上部に、C7, 8では主に肩甲間部あるいは肩甲骨部に放散痛が出現することが多いとされる。

C1, 2はほかの神経根と比べ解剖学的に特殊であり、椎間孔を通って前方に出るのではなく、椎弓間部から後方に出て、大後頭神経、小後頭神経となる。環軸椎不安定症の際にC2神経根が障害され、後頭部の痛みが出現することはよく知られており[2]、後頭部痛、後頸部痛を訴える患者を診察する場合、こうしたC1, 2の神経根障害の可能性に注意を払う必要がある。

C3, 4の神経根は頸部以外に支配髄節を持たず、症状が頸部痛のみとなるために見落とされがちであり、注意を要する。神経根性の症状は頸椎の後側屈や、ジャクソンテスト（Jackson test）、スパーリングテスト（Spurling test）（図1）で増悪することが特徴である。これらの方法は椎間孔部の狭小を増強させること、あるいは神経根牽引により椎間孔部での神経根圧迫を増強させることにより、それに伴う痛みの増加を確認するものである。これとは反対にshoulder abduction relief signは上肢外転挙上位で頸部痛、上肢痛の軽減をみるもので、神経根性の頸部痛の特徴的所見の一つである。

次に、脊髄髄節と椎間高位の位置関係ならびに脊柱管内から椎間孔にわたる神経根糸および神経根の走行について、筆者の詳細な解剖学的検討を記述する[3,4]。

1) 神経根糸, 神経根の解剖

脊髄髄節から前根・後根糸が分岐し、神経根となる。椎間孔内では、神経根は前根、後根に分かれて走行する。神経根は硬膜から分岐したのちに神経根となり、椎間孔を通過する。神経根の硬膜からの分岐角度は尾側ほど大きく、硬

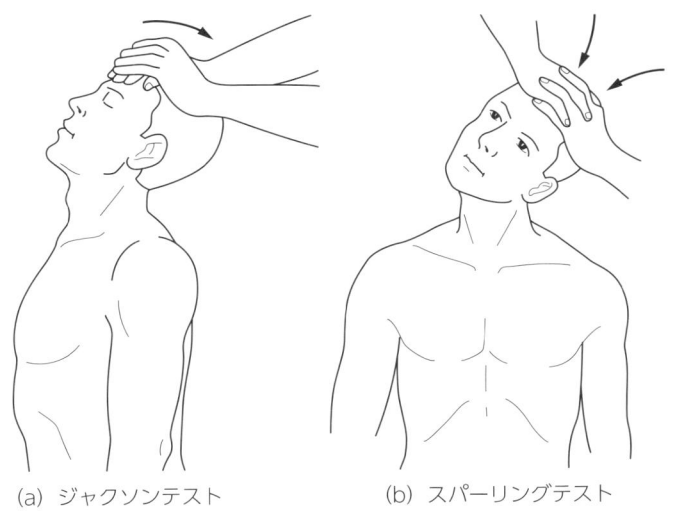

(a) ジャクソンテスト　　(b) スパーリングテスト

図1　神経根性疼痛の誘発テスト

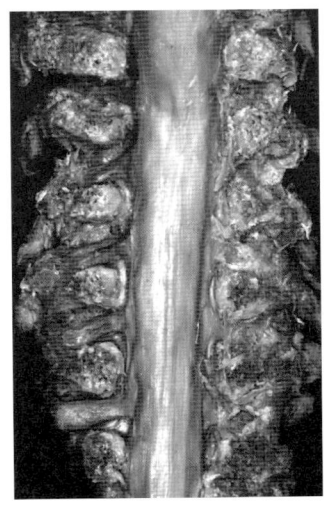

図2　頸髄・神経根
頸椎後方から見た図である。椎弓を切除し、左側では椎間関節を切除し神経根を露出している。

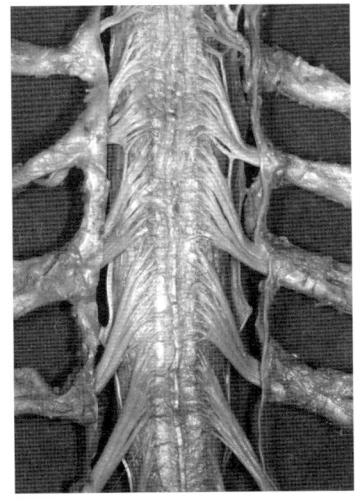

図3　前根糸
脊髄・神経根を摘出し、硬膜を切開し、前方から観察している。

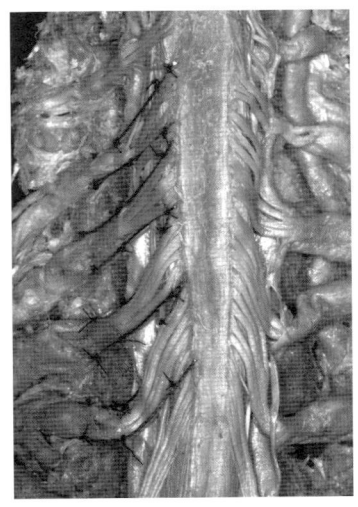

図4　後根糸
椎弓切除、椎間関節切除の後、硬膜を切開し、後方から観察している。左側根糸にはステンレスワイヤでマークしている。

膜に対して直角に近い角度で分岐していた（図2）。

　硬膜内の神経根糸は脊髄から分岐し、脊髄腹側から分岐する前根糸と脊髄背側から分岐する後根糸から構成される（図3，4）。前根糸、後根糸はそれぞれ脊髄の腹側、背側を外下方に走行し集束し、硬膜を貫く。C5〜8の各神経根糸の脊柱管内での走行は、上位神経根ほど横走し、下位になるほど斜走し、その脊柱管内での走行距離が長かった。運動機能を司る前根糸は後根糸に比べ細く、数が多い。各髄節について約15〜20本の前根糸が存在する。C4前根糸は、C5以下の前根糸に比べ数は少なく、約10本程度である。感覚機能を司る後根糸は前根糸に比べ太く、数は少ない。各髄節につき約8〜12本の後根糸が存在し、中下位頸椎では各高

位での数はほぼ等しい。

硬膜から分岐した神経根は前根と後根で構成され，前根は後根に比べより尾側で硬膜より分岐し，椎間孔内では後根の尾側縁に沿って後根の前下方を走行した（図5-a）。椎間孔内では神経根周囲に脂肪組織が存在し，椎間孔入口部では神経根周囲に血管に富む線維組織が存在した。前根は後根よりも細く，その直径は後根の約2/3であった（図5-b）。後根神経節は横突起溝に位置し，椎骨動脈の後内側に存在した。椎間孔の上・下壁は隣接椎弓の椎弓根よりなり，椎間孔の長さは椎弓根の横径に一致し4～5mmであった。椎間孔後壁は椎間関節の内側で構成され，前壁は鉤状突起の後外側面および椎間板で構成された。椎間孔は入口部を最狭窄部とする管状構造をなし，逆に神経根は分岐部を最大部とする漏斗状の形態を呈していた（図6）。

2）神経根糸の分岐高位（脊髄髄節）ならびに走行

各々の根糸の長さは頭側から尾側になるに従い増大し，尾側ほどより垂直方向に走行していた。前根，後根は対応する椎間板より，約一椎間板頭側で脊髄より分岐していた。C5神経根糸はC4椎体高位，C6神経根糸はC4-5椎間板からC5椎体高位，C7神経根糸はC5-6椎間板高位，C8神経根糸はC6-7椎間板高位で分岐していた（図4，7）。神経根糸は集束し，神経根となり椎間孔を通過し，それぞれの対応椎間板，すなわちC5神経根はC4-5椎間板，C6神経根はC5-6椎間板，C7神経根はC6-7椎間板，C8神経根はC7-T1椎間板と接触した。しかし，C8神経根の多くはC7-T1椎間孔を通過する際に椎間板と接触する頻度は少なかった。

臨床的に，知覚および運動領域の差違，重複には個人差が大きい。C5以下の硬膜内根糸の対応椎間孔への走行は，下位になるほど，斜走しており，根糸の長さは頭側から尾側になるに従い増大していた[5]。そのため，神経根糸は対応椎間孔より一椎間頭側の椎間高位でも障害を受ける可能性がある。このことは，一椎間の異常により，対応する神経根だけでなく，一椎間尾側の神経根も同時に障害される，すなわち二根障害が生じる可能性を示している。神経根の分岐高位は，C5ではC4椎体高位，C6はC4-5椎間板からC5椎体高位，C7はC5-6椎間板高位，C8はC6-7椎間板高位であり，国分ら[6]の報告に述べられているように，脊髄髄節は脊椎より一髄節頭側に存在する所見と一致していた。このため，一椎間の圧迫により脊髄髄節と神経根糸あるいは神経根が同時に障害される病態も生じうる。また，C5～7椎間では後根糸間

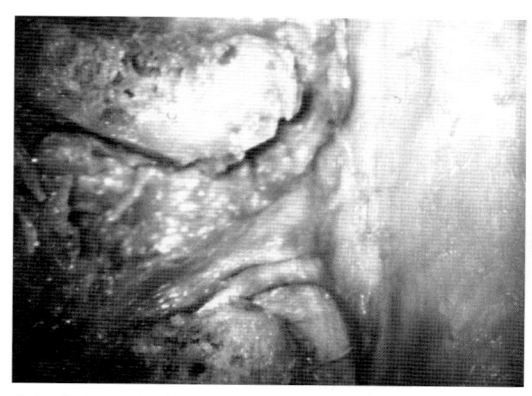

(a) 後方から硬膜，神経根を観察している。前根は後根に比べより尾側で硬膜より分岐し，後根の前下方を走行する。

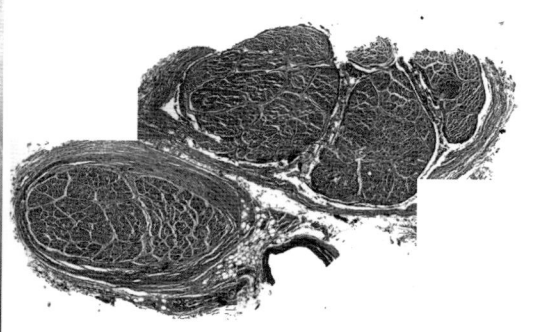

(b) 神経根断面（H-E染色）
前根は後根よりも細く，その直径は後根の約2/3であった。

図5　神経根（前根・後根）

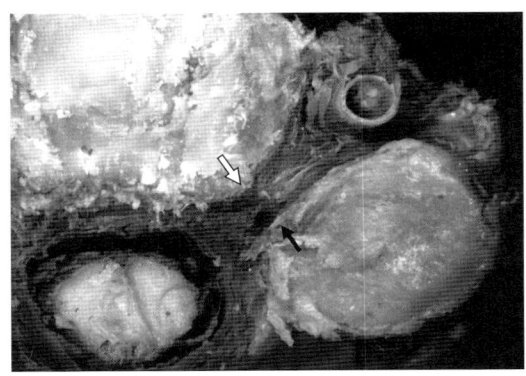

図6 椎間孔
頸椎を水平断し，頭側から観察している．神経根は取り除いている．椎間孔後壁は椎間関節の内側で構成され（黒矢印），前壁は鉤状突起の後外側面および椎間板で構成される（白矢印）．椎間孔は入口部を最狭窄部とする管状構造をなしている．

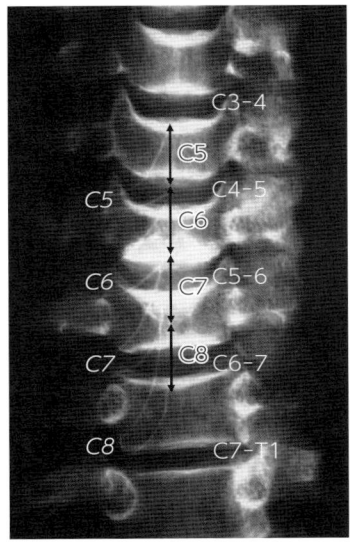

図7 後根糸の分岐高位（脊髄髄節）ならびに走行
後根糸の頭側縁と尾側縁をマーキングしたX線写真．各根糸を白斜文字，椎間高位を白文字，根糸の分岐高位（脊髄髄節）を矢印，黒文字で示す．

の硬膜内吻合糸が多くみられた[7]．これらの結果は，下位頸椎での神経根圧迫に伴う知覚症状の臨床的差違，重複を説明しうると思われる．

椎間孔における神経根圧迫因子として，椎間板ヘルニア，椎体鉤状突起に生じた骨棘などの病変が挙げられる[8]．これらの障害因子は前方からの圧迫だけでなく，黄色靱帯あるいは神経根周囲の線維性瘢痕組織などの後方要素も圧迫因子となる[9]．椎間孔の形態は入口部を最狭窄部とする管状構造であるため，これらの神経根障害因子は椎間孔入口部に集中していた．

また，頸部神経根症の頻度として，Yossら[10]，Murphyら[11]の報告があるが，いずれもC6神経根，C7神経根が高い頻度を占めており，C8神経根症は比較的まれとされている．

本研究の結果から，C8神経根症がまれな理由として，椎間孔内で神経根と椎間板の間の距離がもっとも大きいことが原因の一つと考えられた．

椎間孔内では，前根は後根の尾側縁に沿って走行し，後根よりも尾側で硬膜より分岐する．この解剖学的位置関係のため，Frykholm[12]は神経根に前方からの圧迫が加わった場合，前根と後根は同時に後方に押しやられるが，後根はより頭側へ移動し圧迫因子より逃避する可能性があり，前根の選択的障害が生じる可能性を示

唆している．また，Shinomiyaら[13]は解剖学的にC5神経根糸は短く，かつC5髄節は広いため選択的に前根障害を生じやすいと報告している．すなわち，椎間孔の構成要素と神経根の位置関係によって前根は選択的に障害を受ける可能性がある．

❷ 椎骨

骨性の痛みを引き起こす疾患としては，骨折や脊椎腫瘍によるものが代表的であり，高齢者では特に転移性脊椎腫瘍を念頭において診察を進める必要がある．これらのほかに，痛風，偽痛風による頸部痛もあることに留意する必要がある[14]．

❸ 椎間関節

椎間関節にも頸神経後枝由来の神経終末が存在するため，頸部痛の原因となり椎間関節の変

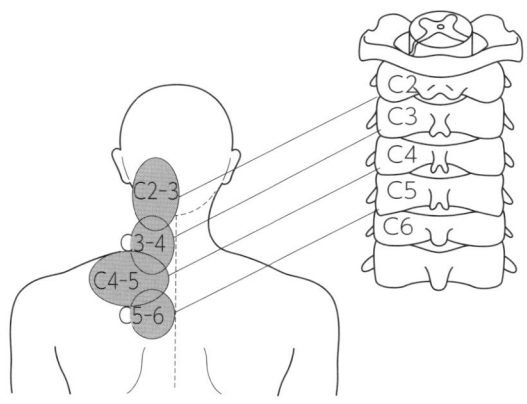

図8 椎間関節由来の疼痛部位
椎間関節造影剤注入時の再現痛出現部位を示す。

形性変化は頸部痛の原因として一般的である。Aprillら[15]は，正常人への関節注入実験および患者に対する関節ブロックの結果より，障害関節由来の疼痛部位を報告している（図8）。しかし，神経根性の頸部痛と完全に区分することは困難な場合もある。

 椎間板

1）頸椎椎間板ヘルニア

頸椎椎間板ヘルニアは椎間板が膨隆あるいは突出するもので，脊髄，神経根を圧迫した際に神経症状を呈する。腰椎椎間板ヘルニアと同様に自然退縮する症例があることも報告されており，小久保ら[16]は磁気共鳴画像（magnetic resonance imaging：MRI）と摘出した髄核組織の病理を比較した検討から，MRI T2強調像でヘルニア塊が一塊として高輝度像を呈するタイプの患者は，強い炎症を呈しているため圧迫の程度に比べ強い神経痛を来す反面で，自然退縮する可能性が高いことを報告している。

この他に診断上の注意点として，濱崎ら[17]は，頸椎椎間板ヘルニア手術症例294症例のうち24症例が椎間孔内ヘルニアであり，これら椎間孔内ヘルニアに対する各種画像検査での診断率はMRI 8.3％，脊髄腔造影後コンピュータ断層撮影（computed tomography：CT）46.7％，椎間板造影後CT 92.9％と報告している（図9）。臨床症状，神経根ブロックで頸部神経根症を疑われるが，MRI，脊髄腔造影後CTなどで診断が確定できない場合，椎間板造影も有効な手段となりうる。

2）椎間板性疼痛

椎間板周辺部には神経線維，神経終末が分布しており（図10），椎間板の変性が頸部痛の原因となりうる[18]。椎間板に分布する神経は，神経根からの枝である硬膜枝で洞脊椎神経と呼ばれ，洞脊椎神経は交感神経幹と交通枝を介して連絡している。椎間板に外傷や炎症が加わると，これらの神経を介して頸部痛が生じると考えられる。

椎間板造影の際の造影剤注入時の刺激痛が日ごろの肩こり部位を再現し，局所麻酔薬注入により一時的に愁訴が消失することが報告されている。しかし一方で，Shinomiyaら[19]は，頸部痛を伴わない脊髄症患者の椎間板造影でも造影剤注入時に頸部痛を生じる症例も多いことから，椎間板造影の椎間板性疼痛（discogenic pain）における診断的意義について疑問を述べている。

欧米では，多くの症例が本症と診断されて前方固定術や，近年では人工椎間板置換術も施行されているが，その適応，効果については議論の多いところである。

3）化膿性椎間板炎，カリエス

頸椎に発症する化膿性椎間板炎やカリエスは，脊椎の他部位と同様初期には見落とされやすく，常に念頭に置いておく必要がある。激烈な頸部痛や遷延する頸部痛患者の場合にはこれらを念頭に置き，血液検査や画像検査を行う必要がある。

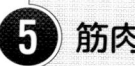 **筋肉**

頸椎後面の筋肉は，立位においては上肢をつ

Ⅱ 肩こりに関する解剖

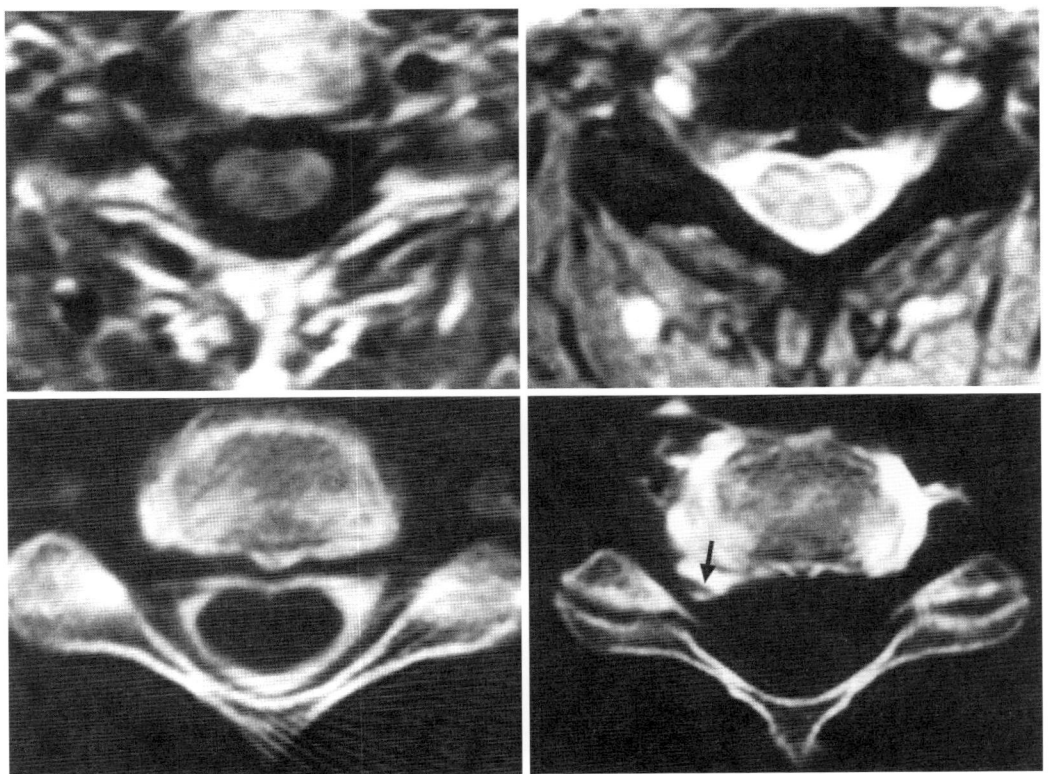

(a) MRI T1 横断像, (b) MRI T2 横断像, (c) CTM, (d) CTD
図9　椎間孔内ヘルニアに対する画像検査
MRI, CTM では, 明瞭に描出しえない椎間板ヘルニアが椎間板造影により明らかに描出可能 (矢印) である.

り下げるために持続的な緊張状態にあり, さらに頭部前屈位においてはさらに強い緊張状態を強いられる. このため筋肉は疲労しやすく, 頸部あるいは肩甲帯の筋肉痛を訴える患者は多い.

しかしながら, 他覚的な所見に乏しいこともあり, 筋肉性の頸部痛と診断することは容易ではない. 筋血流変動異常[20]などが筋肉性の頸部痛の原因の一つと推測されているが, 慎重にほかの器質的疾患を除外診断し, さらには精神・心理的要因や事故などの社会的要因を考慮に入れて診断する必要がある.

❻ 肩甲上神経障害

肩甲上神経は知覚, 運動, 交感神経線維を含む混合神経である. 肩関節および上腕を支配し, その線維は C5, 6 頸神経で構成される腕神経叢上幹から分岐し, 鎖骨上窩を外下方へ肩甲舌骨筋と併走し, 肩甲骨の肩甲切痕と上肩甲横靱帯で囲まれる部分を前方から後方に通り抜けて棘上窩へ至る. ここで棘上筋へ運動枝を分岐した後, 肩甲棘基部外側を通過して棘下窩に至り, 棘下筋へ運動枝を出す. 一部は肩関節部の感覚枝となる. この神経の障害では, 肩外旋・外転力の低下と肩周囲の疼痛が主症状となる.

障害原因として, 外傷性腕神経叢損傷や, 絞扼性神経障害としてはスポーツ活動によるオーバーユース障害として発症する. 肩甲切痕部と肩甲棘基部外側迂回部の2カ所で, 上肢内転・前挙, 肩外旋運動時に肩甲上神経は牽引, 圧迫を受ける. このほか, 肩関節部後面から発生するガングリオンによっても, 発生部位によっては棘上筋や棘下筋の麻痺が生じる.

絞扼神経障害の初期症状は, 肩甲背部痛で, 進行すると棘下筋が萎縮して棘下窩が陥凹する.

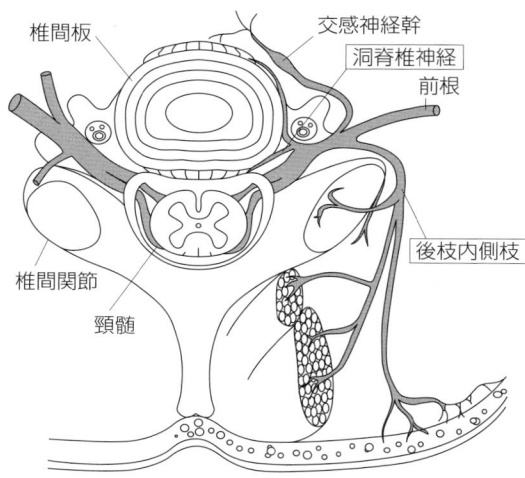

図10 椎間板周囲の神経枝

頸椎の神経分布を示す．椎間板には洞脊椎神経が分布し，この神経は神経根から分岐し交感神経幹と交通している．一方，椎間関節には頸神経根後枝由来の神経根が分布している．

腋窩神経障害の発生機序

　腋窩神経は腕神経叢後束から分岐し，肩甲下筋の前面を腋窩動脈の後方に位置して下降し，大円筋，上腕骨内縁，肩甲骨外側縁，上腕三頭筋長頭で形成される四辺形間隙（quadrilateral space）と呼ばれる間隙を通って後方に出る．小円筋に運動枝を出した後2つの終枝に分かれ，肩外側の皮膚感覚枝と三角筋の運動枝となる．腋窩神経の障害で，肩外転力・外旋力低下と肩外側の感覚障害が生じる．

　腋窩神経単独麻痺の多くは，外傷性肩関節脱臼に合併する．上腕骨骨頭による牽引力が原因とされる．このほか，肩周囲の打撲に伴う直達外力により四辺形間隙での内出血後の絞扼で腋窩神経障害が発生するとされ，四辺形間隙症候群と呼ばれる．

　症状は，腋窩神経支配である小円筋や三角筋は萎縮を起こすが，肩脱臼に伴うものでは多くは有連続損傷で比較的予後良好で自然回復する．

【引用文献】

1. 田中靖久，国分正一．頸部神経根症における障害神経根の診断．脊椎脊髄ジャーナル 1999；12：761-6.
2. Aprill C, Axinn MJ, Bogduk N. Occipital headaches stemming from the lateral atlanto-axial (C1-2) joint. Cephalalgia 2002；22：15-22.
3. 田中信弘，藤本吉範，越智光夫．「脊椎脊髄の機能解剖とアプローチ」実践編　頚椎　頚椎の脊髄髄節と神経根，椎間孔．脊椎脊髄ジャーナル 2004；17：426-31.
4. Tanaka N, Fujimoto Y, An HS, et al. The anatomic relation among the nerve roots, intervertebral foramina, and intervertebral discs of the cervical spine. Spine 2000；25：286-91.
5. Kubo Y, Waga S, Kojima T, et al. Microsurgical anatomy of the lower cervical spine and cord. Neurosurgery 1994；34：895-902.
6. 国分正一，田中靖久，石川　隆．頚椎症の症候学．脊椎脊髄ジャーナル 1988；1：447-53.
7. Marzo JM, Simmons EH, Kallen F. Intradural connections between adjacent cervical spinal roots. Spine 1987；12：964-8.
8. Epstein JA, Epstein BS, Lavine LS, et al. Cervical myeloradiculopathy caused by arthrotic hypertrophy of the posterior facets and laminae. J Neurosurg 1978；49：387-92.
9. Fessler RG, Khoo LT. Minimally invasive cervical microendoscopic foraminotomy：An initial clinical experience. Neurosurgery 2002；51：S37-45.
10. Yoss RE, Corbin KB, McCarty CS, et al. Significance of symptoms and signs in localization of involved root in cervical disk protrusions. Neurology 1957；7：673-83.
11. Murphy F, Simmons JC, Brunson B. Ruptured cervical discs, 1939 to 1972. Clin Neurosurg 1973；20：9-17.
12. Flykholm R. Cervical nerve compression resulting from disc degeneration and root sleeve fibrosis：A clinical investigation. Acta Chir Scand Suppl 1951；160：1-49.
13. Shinomiya K, Okawa A, Nakao K, et al. Morphology of C5 ventral nerve rootlets as part of dissociated motor loss of deltoid muscle. Spine 1994；19：2501-4.
14. Feydy A, Lioté F, Carlier R, et al. Cervical spine and crystal-associated diseases：imaging findings. Eur Radiol 2006；16：459-68.

15. Aprill C, Dwyer A, Bogduk H. Cervical zygapophyseal joint pain patterns. II : a clinical evaluation. Spine 1990 ; 15 : 458-61.
16. 小久保安朗, 古澤修章, 内田研造, ほか. 頚椎椎間板ヘルニアの臨床：その画像所見と組織像. 脊椎脊髄ジャーナル 2001 ; 14 : 784-9.
17. 濱崎貴彦, 馬場逸志, 田中 信, ほか. 外側型頚椎椎間板ヘルニアの診断と治療：椎間孔内型ヘルニアについて. 臨床整形外科 2003 ; 38 : 867-74.
18. Cloward RB. Vertebral body fusion for ruptured cervical discs. Am J Surg 1959 ; 98 : 722-7.
19. Shinomiya K, Nakao K, Shindoh S, et al. Evaluation of cervical diskography in pain origin and provocation. J Spinal Disord 1993 ; 6 : 422-6.
20. 平泉 裕. 頚部愁訴（特に肩こり）の病態と治療. NEW MOOK 整外 1999 ; 6 : 275-82.

〔田中　信弘, 泉　文一郎〕

2 肩関節の解剖

はじめに

　肩甲帯（shoulder girdle）には3つの骨〔鎖骨（clavicle），肩甲骨（scapula），上腕骨（humerus）〕，3つの解剖学的関節〔胸鎖関節（sternoclavicular joint），肩鎖関節（acromioclavicular joint），肩甲上腕関節（glenohumeral joint）〕，および2つの機能的関節〔肩峰下関節（subacromial joint），肩甲胸郭関節（scapulothoracic joint）〕がある。肩関節（shoulder joint）は解剖学的には肩甲上腕関節を指すが，ほかの4つの関節が協調して働いてはじめて肩関節の機能が正常に発揮される。また，肩甲帯と体幹とを直接連結するのは胸鎖関節のみであるが，多くの筋が肩甲帯の動きをコントロールし，肩甲帯および上肢の協調運動に寄与している。

1 骨格

1）鎖骨

　鎖骨は，胎生期にもっとも早く骨化する骨である。上方からみると軽くS字状に彎曲しており，介達外力が中央部付近に集中しやすいため，鎖骨骨折は中央1/3に多い。断面は内側端で鈍な三角形，外側端は扁平である。
　鎖骨は次のような役割をしている。①体幹と上肢を連結する唯一の骨であり，上肢に力と安定性とを与える，②胸鎖関節での運動により肩甲骨の動きを助ける，③筋の起始および停止となる，④神経血管束を外力から保護する，⑤挙上により吸気を補助する，⑥頸から肩にかけての容姿を保つ。しかし先天性欠損や全摘出を行った場合でも，肩関節の可動性や日常生活動作に重大な支障はない（図1）。

2）肩甲骨

　胸郭の後方に位置する扁平な骨で，体部，頸部，関節窩，烏口突起，肩甲棘，肩峰に分けられる。通常，肩甲棘内縁は第3胸椎の高さに，肩甲骨下角はT7～8の高さにある。肩甲骨には多数の筋が骨を包むように付着しているため，肩甲骨は筋肉の海に浮かんだ船に例えられる。
　烏口突起は肩甲骨のターミナルであり，筋肉だけでなく，烏口鎖骨靱帯，烏口肩峰靱帯，烏口上腕靱帯の付着部となっている。関節窩は楕円形ないしそら豆形をしており，上腕骨頭との間で肩関節を作る（図1）。

3）上腕骨

　上腕骨頭は上腕骨体部に対して約45°内反し，内側および外側上顆を結ぶ平面に対して約30°後捻している。骨頭の周囲は関節軟骨の存在しない解剖頸（anatomical neck）である。一方，大・小結節と骨幹端が接合する部分は，骨折が好発するため外科頸（surgical neck）と呼ばれる（図2）。
　大結節には3つの小面（superior facet, middle facet, inferior facet）があり，それぞれ上腕骨長軸に対し，およそ90°，45°，0°の角度をなす。superior facetには棘上筋腱のほかに棘下筋腱の一部が付着する。middle facetには棘下筋腱，inferior facetには小円筋腱が付着する。小結節は肩甲下筋腱の付着部である。大小結節の間は上腕二頭筋長頭腱を入れる結節間溝となっている。

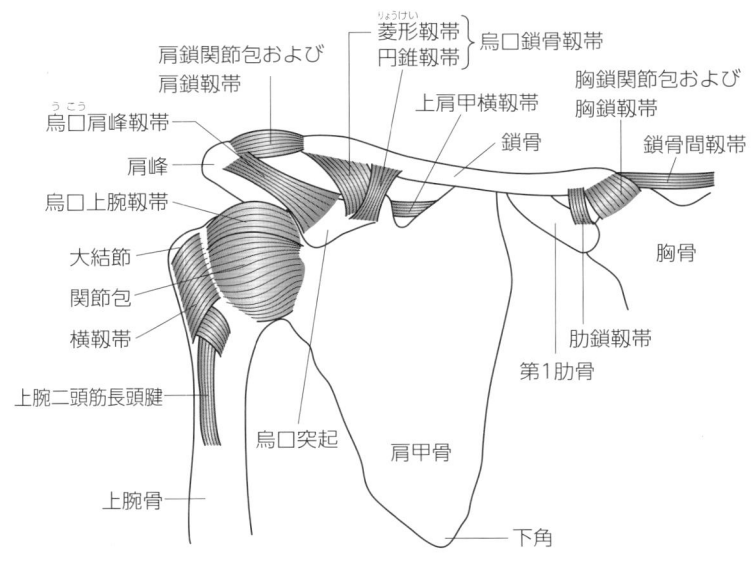

図1 肩甲帯の骨・関節・靱帯

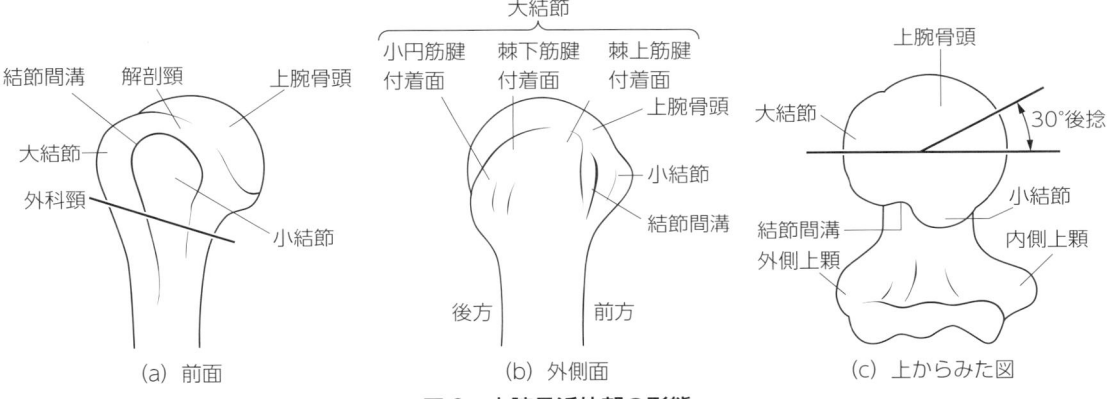

図2 上腕骨近位部の形態

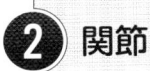 関節

1）胸鎖関節

胸骨と鎖骨の間の関節で，線維軟骨性の関節円板を有する．関節包の前面と後面は胸鎖靱帯で補強されている．肋鎖靱帯，鎖骨間靱帯も胸鎖関節の安定性に寄与する（図1）．

2）肩鎖関節

肩峰と鎖骨の間の関節で，関節円板が存在するが，その形態には個体差が大きい．関節包を補強する肩鎖靱帯（acromioclavicular ligament）は主として前後方向の安定性に関与している．肩鎖関節の上下方向の安定性は，関節から離れて存在する烏口鎖骨靱帯（coracoclavicular ligament，円錐靱帯および菱形靱帯から成る）に依存している（図1）．

3）肩関節（肩甲上腕関節）

肩甲骨関節窩と上腕骨との間の関節で，容量は約20 mlである．解剖学的には球関節に分類されるが，関節窩は骨頭に対して不釣り合いに小さく，安定性は軟部組織（関節包，関節唇，関節上腕靱帯，烏口上腕靱帯，腱板など）に依

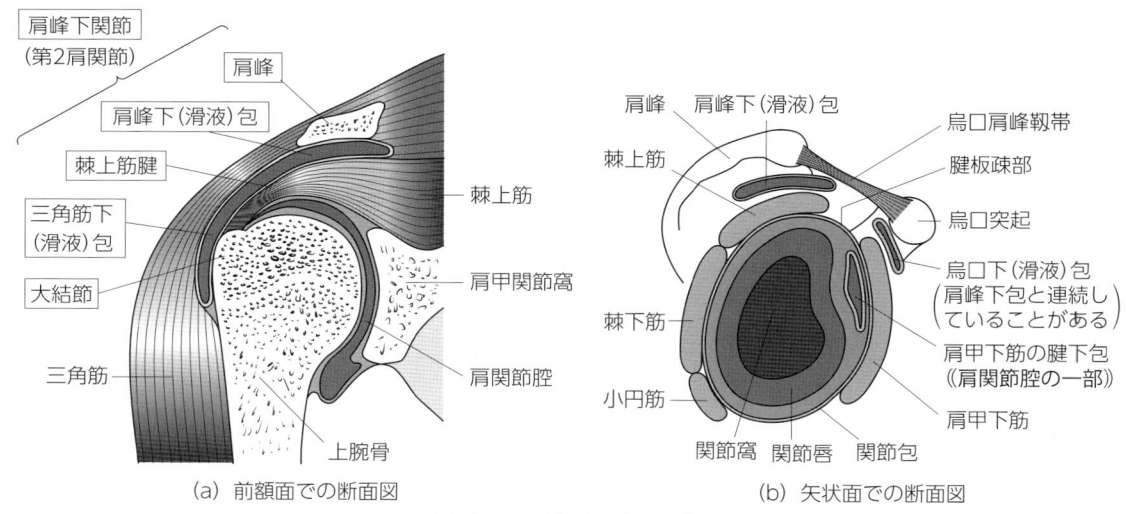

図3 肩関節と肩峰下関節

存しているため，6大関節の中でもっとも脱臼が多い。非荷重関節ではあるが，外転90°では関節面に体重の1/2の力が作用するといわれている（図3）。

関節窩の周縁には，関節包の肥厚部である関節唇（glenoid labrum）がある。関節唇の上部は上腕二頭筋長頭腱の起始部と合流する。関節唇の大部分はしっかりと関節窩縁の骨に結合しているが，前上方部では関節唇が欠損したり，骨との結合が緩いことがある。

関節包には数本の肥厚したひだがあり，上・中・下関節上腕靱帯（superior, middle, inferior glenohumeral ligament）と呼ばれる。重要なのは下関節上腕靱帯の前方部分（anterior band）で，肩関節の前方脱臼を防ぐ役割があると考えられている。関節包前上方の外面には烏口上腕靱帯（coracohumeral ligament）がある。この靱帯は，上肢下垂位で上腕骨頭の下方逸脱を防止している。

腱板は関節包を包むように存在し，関節窩に対する上腕骨頭の位置を制御する。肩甲下筋腱と棘上筋腱の間には腱組織がなく，薄い結合組織が2つの腱をつないでいる〔腱板疎部（rotator interval）〕。この部位は，腱の動きや関節内圧の変化を緩衝する働きをしている。

なんらかの理由によって関節包が短縮する

と，肩甲上腕関節の動きが悪くなる（関節拘縮）。肩甲骨が過剰に動くことによってこれが代償されるので，肩甲骨を動かす筋肉（下記第1群の筋肉）に疲労，こりが生じる可能性がある。逆に関節包が緩く，上腕骨の安定が悪い場合（動揺肩など）にも，肩甲骨を動かす筋肉（第1群）や三角筋に疲労，こりが生じることがある。

4）肩峰下関節

肩甲上腕関節の上方，肩峰との間の領域を指す（図3）。解剖学的な関節ではないが機能的に重要で，第2肩関節とも呼ばれる。屋根の部分は，肩峰，烏口肩峰靱帯，烏口突起〔これらを総称して烏口肩峰アーチ（coracoacromial arch）と呼ぶ〕，ならびに肩鎖関節からなる。基底の部分は上腕骨頭，大結節，および腱板（棘上筋腱）である。この間に人体最大の滑液包である肩峰下（滑液）包（subacromial bursa）があり，肩峰下関節における関節腔の役割を果たしている。肩峰の直下の部分を肩峰下包，三角筋の深層にある部分を三角筋下包と呼び分けることがある。腱板や肩峰下包の障害があると，肩関節のスムーズな動きが失われる。

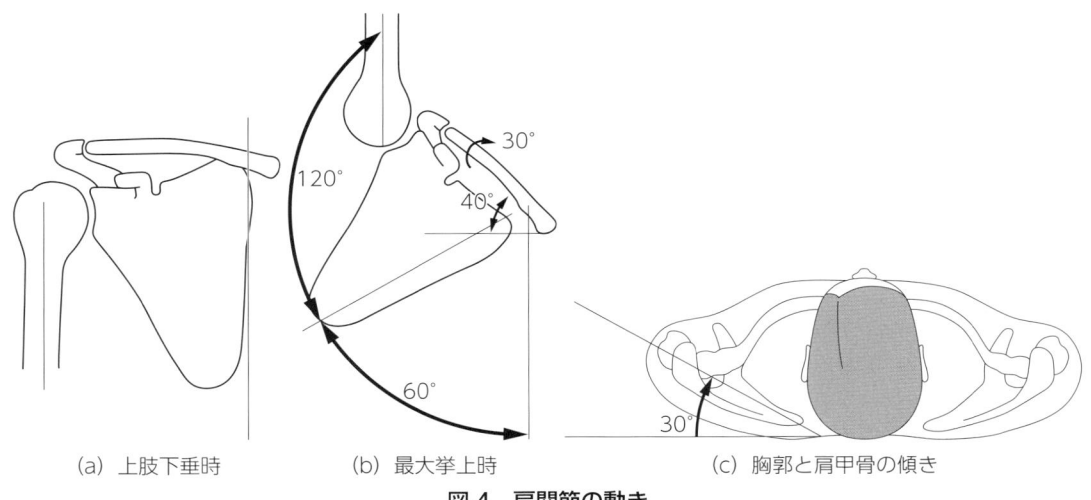

(a) 上肢下垂時　　(b) 最大挙上時　　(c) 胸郭と肩甲骨の傾き

図4　肩関節の動き

5）肩甲胸郭関節

肩甲骨と胸郭との間の機能的関節である。肩甲上腕関節の運動と同調することによってスムーズな肩の動きを助ける。

3 関節の動き

1）胸鎖関節の動き

胸骨に対して鎖骨は，上下方向（肩をすくめたり下げたりするような動き）に40°，前後方向（肩をすぼめたり胸を張ったりするような動き）に35°動く。また胸鎖関節で鎖骨は30°回旋することができる（図4）。

2）肩鎖関節の動き

可動性は胸鎖関節より少ない。鎖骨は肩峰に対して20～30°回旋することができるが，実際の上肢挙上時には5～8°の動きしか起こらないとされている。

3）肩（肩甲上腕）関節の動き

人体でもっとも広い可動域をもつ関節であり，屈曲（前方挙上）-伸展（後方挙上），外転（側方挙上）-内転，外旋-内旋，およびこれらの複合運動が可能である。なお，単に「挙上」というときは，自然に手を上方に伸ばすとき〔上肢は矢状面（屈曲）と前額面（外転）の間を動く〕のように，上肢の動く平面を特定しない運動を指す。

基本肢位（下垂位）から挙上30°までは，肩甲骨の共同運動なしに肩甲上腕関節を動かすことができる（setting phase）が，それ以上の挙上では肩甲骨の回旋を伴う。その際，肩甲上腕関節での挙上角度と肩甲骨の回旋角度の比はおよそ2～3：1であり，これを肩甲上腕リズム（scapulohumeral rhythm）と呼ぶ。すなわち上肢を180°まで挙上したとすると，肩甲上腕関節で約120～135°の挙上が起こり，肩甲骨は約45～60°回旋している。

肩関節の外転では上腕骨が外旋する動きを伴う。これは，後捻した骨頭を関節窩に対向させ骨性の安定性を得るためであり，同時に大結節が肩峰に衝突することを避ける動きでもある。上腕骨を最大内旋位のまま外転させると，大結節が肩峰に接近して外転は約90°にとどまる。

4）肩甲胸郭関節の動き

上肢下垂位では，肩甲骨は前額面に対して30°傾いている。これを肩甲骨面（scapular plane）という。自然な肩の「挙上」は，ほぼこの肩甲骨面での運動である。前述のように挙

表　肩の筋と神経

	筋肉	支配神経	作用
体幹から肩甲帯に付く筋	僧帽筋	副神経，C3, 4	肩甲骨の引き上げ（上部） 肩甲骨の内転（中部） 肩甲骨の外転（下部）
	大・小菱形筋	肩甲背神経	肩甲骨の上内方への引き上げ，内転
	肩甲挙筋	頸神経叢，肩甲背神経	肩甲骨の上内方への引き上げ，内転
	前鋸筋	長胸神経	肩甲骨の前方引き出し
	小胸筋	内側・外側胸筋神経	肩甲骨の前下方への引き下げ，内転
体幹から上腕骨に付く筋	広背筋	胸背神経	肩の内転，伸展，内旋
	大胸筋	内側・外側胸筋神経	肩の内転，内旋
肩甲帯から上腕骨に付く筋	三角筋	腋窩神経	肩の外転，屈曲（前部），伸展（後部）
	棘上筋	肩甲上神経	肩の外転
	棘下筋	肩甲上神経	肩の外旋
	小円筋	腋窩神経	肩の外旋
	肩甲下筋	肩甲下神経	肩の内旋
	大円筋	肩甲下神経	肩の内転，内旋
	烏口腕筋	筋皮神経	肩の屈曲
肩甲帯から前腕骨に付く筋	上腕二頭筋	筋皮神経	肘屈曲，前腕回外 肩屈曲，外転（長頭） 肩屈曲，内転（短頭）
	上腕三頭筋	橈骨神経	肘伸展 肩伸展，内転

上に伴い，肩甲骨は胸郭の上で約45〜60°上方に回旋することができる。

肩甲骨は胸郭に沿って内方，あるいは外方へ移動することもできる。内方に移動すると肩甲骨面はより前額面に近くなり，外方へ移動すると矢状面に近くなる。この肩甲骨面の変化は40〜45°に及ぶ。肩甲骨はまた上下に10〜12cm移動しうる。

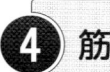
筋

肩関節運動に関与する筋は次の4群に分けることができる（表1）。

1）第1群：体幹から始まり肩甲帯（肩甲骨と鎖骨）に付く筋

代表的な筋として僧帽筋（trapezius），前鋸筋（serratus anterior）が挙げられる。ともに肩甲骨の位置を制御する働きがある。

僧帽筋は上背部を覆う大きな筋であり，上部は肩甲挙筋とともに肩甲骨の挙上および回旋，中部は菱形筋とともに肩甲骨の内転，下部は肩甲骨の引き下げに働く。前鋸筋は肩甲骨を胸郭の前外方に引きつけている。

2）第2群：体幹から始まり上腕骨に付く筋

大胸筋（pectoralis major），広背筋（latissimus dorsi）などがある。

3）第3群：肩甲帯から始まり上腕骨に付く筋

代表は三角筋，および腱板を構成する4つの筋である。

三角筋（deltoid）は前部（鎖骨部），中部（肩峰部），後部（肩甲棘部）からなり，それぞれ肩関節の屈曲（前方挙上），外転（側方挙上），伸展（後方挙上）の主な力源となっている。腱板によって上腕骨頭が安定した状態で筋力を発揮

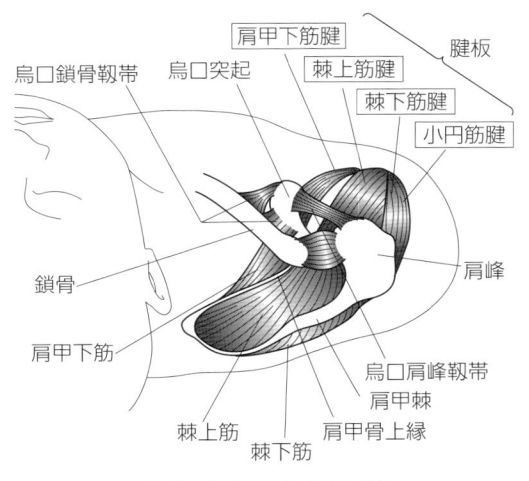

図5 腱板を構成する筋

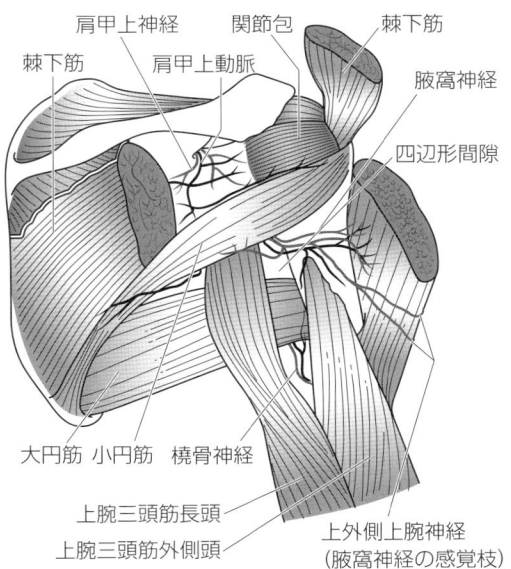

図6 肩甲上神経と腋窩神経（後方より）

する。

腱板を構成する棘上筋（supraspinatus），棘下筋（infraspinatus），小円筋（teres minor），肩甲下筋（subscapularis）は，共同して上腕骨頭を関節窩に引きつけ，三角筋が作用するときの支点を作る役割がある（図5）。肩甲下筋は内旋筋であるとともに肩関節の前方安定性に関係する。棘下筋は，ほかの筋では代用しがたい強力な肩関節の外旋筋である。

腱板の一部が断裂すると，上腕骨頭の求心性は不良となる。この結果，肩の運動に際して肩甲骨の過剰な動きが生じ，第1群，2群の筋の疲労，こりを生じる可能性がある。

4）第4群：肩甲帯から始まり前腕骨に付く筋

上腕二頭筋（biceps brachii）は本来肘関節屈曲，前腕回外作用をもつ筋であるが，上腕骨が外旋した状態では長頭腱は上腕骨頭をまたぎ，上腕骨頭の位置を調整する役割がある。

5 神経

肩関節周囲で重要な末梢神経は，肩甲上神経と腋窩神経である。肩甲上神経は肩甲骨上縁にある肩甲上切痕を通過するが，ここで絞扼性神経障害が起こることがある。腋窩神経は腕神経叢から分かれて肩の後面に向かい，四辺形間隙（quadrilateral space）を通過する。この部の打撲，出血，絞扼などによって腋窩神経麻痺が起こることがある（図6）。

〔玉井　和哉〕

3 肩こりに関する筋群と僧帽筋血管支配の特徴

1 肩こりに関する筋群

　肩こりは明確な定義はないが，後頭下部から後頸部，肩甲背部，肩関節部にかけての筋の緊張を中心とする不快感，違和感，鈍痛などの症状を示し，さまざまな疾患の合併症として出現することや，姿勢の異常から起こることがしばしばみられる症状である．これらの症状に関係する筋群は日本整形外科学会によれば，僧帽筋，肩甲挙筋，大・小菱形筋，頸半棘筋，頸板状筋，頭板状筋，長頸筋などとされている（図1）．これらの筋群は，頭頸部の安定や肩甲骨の安定に関与し，肩甲骨の安定によって上肢のさまざまな運動を保証している重要な筋群である．

1）肩甲骨に付着する筋群

　上記の肩こりに関係する筋群のうち，肩甲骨に付着する筋は，僧帽筋，大・小菱形筋，肩甲挙筋，棘上筋が挙げられる．

a．僧帽筋

　後頭骨上項線，外後頭隆起，項靱帯，C7以下の全胸椎棘突起から起こり，上部線維は外下方へ，中部線維は水平に，下部線維は外上方に向かい，肩甲骨の肩甲棘，肩峰，鎖骨外側1/3に停止する筋であり，肩甲骨の挙上，内転，下制の作用をもち，上肢の運動の際には肩甲骨を動かす重要な筋である．

b．大・小菱形筋

　C5～T4の棘突起から起こり，外下方へ向かって肩甲骨の内側縁に停止する筋であり，肩甲骨の内転作用をもつ．

c．肩甲挙筋

　C1～4の横突起から起こり，外下方へ向かい肩甲骨上角と内側縁上部に停止する筋であり，肩甲骨の挙上の作用をもつ．

d．棘上筋

　回旋筋腱板（rotator cuff）の一つで肩関節の安定に関与し，肩甲骨棘上窩から起こり肩峰の下方を走行し上腕骨の大結節に停止する筋である．

2）頸部に付着する筋群

　頸部に付着する筋は，頸半棘筋，頸板状筋，頭板状筋が挙げられる．

a．頸半棘筋

　胸椎の横突起から起こり頸椎の棘突起に停止する筋であり，脊柱の側屈と両側活動することで脊柱の伸展作用をもつ．

b．頭板状筋，頸板状筋

　頭板状筋は項靱帯，C3～T3の棘突起，頸板状筋はT3～6棘突起から起こり，それぞれ乳様突起と上頸椎横突起後結節へ停止する．これらの筋は，片側の筋を収縮させることにより同側に頭と頸を回転し，左右同時に収縮させることで頭部を伸展させる．

　これら頸部や肩甲帯に付着する筋は，長時間の頭部前方変位（head forward posture）やねこ背などの不良姿勢によって筋緊張のアンバランスが生じ，肩こり症状が出現するとされている．そして，これら筋群の中でも一番表層に位置する僧帽筋が重要である．

2 僧帽筋血管支配の特徴

　肩こりの病因については，頸椎神経根症状や

II　肩こりに関する解剖

不良姿勢によるもの，絞扼神経障害や血行障害などさまざまな原因が考えられているが，いまだ明らかにされていないのが現状である。そこでNakamuraら[1]は，僧帽筋の裏面を走行している頸横動脈，頸横静脈の走行や血管径を解剖体を使用して明らかにしている。

1) 僧帽筋特有の血管走行

僧帽筋へ栄養している動脈（頸横動脈）の走行は，上部線維に対しては斜め型，中部線維では垂直型，下部線維では斜め型に走行していることが多い。静脈（頸横静脈）はおおむね動脈と同様の交差関係を示すが，中部線維での走行は垂直型だけではなく平行型や斜め型などさまざまである。これは，動脈と静脈が伴走していない箇所が多く見られるためであり，僧帽筋に分布している静脈の特徴の一つとして挙げられる。

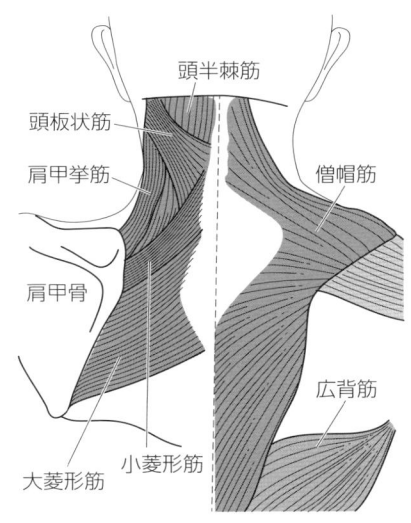

図1　肩甲帯周囲の筋
最表層には僧帽筋，その深層には頸部を後方より支持する筋群と肩甲骨に付着する筋がみられる。

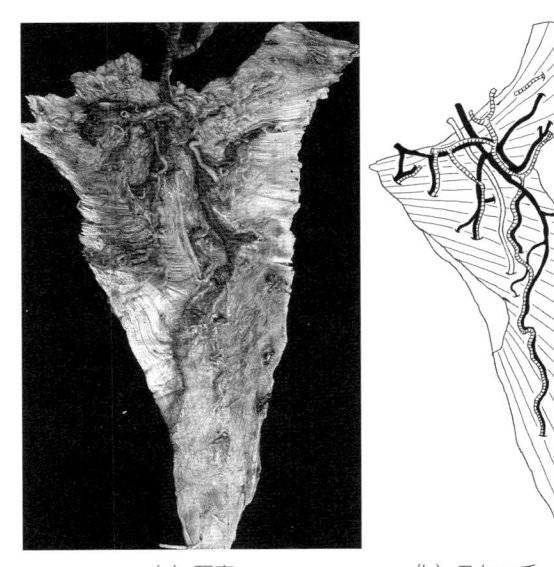

(a) 写真　　(b) スケッチ
動脈は縞線，静脈は黒線，神経は白線で示す。

図2　僧帽筋血管支配図
僧帽筋裏面を走行する動脈，静脈，神経を示す。
(Nakamura T, Murakami G, Noriyasu S, et al. Morphometrical study of arteries and veins in the human sheet-like muscles (pectoralis major, latissimus dorsi, gluteus maximus and trapezius) with special reference to a paradoxical venous merging pattern of the trapezius. Ann Anat 2006；188：243-53 より引用）

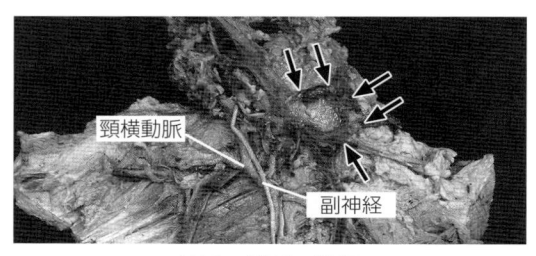

図3　静脈の蛇行

僧帽筋裏面を走行する静脈においてみられた静脈の蛇行を示す（矢印）。この場合，静脈は動脈と伴走することなく単独で存在している。
〔Nakamura T, Murakami G, Noriyasu S, et al. Morphometrical study of arteries and veins in the human sheet-like muscles (pectoralis major, latissimus dorsi, gluteus maximus and trapezius) with special reference to a paradoxical venous merging pattern of the trapezius. Ann Anat 2006；188：243-53 より引用〕

僧帽筋に分布する動静脈は，僧帽筋の上部線維と中部線維（図2）に集中している。動脈と静脈は多くの部位で伴走していたが，静脈が動脈と伴行せず単独で走行している部位が63症例中35症例（検討した僧帽筋の約55.5％）に確認でき，中部線維腱鏡下部と上部線維肩峰部に多い傾向がある。また，伴走しない静脈では蛇行をし，ループを形成している場合もある（図3）。中部線維腱鏡下部を走行している静脈は，椎骨へ密着して深部に入り，外椎骨静脈叢に合流している。副神経は上・中部あるいは下部まで縦方向に走行しており，多くは動静脈と伴走している。

2）血管径と血流の関係（形態から想定される血流動態）

Nakamuraら[1]は僧帽筋裏面に走行する静脈の合流前と合流後の血管径の変化を各合流点で調査し，調査した結果をポアズイユの定理を使用して血流について考察している。

ポアズイユの定理によると，単位時間当たりの血流量は，血管の直径の4乗を長さで除したものと等しいとされている。親血管の血管径を α mm とし，血管の一定の長さを β mm とすると，親血管の単位時間当たりの血流量は，

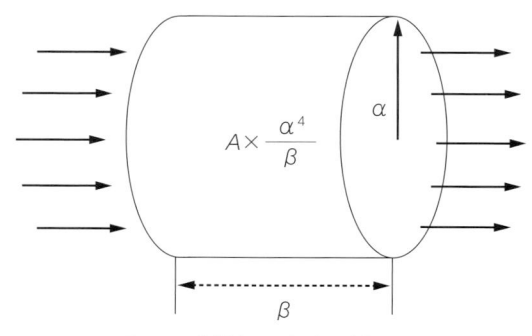

図4　血管径の血流量模式図

$$= A \times \frac{\alpha^4}{\beta}$$

となる。ここでのAは血液の粘性率を定数として考える（図4）。Nakamuraら[1]はこの定理を使用し，静脈の合流点の数と分岐前後の静脈径を静脈本幹から3分岐以内に限って検討した。3分岐までの合流ごとの静脈径の平均変化率は，僧帽筋で80.1％であり，合流より末梢側の血管径は，αを用いてそれぞれ 0.801α と表現することができる。合流後の径1の静脈が受け入れることができる単位時間当たりの血流量は，$1^4\alpha^4/\beta$ である。末梢側の血流量は0.801を4乗して得た0.41を用いて，$0.41\alpha^4/\beta$ と計算される。静脈の末梢側から中枢側に流れる血流量は，2本の静脈が合流すれば2倍となり，同じ太さの静脈が合流した場合，$(0.41+0.41)\alpha^4/\beta$ という血流量になる。僧帽筋の血管径変化の平均値を用いた検討では，「$1^4\alpha^4/\beta$」に満たないことから，合流後の静脈径は2本の末梢静脈から受けた血液を受けるに足ると考えられる（図5-a）。

ここで，合流部前後の径の変化が85％以上の場合（図5-b）を想定する。末梢側の血管径をαを用いて表すと 0.85α となり，単位時間当たりの末梢側の血流量は4乗値から $0.52\alpha^4/\beta$ と算出される。この場合，同じ太さの静脈が合流したと仮定するならば $(0.52+0.52)\alpha^4/\beta$ となり，$1^4\alpha^4/\beta$ より大きな値を示すことになる。したがって，末梢側の2本の静脈の血液すべてを受けるには，静脈径が不足することになる。

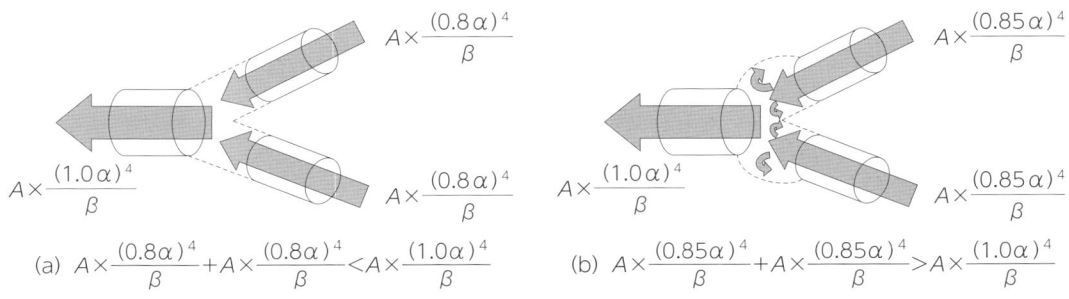

(a) $A \times \dfrac{(0.8\alpha)^4}{\beta} + A \times \dfrac{(0.8\alpha)^4}{\beta} < A \times \dfrac{(1.0\alpha)^4}{\beta}$

(b) $A \times \dfrac{(0.85\alpha)^4}{\beta} + A \times \dfrac{(0.85\alpha)^4}{\beta} > A \times \dfrac{(1.0\alpha)^4}{\beta}$

図5 血流停滞のメカニズム（ポアズイユの定理からの推定）
（a）では，合流前の血管径が合流後の血管径の80％であった場合，その血管を流れる血液が合流後の血管の許容量を超えないために，滞ることなく流れるが，（b）のように合流前の血管径が合流後の血管径の85％であった場合には，合流後の血管の血流許容量を超えてしまうため，血液の滞留が起こることになる。

　合流部前後の血管径の所見から，末梢側が中枢側の85％以上の太さを持った合流部を検索すると，僧帽筋で45％（166分岐中74分岐）という結果を示した。すなわち，僧帽筋の静脈合流部の多くは，末梢から容量いっぱいの血液を受けることができないという不思議な結果が得られたとしている。つまり，僧帽筋では静脈合流点の約半数において，血流が滞ると考えられる。

3）僧帽筋特有の静脈形態

　大橋[2]によると，静脈還流は，①筋収縮によるポンプ作用，②動脈拍動によるマッサージ効果，③静脈弁の逆流防止作用，によって効率的に行われる。筋収縮によるポンプ作用は，筋線維と静脈がなす角度（交差関係）の影響を受けると考えられる。すなわち，静脈が筋線維に対して平行に走行している場合，筋の収縮と弛緩は静脈還流を促すと考えられる。これは，長い四肢の静脈で特に効果的であるとされている。僧帽筋のように板状で，しかも筋線維と静脈が直交ないし斜めに交差する場合，筋収縮は静脈に伝わりにくいと考えられる。その上，静脈と筋裏面をつなぐ疎性結合組織が，筋収縮によるポンプ作用を打ち消してしまうと考え，僧帽筋の深層にある筋（大小菱形筋や固有背筋）の間を走行する静脈には筋収縮によるポンプ作用は働かないと考えられる。

　僧帽筋の静脈には，上述のように動脈と伴走しない部位が存在する。静脈還流の作用である動脈拍動によるマッサージ効果は，動脈と静脈が密接して伴走することで静脈血を中枢側へ送ることである。しかし，僧帽筋には動脈と伴走しない部位が多く存在するため，僧帽筋の静脈血の還流に動脈拍動による効果はそれほど期待できないと考えられる。

　また，僧帽筋の静脈血管の構造において，僧帽筋に分布する静脈血管には静脈弁が存在しないことが分かっている。そのため，静脈還流の作用である静脈弁での効果も期待できない。静脈弁の存在部位について，四肢の静脈については静脈瘤との関連からよく調べられており，『Gray's anatomy』[3]によれば，四肢の静脈でも細い部位では弁が存在しないと記載されている。四肢以外の静脈においては，手術術式に関連して心臓の静脈や，顎運動と関係して翼突筋静脈叢についても，弁の存在が確認されている。これは四足動物からの進化の過程において残存した機能で，心臓より低位の部位においては静脈弁が発達するのに対し，僧帽筋の位置は心臓より高位にあるため静脈弁が発達しなかったと思われる。

4）僧帽筋の静脈還流

　僧帽筋では，静脈血を滞留させないためには筋裏面の静脈以外に側副路が必要であると考えられる。Saitoら[4]の報告によれば，肋間動脈背枝に伴走する静脈は外椎骨静脈叢に注ぐとして

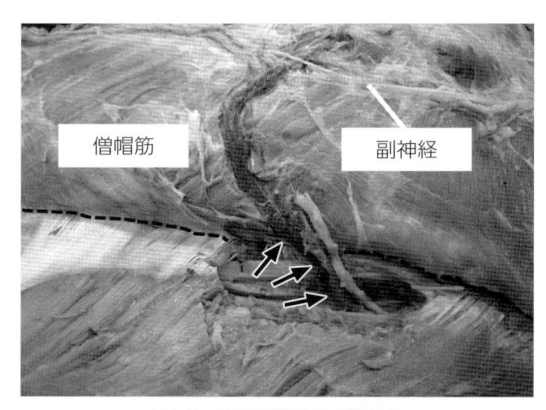

図6 静脈還流の側副路
僧帽筋を走行している静脈が椎骨方向へ向かっていることが所見からみられる（矢印）。

おり，Nakamura ら[1]も僧帽筋の中部線維腱鏡下部を走行している静脈が，椎骨へ密着して深部に入る所見を得ている（図6）。このほかに，僧帽筋下部線維には肋間動脈背枝が分布しており，それに伴走する静脈が外椎骨静脈叢につながると考えられる。人体において内・外椎骨静脈叢は，脊柱全長を通じて上下方向の強大な静脈路を形成している。後体壁を上下方向に走行している点は，奇静脈・半奇静脈などから構成される奇静脈系に類似しており，椎骨静脈叢も奇静脈系も胎児期のごく早い段階から形成されている。椎骨静脈叢に静脈弁がないことはよく知られており，また自家所見では奇静脈系にも弁がない。しかし，流れうる血流量は椎骨静脈叢の方がはるかに大きいと考えられる。奇静脈は，右気管支に接して上大静脈に注ぐ。一方，椎骨静脈叢につながると考えられる静脈で太いものが肋間静脈と頸横静脈（僧帽筋の静脈）である。下大静脈を通る静脈還流は，腹圧や胸腔内圧の影響を受けやすい。同様に，上大静脈・下大静脈（さらにおそらく奇静脈系も）ともに胸腔内圧の影響を受ける。こうして静脈還流が滞った際，椎骨静脈叢が重要な役割を果たすと考えられる。脊柱の手術を行う際，腹部を圧迫することなく下方に「垂らせる」手術台を用いないと，通常の止血操作だけでは椎骨静脈叢からの出血を制御できない。この事実は，下大静脈と椎骨静脈叢の役割分担をよく説明している。

以上のように，僧帽筋の静脈の特徴的な形態は，椎骨静脈叢の流出路であると同時に側副路であるという体幹の静脈還流上の特殊な位置づけから，説明できるものと考えられる。

【引用文献】

1. Nakamura T, Murakami G, Noriyasu S, et al. Morphometrical study of arteries and veins in the human sheet-like muscles (pectoralis major, latissimus dorsi, gluteus maximus and trapezius) with special reference to a paradoxical venous merging pattern of the trapezius. Ann Anat 2006；188：243-53.
2. 大橋俊夫．静脈系の機能的構築．静脈学 1996；7：1-7.
3. Gabella G. Gray's anatomy (Venous system). 38th ed. New York：Churchill Livingstone；1995.
4. Saito T, Murakami G. Arteries and veins behind the thoracic vertebrae with special reference to the cutaneous blood supply. Okajimas Folia Anat Jpn 1998；74：243-57.

［中村　宅雄］

III

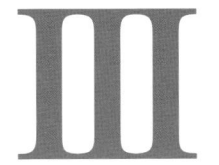

病因と病態

1. 頸椎の構成要素の異常
2. 肩関節の構成要素の異常
3. 神経内科疾患による肩こり
4. 頭痛と関連する肩こり
5. 循環器疾患による肩こり
6. 内臓体壁反射としての肩こり
7. 眼科疾患による肩こり
8. 顎関節症と肩こり
9. 婦人科疾患による肩こり—更年期不定愁訴症候群—
10. ストレスによる肩こり
11. 線維筋痛症
12. その他の疾患による肩こり
13. 不良姿勢，作業に起因する肩こり

1 頸椎の構成要素の異常

はじめに

頸椎疾患に起因する一般的愁訴は，頸肩上肢痛，背部痛，上肢しびれや運動障害であることが多い．この愁訴が軽症の場合や，自然経過または治療により軽快した場合，しばしば肩こりが主訴となる．本項では頸椎由来の症候性肩こりについて述べるが，背景にある重篤な疾患を見落としてはならない．

1 頸椎症（頸部脊椎症）

頸椎の退行性変化は椎間板からはじまり，その変化が周囲組織（骨，靱帯，筋）に影響を及ぼし，周囲組織自体の退行性変化も加わって，脊髄，神経根，交感神経を刺激・圧迫して種々の症状を呈する．神経学的異常が明確でない病態を頸椎症と呼称し，神経根障害が主症状であれば頸椎症性神経根症，脊髄障害が主症状であれば頸椎症性脊髄症，椎間関節痛が主症状であれば頸椎椎間関節症という．

症状を説明するのに十分な頸椎の変性が常にあるとはかぎらず，また症状が軽快しても画像上では変化がないことから，画像診断は参考程度となる場合も多い．頸部，後頭部，上肢，肩甲間部に痛みやしびれを生じるが，多くの髄節にわたり，また両側性にみられることが多い．耳鳴り，めまい，ふらつき，眼痛などバレー・リュー症候群がみられることもある．これは，椎骨動脈の循環障害や，椎骨動脈周囲の交感神経叢への刺激により発症すると考えられている．他覚所見はほとんどないが，頸椎の運動制限や筋緊張亢進がみられる．頸部交感神経の過緊張と，その結果生じる頸肩部の筋収縮を肩こりとして訴える．

自覚症状と神経学的所見に乏しいことから，頸椎症と診断される．単純X線写真では，骨棘，椎間狭小，不安定性など退行変性所見がある[1,2]．

2 不安定頸椎症

頸椎不安定性による種々の愁訴を有する疾患で，単純X線側面像で椎体後下縁と下位椎体後上縁の距離が3.5 mm以上あれば診断される[3]．それ以下でも，頸椎機能撮影で前屈時と後屈時の水平移動が3〜3.5 mmあれば同様の病態と考えられる（図1）．前後屈時の椎体移動が，直接的間接的に神経根や交感神経を刺激して症状を誘発する．主訴は，頭痛，頸肩上肢痛・しびれ，肩こり，めまいであり，症状増悪因子は頸椎前後屈，天候の変化，ストレスである．不安定の部位はC3〜5に多く，同部の神経根症状があれば肩こりの部位に一致する．また，交感神経の過緊張は頸肩の筋肉の緊張を引き起こし，やはり肩こりの原因となる．不安定頸椎症は磁気共鳴画像（MRI）で異常所見がないことも多く，頸椎機能撮影によってはじめて診断される場合がある．複数科を受診しても診断がつかず，不安を抱えている患者も多い．また，不安定が持続する限り治癒は難しいため，病態を理解させ適応を助ける患者教育が重要である．

3 頸椎症性神経根症

頸椎症性変化によって神経根が圧迫・刺激を受け，神経根症状を呈する疾患である．頸椎運動（特に後屈や側屈）に伴って生じる頸部痛，片側の上肢痛・しびれを訴える．神経学的所見から責任高位を推定することは可能であり，

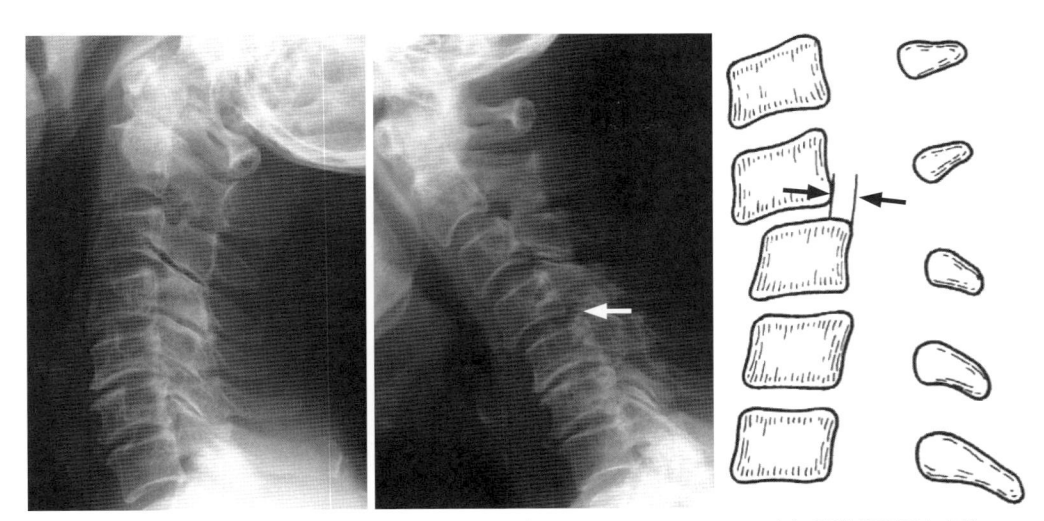

(a) 後屈　　　　　　　　　　(b) 前屈　　　　　　　　　　(c) 頸椎椎間不安定性
後屈では正常のアライメントに見えるが，前屈でC4椎体が3mm以上　定義：椎体後下縁と下位椎体後上
前方にすべる（矢印）。　　　　　　　　　　　　　　　　　　　縁の距離，撮影条件：頸椎側面像
　　　　　　　　　　　　　　　　　　　　　　　　　　　　　　異常の目安：3～3.5 mm＜

図1　不安定頸椎症

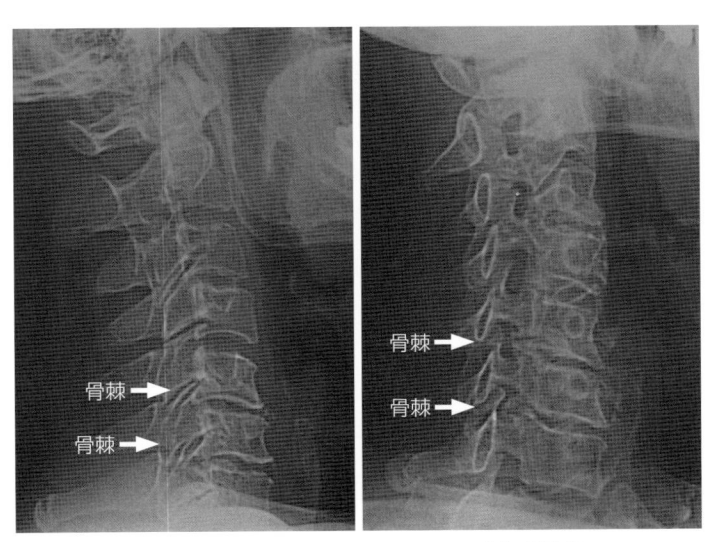

(a) 側面像　　　　　　　　　　(b) 斜位像
C5-6，C6-7椎間腔の狭小化と　C5-6，C6-7椎間孔に突出する骨
C5，C6椎体後方骨棘を認める。　棘を認める。

図2　頸椎症性神経根症の単純X線写真

ジャクソンテスト，スパーリングテストは陽性のことが多い。障害神経根の支配皮膚分節に一致する触覚・温痛覚低下を確認する。C3, C4, C5神経根が支配する皮膚分節が，肩こりの部位と一致する。ほかの部位の神経根症でも痛み・しびれの愁訴のため，頸部交感神経の過緊張や頸肩部の筋緊張亢進により肩こりが発症する。

単純X線撮影では頸椎骨の後縁から側縁にかけて骨棘がみられたり，ルシュカ関節の骨増殖性変化や頸椎骨の変形がみられる。また，椎間腔の狭小化，骨棘突出による椎間孔の狭小化な

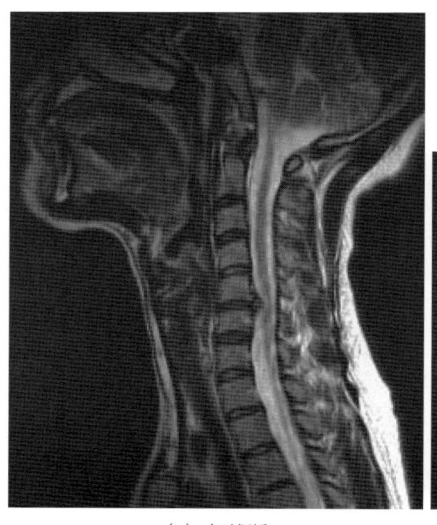

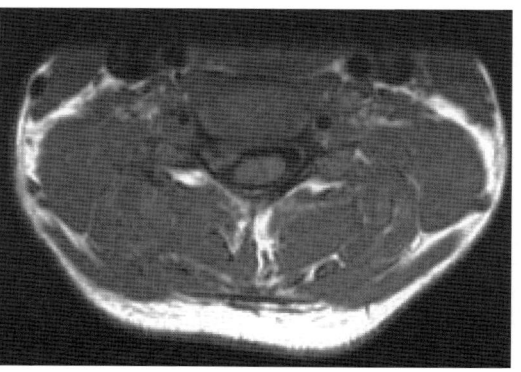

(a) 矢状断
硬膜嚢を圧迫する椎間板ヘルニアを認める。

(b) 水平断
右外側型ヘルニアを認める。

図3 頸椎椎間板ヘルニア（C5-6）のMRI

どがみられる（図2）。頸部神経根造影で，椎間孔での停止像や放散痛の再現性により，責任高位診断ができる[4,5]。

❹ 頸椎椎間板症・椎間板ヘルニア

変性した椎間板において，線維輪の亀裂より髄核を含む椎間板組織が脱出することにより生じる。頸椎運動制限（特に後屈や患側への側屈・回旋），上肢痛・しびれ，筋力低下がみられる。痛みは持続痛以外に咳，体動で誘発される放散痛もある。神経学的所見から責任高位を推定することは可能であり，ジャクソンテスト，スパーリングテストは陽性のことが多い。

椎間板に分布する脊椎洞神経は，交感神経幹と交通枝を介して連絡している。このため，椎間板の炎症・刺激が頸・肩甲背部に関連痛を生じ，脊髄前角にも刺激が伝わるため肩甲骨周囲の筋収縮が誘発される。この部位は肩こりの部位と重なり，椎間板症・椎間板ヘルニアにおける肩こりの原因ともなっている。また，C3，C4，C5神経根に支配される皮膚分節は肩こりの部位に一致する。C3，C4，C5神経根が影響を受けるような部位の椎間板ヘルニアでは，神経根を介する肩こりが発症しうる。ほかの部位の神経根症でも，痛み・しびれの愁訴のため頸部交感神経の過緊張や頸肩部の筋緊張亢進が生じるため，肩こりが発症しうる。

MRIでは，矢状断像でヘルニアの突出程度が確認できる。水平断像ではヘルニアの脱出部位が正中，傍正中，外側かを確認できる（図3）。椎間板症では椎間板変性をみるが，ヘルニアの突出はない。椎間板変性に伴い線維輪に亀裂が入り，髄核成分が漏出することによって臨床症状を誘発すると考えられている。椎間板造影ではヘルニア自体に造影剤を注入することで，ヘルニアの形態的評価，注入時の再現性疼痛の有無で機能的評価ができる。椎間板造影後コンピュータ断層撮影法（CT）による撮影をすることで，ヘルニアの位置，サイズが評価できる。同時に薬液を注入することで治療効果も期待できる（図4）[6,7]。

❺ 頸椎症性脊髄症（頸髄症）

頸椎症性変化によって，脊髄が慢性進行性に圧迫されて発症する。白質内の運動，感覚伝導路の障害を主体とし，上肢と下肢に神経障害を

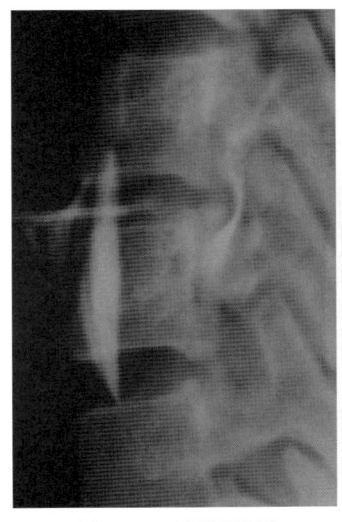

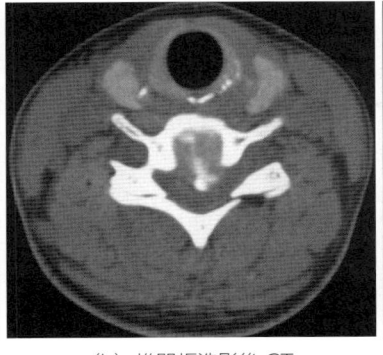

(a) C5-6 椎間板造影　　(b) 椎間板造影後 CT（中心性椎間板ヘルニア）　　(c) 椎間板造影後 CT（外側椎間板ヘルニア）

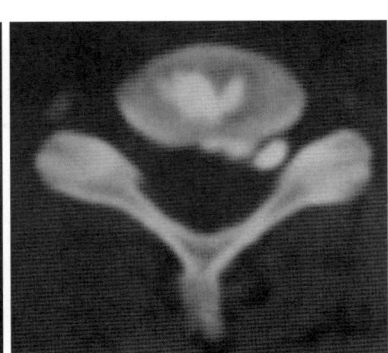

図4　頸部椎間板造影・CT

来す疾患である。生来の脊柱管の内径の大きさも発症病因の一つである。通常 C3〜7 レベルでは X 線フィルム上の計測では平均 14〜15 mm であるが，12 mm 以下では発育性脊柱管狭窄とされ，わずかな変性によって頸髄の圧迫が生じやすくなる。これらの病因を静的因子とするならば，動的因子として頸椎の屈曲運動が挙げられる。頸椎後屈により黄色靱帯による頸髄の圧迫が強まり，前屈により椎間板ヘルニアや椎体後方骨棘など前方要素による圧迫が生じる[8,9]。

脊髄症の愁訴は，上下肢や体幹のしびれ，手指の巧緻運動障害（ボタンがはめにくい，箸が使いづらいなど），歩行障害，上肢や下肢の脱力感，膀胱・直腸障害である。一般に脊髄症では，軸性疼痛としての頸部痛以外にはしびれを訴えても痛みを訴えることはない。この軸性疼痛では頸肩部の圧痛や自発痛，頸椎可動域制限を確認するが，病変部位の特定は難しい。痛みを主訴とする場合には，神経根症の合併を疑う。脊髄症における肩こりは軸性疼痛としてとらえられるが，変性椎間板や椎間関節，筋筋膜性疼痛に起因すると考えられる。

神経学的所見（深部反射，知覚，筋力）から責任高位を推定することが可能であり，それと異常画像所見が一致すれば診断が確定する。画像診断として，単純 X 線写真，CT，MRI，脊髄造影が用いられる。単純 X 線写真（前後屈位側面像）で，中間位，伸展位での脊柱管前後径の計測は重要である。中間位で 13 mm 以下では脊柱管狭窄であり，伸展位で 12 mm 以下では動的な脊柱管狭窄があるといえる。CT は骨性狭窄の同定にすぐれている。MRI では低信号となって描出されない骨棘や靱帯の骨化，石灰化などが明瞭に描出される。MRI で T2 強調像での脊髄高信号領域は，脊髄の浮腫や軟化などを示す（図5）。また，T1 強調像では脊髄の形態や椎間板による脊髄圧迫を詳細に観察できる（図6）。脊髄造影は手術前に行うことが多く，前後屈による機能撮影ができる。

6　頸椎椎間関節症

脊椎を支持する後方要素である，頸椎椎間関節に由来する背部の痛みを訴える疾患を頸椎椎間関節症という。急性捻挫などの原因で関節構造物の一部が関節内で絞扼されて発症する一次的な急性痛と，関節包の慢性炎症，関節への過重負担，関節の退行変性によって起こる慢性痛

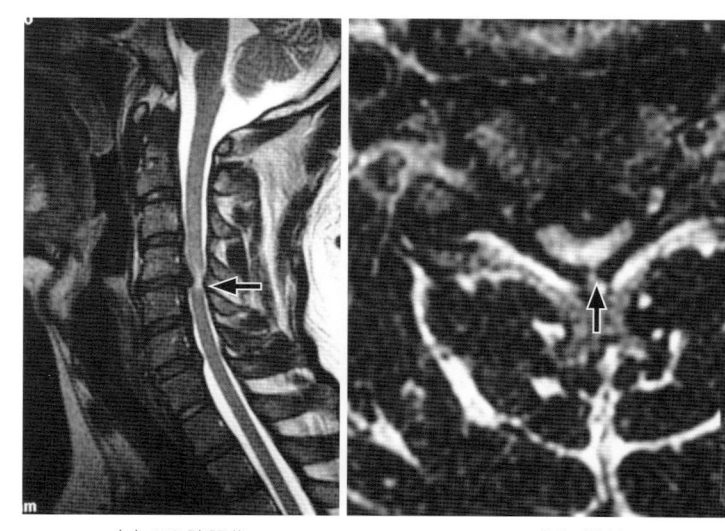

(a) T2強調像
C4-5高位で脊髄の浮腫・軟化による高信号領域を認める（矢印）。

(b) 横断面
圧迫により脊髄が変形し，ブーメラン化を認める（矢印）。

図5 頸髄症のMRI（T2強調像）

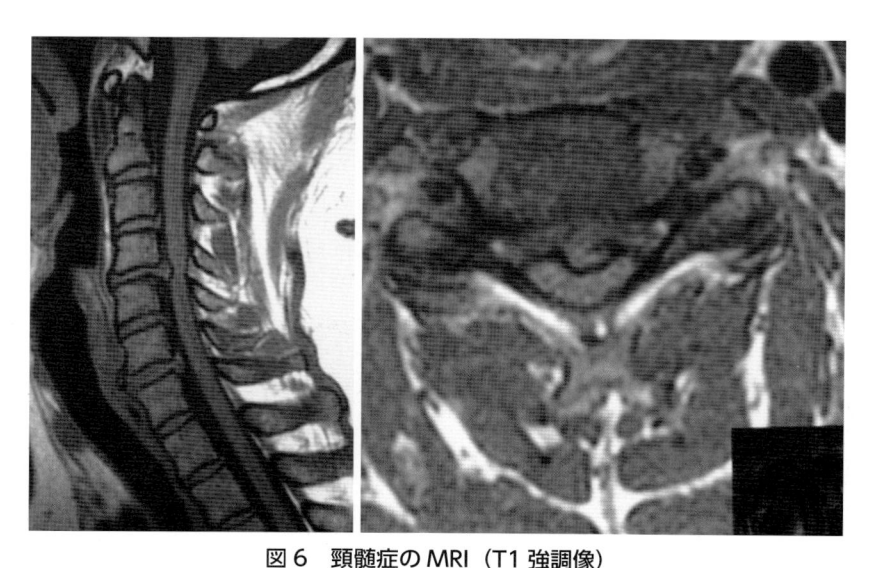

図6 頸髄症のMRI（T1強調像）
T1強調像では椎間板による脊髄圧迫が詳細に観察できる。

とがある．主訴は後頭部，後頸部，肩甲部の痛みである．頸椎の前後屈，側屈，捻転などの体動時の痛みが強く，頸椎運動制限を確認する．側頸部の罹患関節に一致した部位の圧痛がある．神経学的所見はほとんどない（図7）[10]．肩こりは慢性椎間関節症で存在することが多く，C3-4，C4-5，C5-6，C6-7椎間関節に起因する疼痛部位に一致すると思われる．

椎間関節由来の痛みには，明確に診断できるような臨床症状，神経学的所見はない．側頸部の椎間関節に一致する部位に圧痛があり，椎間関節造影時に再現性の痛みがみられる．椎間関節ブロック，後枝内側枝ブロックにより痛みが軽減，消失することで診断できる[11]．画像診断で退行性変化があっても，それは特徴的な所見ではない．椎間関節造影の形態学的所見も重要

III 病因と病態

性は少ない．再現性疼痛の存在と，後の除痛効果を確認する診断的治療である（図8）．

7 頸椎後縦靱帯骨化症

頸椎における後縦靱帯が肥厚，骨化して脊髄腹側からゆっくりと圧迫して脊髄症状を起こす疾患を頸椎後縦靱帯骨化症（頸椎OPLL）という．全身の靱帯骨化症の部分症であり，後縦靱帯の骨化および肥厚により脊髄ならびに神経根を圧迫する．病状は進行性であり，外傷などを契機に増悪することがある．肩こり，頭頸部痛，頸椎可動域制限を確認する．バレー・リュー症候群を呈して後頭部痛，めまいを訴えることもある．神経根症の場合は，上肢痛や上肢のしびれがある．脊髄症の場合は，上下肢のしびれ，手指の巧緻運動障害，歩行障害，上肢や下肢の脱力感，膀胱・直腸障害を確認する[12,13]．

神経根症を合併している場合は，支配皮膚分節からC3，C4，C5神経根症が肩こりの部位と一致する．脊髄症を合併している場合には，軸性疼痛としての肩こりがある．

単純X線写真，CT，MRIにおいて，神経学的責任病変と一致する部位に，後縦靱帯骨化および圧迫された神経根や脊髄を認めれば診断できる．単純X線写真では，側面像がもっとも診断しやすい（図9）．CTでは，各椎体高位における骨化の局在，形態，脊柱管内の広がりを容易に把握することができる（図10）．MRIで

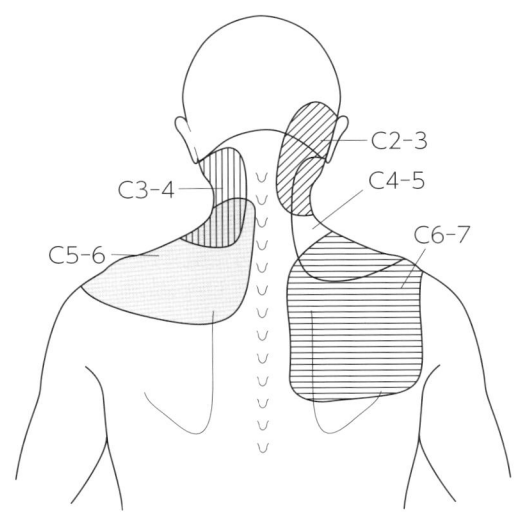

図7 頸椎椎間関節症の放散痛のシェーマ

(川井康嗣. 頸椎症. 大瀬戸清茂編. ペインクリニック診断・治療ガイド：痛みからの解放とその応用. 東京：日本医事新報社；2005. p.206-10より引用)

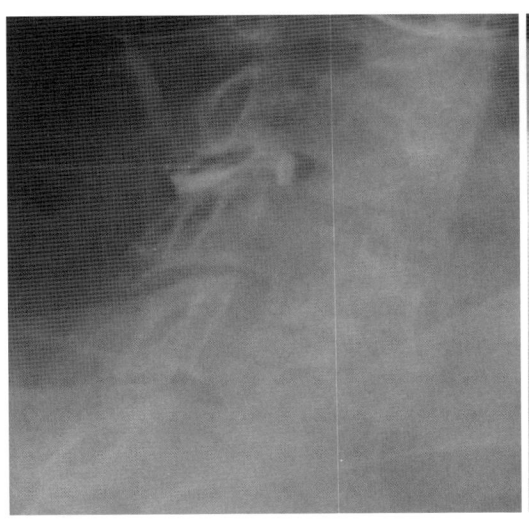

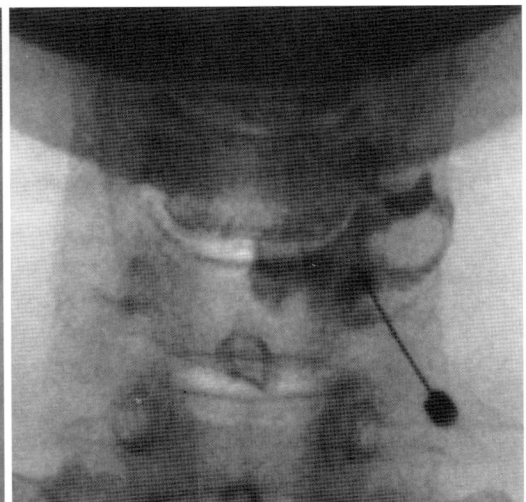

(a) 斜位法　　　　　(b) 後方法

図8 頸椎椎間関節造影（C5-6）

関節包の造影所見と臨床症状は一致しない．いずれもC5-6椎間関節造影で再現性疼痛を認め，除痛効果が得られた．

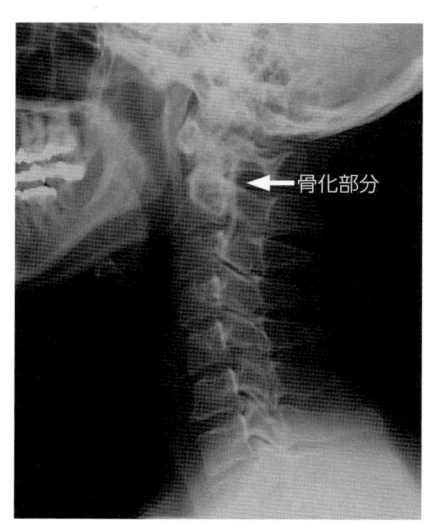

図9 頸椎 OPLL の単純 X 線写真
C1〜3 で OPLL を認める。

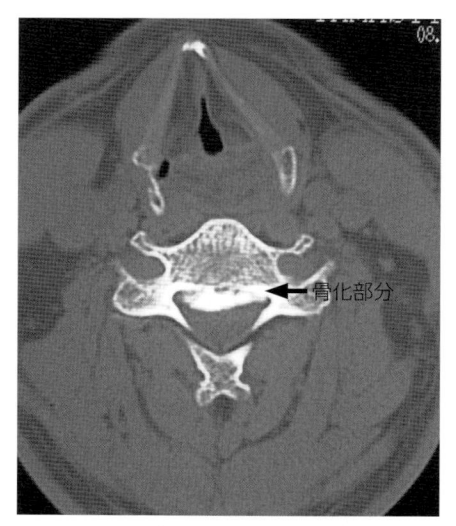

図10 頸椎 OPLL の単純 CT 写真
CT の診断価値は大きく，局在や程度を観察するのに優れている。

は，骨化部分は低信号となるが，頸髄症の程度や軟化巣の有無について調べるときに必要である。

❽ 外傷性頸部症候群

なんらかの外傷により，頸椎周囲の支持組織（靱帯，椎間板，関節包や筋・筋膜）のみならず神経系（脳，脊髄，神経根，自律神経系）や内耳機能などが障害され，精神神経学的異常も伴いうる多彩な症状を呈する症候群である。頸部を中心として後頭部，背部，肩や上肢に広がる痛み・しびれ・こりを訴える患者が多い。悪心や嘔吐，抑うつ，不眠，全身倦怠感，めまいなど多彩な症状を訴える場合がある。病型分類として，頸椎捻挫型，神経根症型，バレー・リュー型，神経根症・バレー・リュー症状混合型，脊髄症型に分けられる。頸椎捻挫型は，後頭・頸部・背部の痛み，圧痛やこり，頸椎運動制限や運動時痛が主症状である。神経根症型は，頸椎捻挫型に加えて上肢の痛みやしびれ，筋力低下を伴う。バレー・リュー型では，椎骨動脈周囲の交感神経叢が刺激されることによって，頭痛，めまい，耳鳴り，聴力障害，顔面や上肢の知覚障害，咽頭異常感など多彩な症状を示す。脊髄症型は脊髄症状を有し，診断された時点で外傷性頸部症候群から除外され脊髄損傷の範疇となる[14,15)]。頸椎捻挫型では筋・靱帯の断裂後に浮腫やトリガーポイントを確認することが多く，これらが肩こりの原因となっている。神経根症型では障害神経根の興奮を介して，バレー・リュー型では頸部交感神経の過緊張によって，頸肩部の筋収縮（肩こり）が引き起こされる。

特徴的な画像検査はない。頸部 MRI では，頸髄損傷，椎間板損傷，前縦靱帯，棘間靱帯などの靱帯損傷の診断に有用である。慢性経過をたどる患者では，心理テストを用いて心理的要因の評価が必要である。抑うつ傾向や心気症傾向，転換障害をしばしば確認する。

❾ 軸性疼痛（頸椎手術後）

軸性疼痛とは，頸椎手術後に認められる肩こりや頸肩部痛のことである。手術前に同様の症状があれば，軸性疼痛と表現することもある。手術によって頸椎あるいは周辺組織に生じたなんらかの変化が原因であるが，脊髄・神経根由

来の痛みとは区別される．圧痛や自発痛，頸椎可動域制限があるが，病変部位の特定は難しい．

頸椎椎弓形成術において，C7棘突起部で僧帽筋，小菱形筋を切離すると坐位・立位では上肢の重みで肩甲骨の内転が起こる．これが軸性疼痛に関与しているとし，手術法をC3～7形成術からC3～6形成術に変更したら軸性疼痛の発生率が減少したとの報告[16]がある．また，筋肉の拘縮や筋力低下が軸性疼痛発生の一因とも考えられている．術後装具装着期間を短縮し，術後早期から頸椎可動域訓練を開始することで軸性疼痛の軽減に役立つ[16]．

❿ その他

夜間痛や安静時痛がある場合には，炎症性疾患や腫瘍性疾患を疑う．頸髄腫瘍は腫瘤の増大に伴い脊髄症状・神経根症状を引き起こす．化膿性脊椎炎も炎症の進展形式により，椎間関節，神経根，脊髄を介して肩こりを引き起こす．

【引用文献】

1. 川井康嗣．頸椎症．大瀬戸清茂編．ペインクリニック診断・治療ガイド：痛みからの解放とその応用．東京：日本医事新報社；2005．p.206-10.
2. 矢吹省司．頸部脊椎症．菊地臣一編．頸椎の外来．東京：メジカルビュー社；2003．p.164-9.
3. White AA, Johnson RM, Panjabi MM, et al. Biomechanical analysis of clinical stability in the cervical spine. Clin Orthop 1975；109：85-96.
4. 豊川秀樹．頸椎症性神経根症．大瀬戸清茂編．ペインクリニック診断・治療ガイド：痛みからの解放とその応用．東京：日本医事新報社；2005．p.188-91.
5. 矢吹省司．頸椎症性神経根症．菊地臣一編．頸椎の外来．東京：メジカルビュー社；2003．p.188-95.
6. 豊川秀樹．頸椎椎間板ヘルニア．大瀬戸清茂編．ペインクリニック診断・治療ガイド：痛みからの解放とその応用．東京：日本医事新報社；2005．p.200-4.
7. 表 圭一．頸椎椎間板ヘルニア．表 圭一編．痛み疾患の画像診断：画像検査の基礎知識と疼痛疾患の理解を深めるために．東京：真興交易医書出版部；2008．p.77-80.
8. 山上裕章．頸椎症性脊髄症（頸髄症）．表 圭一編．痛み疾患の画像診断：画像検査の基礎知識と疼痛疾患の理解を深めるために．東京：真興交易医書出版部；2008．p.92-7.
9. 矢吹省司．頸椎症性脊髄症．菊地臣一編．頸椎の外来．東京：メジカルビュー社；2003．p.176-87.
10. Dwyer A, April C, Bogduk N. Cervical zygapophyseal joint pain patterns Ⅰ：a study in normal volunteers. Spine 1990；15：453-7.
11. 山上裕章．頸椎椎間関節症．表 圭一編．痛み疾患の画像診断：画像検査の基礎知識と疼痛疾患の理解を深めるために．東京：真興交易医書出版部；2008．p.119-21.
12. 後藤澄雄．脊柱靱帯骨化症．伊藤達雄，服部孝道，山浦 晶編．臨床脊椎脊髄医学．東京：三輪書店；2007．p.418-30.
13. 山上裕章．頸椎後縦靱帯骨化症．表 圭一編．痛み疾患の画像診断：画像検査の基礎知識と疼痛疾患の理解を深めるために．東京：真興交易医書出版部；2008．p.98-101.
14. 柳井谷深志，山上裕章．外傷性頸部症候群．大瀬戸清茂編．ペインクリニック診断・治療ガイド：痛みからの解放とその応用．東京：日本医事新報社；2005．p.228-32.
15. 田邉 豊．ペインクリニックにおける外傷性頸部症候群の臨床．ペインクリニック 2011；32：1156-64.
16. 細野 昇．頸椎術後の軸性疼痛．脊椎脊髄ジャーナル 2010；23：1015-20.

［山上　裕章］

2 肩関節の構成要素の異常

はじめに

　肩こりは，国民生活基礎調査で有訴者率が2番目に高い疾患である。しかしその病態は，ほとんど明らかにされていない。画像を含むさまざまな診断機器で異常が指摘できないことが一つの理由である。また，肩こりと肩関節痛を時に混同してしまうことで，診断がより一層困難となっている。
　本項では，肩関節と肩こりの理解を深めるため，肩こり症状と肩関節痛の鑑別診断，肩こり症状を来す肩由来の疾患，の2項目に分けて解説する。

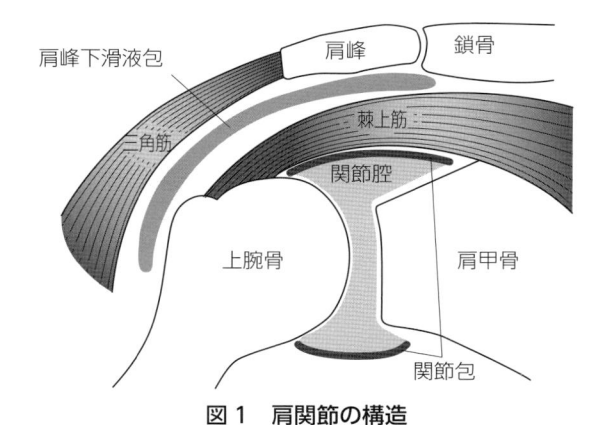

図1　肩関節の構造
肩関節は，上腕骨頭とその1/3の面積の関節窩からなる。

1 肩こり症状と肩関節痛の鑑別診断

　俗にいわれる肩こり症状と肩関節痛はまったく異なるものである。ともに肩の文字が使われているので混同されがちであるが，痛みが生じる原因や痛みを感じる場所が別であることを認識する必要がある。

1）肩関節痛

　肩関節痛とは肩関節部に痛みをもつものを指す。

a．肩関節の構造

　肩関節は，上腕骨頭と肩甲骨関節窩で構成される骨構造の周囲を関節包およびさらにその表層に，肩関節に特有の腱板が存在する。腱板はほかの関節にはない構造であり，これにより最大可動域での関節運動において動的安定性が得られる。腱板の表層には，三角筋をはじめとするアウターマッスルとの間に肩峰下滑液包があり，上腕骨の滑動を容易にさせている（図1）[1,2]。

b．肩関節痛の発生する場所

　肩関節の痛みの多くは，肩峰下滑液包で生じている。痛みを感じる神経終末が多数存在することが組織学的にも明らかにされていて，この部分に局所麻酔薬を注入することによって劇的に痛みが消失することからも，痛みの関与を確認することができる。関節包内の痛みも存在するが，関節リウマチなどでは関節内の滑膜増殖がそれを引き起こしている[3]。

c．肩関節痛を自覚する領域

　肩関節痛が肩関節部のみに自覚されるだろうという誤解がもとで，肩こりや頸椎由来の痛みとの鑑別が困難となっている。肩関節痛の多くは肩関節部に自覚されるが，それ以外に上腕外側部や前腕外側部にも自覚されることが多い（図2）。ときには肩関節部に痛みを感じずに，上腕外側や前腕外側にのみ痛みを感じる場合もあり，注意が必要である。これらは頸椎由来の神経根症状と同一領域の痛みであるために，鑑別が困難な場合もまれにある。

d. 肩関節痛の診断
❶ 診察による鑑別

　肩関節痛では結節間溝や烏口突起，大結節などの特定の場所に圧痛がみられることが多い[4,5]。

❷ 誘発テストによる鑑別

　関節痛は特定の動作によって痛みが増強するという特性を考慮して，診察の際に上肢を動かして痛みが誘発されないかをみる。代表的なものに，ニアー（Neer）とホーキンス（Hawkins）のインピンジメントテスト（impingement test）がある（図3）。ニアーテストとは験者が被験者の上肢を他動的に挙上させることによって痛みの誘発をみるものであり，ホーキンステストとは上肢を他動的に外転位から内旋させていくことによって痛みの誘発をみるものである。これらのテストが陽性となるものは，肩関節痛の可能性が高い[4,5]。

❸ リドカインテスト

　痛みが主に肩峰下滑液包から発生することから，肩峰下滑液包内に1％リドカイン5～10cc程度を注入する。その直後に痛みが生じる上肢動作を行わせ，痛みの減弱の有無を確認する。痛みが完全に消失することはまれであるために，筆者らは患者に「注射前の痛みが半分以下になったか，半分以上残っているか」と質問することにしている。前者であれば陽性と考え，肩峰下滑液包内の痛みが原因であると結論づける[6]。

e. 肩関節痛を引き起こす代表的疾患
❶ 肩関節周囲炎（いわゆる五十肩を含む）

　中高年の肩関節痛の約50％を占める。骨および腱板を含む軟部組織には明らかな原因が認められないものの，肩関節に長期にわたる痛みを生じる疾患である。X線はもちろん磁気共鳴画像（MRI）などの画像診断でも，骨関節やその周囲の軟部組織には異常が認められないためにその原因，病態は現在も明らかではない。そ

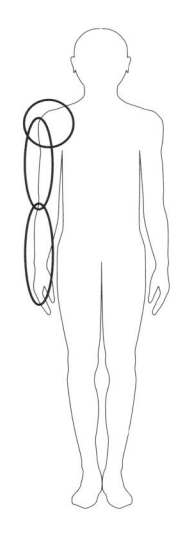

図2　肩関節痛の自覚される部位

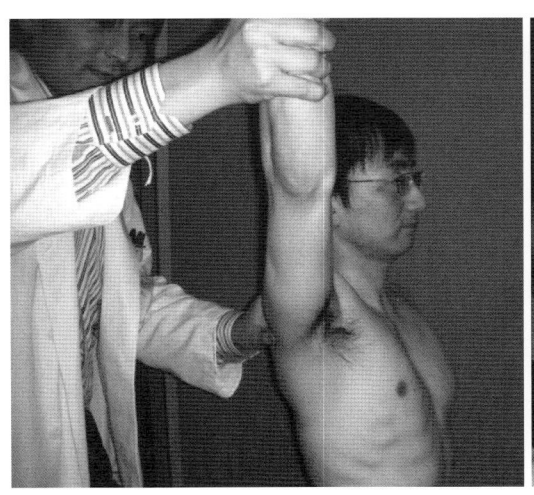

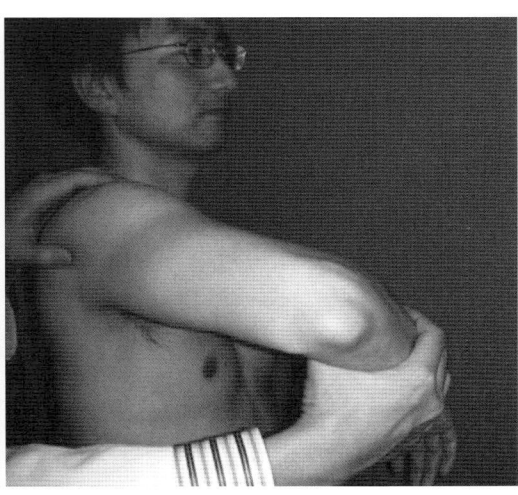

（a）ニアーのインピンジメントテスト　　（b）ホーキンスのインピンジメントテスト

図3　誘発テスト

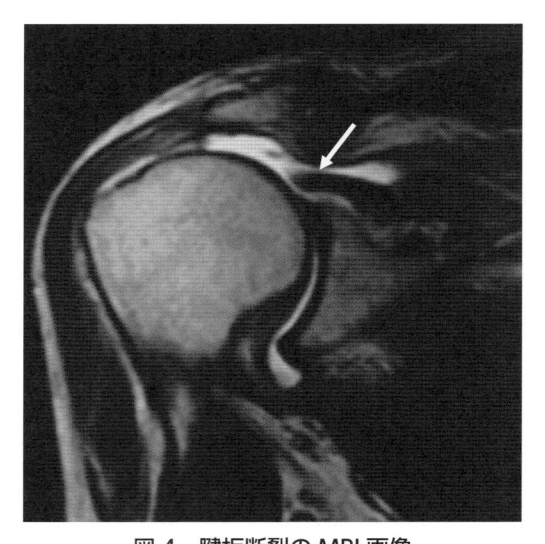

図4 腱板断裂のMRI画像
上腕骨頭上にあるべき腱板（棘上筋）が断裂した後，内側へ約5cm引きこまれている（矢印）。

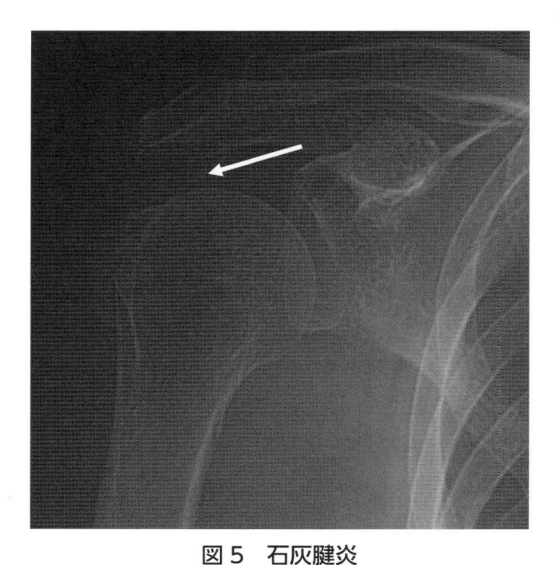

図5 石灰腱炎
腱板（棘上筋）の腱内に約2cm大の石灰沈着がみられる（矢印）。

の中でも肩関節に重度の拘縮が生じる場合があり，これをいわゆる五十肩という。この治療はあくまでも投薬や注射，リハビリテーションを中心とした保存的治療である。

❷ 腱板断裂

井樋らの疫学調査では50歳代で10人に1人，80歳代では3人に1人に腱板断裂がみられる（図4）。その中で，強い痛みが生じる場合が治療対象となる。肩峰下滑液包内へのヒアルロン酸注射や，投薬などの保存的治療に抵抗する場合には，観血的に腱板修復術を行う。

❸ 石灰腱炎

腱板内に石灰沈着を生じ，ときに激痛を生む疾患である（図5）。石灰沈着の原因は明らかではないが，臨床症状により下記の病期に分けられると考えられている[6]。

形成期：石灰沈着が腱板内で徐々に形成されていく。この時期の痛みは軽度である。

静止期：石灰沈着が腱板内で増大もせず，ある一定の状態でとどまっている時期であり，痛みも強くない。

吸収期：石灰沈着が腱板を破り，肩峰下滑液包内へ流出する時期に激痛が生じる。一方，完全に吸収されてしまうと痛みも消失する。

痛みが激痛でないときには，投薬以外にブロック注射なども有効である。ただし発作時激痛時にはこれらはほとんど無効であり，この場合は吸引・灌流を行う。方法は18ゲージ注射針を沈着部に刺入し沈着物を吸引するか，うまく吸引できなかった場合には局所麻酔薬で洗浄・吸引を繰り返す。この操作により，劇的に痛みが消失する。シメチジンの服用が石灰の吸収に効果があるとの報告も多い。

❹ その他

上腕二頭筋長頭炎，関節リウマチ，関節唇障害，肩関節不安定症など。

2）肩こり

いわゆる肩こりは肩関節痛とは異なり，頸部から僧帽筋あるいは肩甲骨内側に沿って，痛みや重だるい感じが持続する症状のことを指している（肩関節には痛みがないことを認識する必要がある）。しかし，ときには腕全体にも重だるい感じが生じるために，肩関節由来の上腕外側や前腕外側への関連痛と似た症状を呈する場合がある。

肩こりとは，その症状を生じさせる疾患群を指すものであり，一つの疾患が原因であると考えるべきではない。原因疾患は多岐にわたる可能性があるが，現在その病態のほとんどが明ら

かにされていない．肩こりの診断が困難な理由は以下の理由によるが，それを十分理解する必要がある．

a．画像上での診断困難

症状を呈する場所（頸部から僧帽筋あるいは肩甲骨内側）に，画像上の異常所見が見られないことである．後述するように，僧帽筋下に滑液包炎がみられたとの報告などが一部みられるものの，その異常所見の乏しさが病態解明を困難にさせている．

二つ目は，画像診断上での異常所見と症状の有無，あるいは重症度が一致しないこともその理由となる．頸椎症をはじめとした頸椎疾患で引き起こされると信じられている肩こりについて考えてみよう．70歳以上の高齢者では，X線上の頸椎症性変化はほぼ全員に認められる．しかし，肩こり症状は約60％以下に認められるのみである．さらに変形の程度と肩こりの重症度には明らかな相関がなく，このことから頸椎の変形で本当に肩こり症状が起きるのかといった本質的なことも十分に明らかにされていない．

b．機能的異常による肩こり

骨や筋腱の変性，血管神経の圧迫といった器質的な原因が肩こりの原因であると盲目的に信じられがちであるが，必ずしもそれらが原因ではなく機能的な原因の可能性も否定できない．

肩甲骨は僧帽筋などによって体幹に連結されているが，ちょうど上肢が肩甲骨をもとに体幹からぶらさがった形となっているために，懸垂関節ともいわれている．上肢を動かす際に，肩甲骨は僧帽筋をはじめとする肩甲骨周囲の筋肉によって肋骨の上を非常に大きく滑動する（図6）．体の中でもっとも動かされる回数の多い肩では，絶えず筋収縮が求められることが肩こりを引き起こす原因になっているものと思われる．その中で肩関節不安定症はその端的な例であるが，詳細は後述する．

このような機能的な原因の場合には，それをとらえることのできる診断機器は皆無であり，診断するのは不可能に近い．

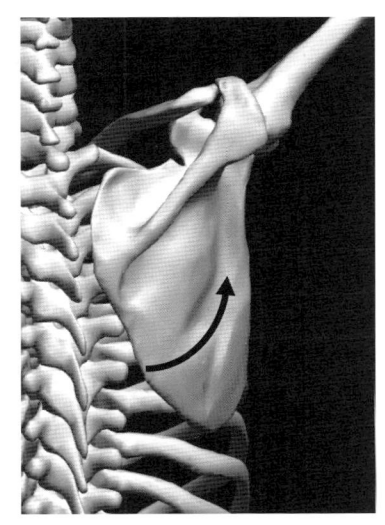

図6　肩甲骨の滑動
肩甲骨は肋骨上を大きく滑動する．その程度は上肢挙上角度の1/3を担っている（肩甲上腕リズム）．

❷ 肩こり症状を来す肩由来の疾患

1）肩結合織炎

①1904年　Gowers　筋肉リウマチの一種
②1938年　Neergaad　筋腱の機能的病態（tenomyosis）
③1944年　Copeman, Ackerman　筋肉の線維化，脂肪変性（脂肪ヘルニア）の神経血管束への圧迫
④1950年　Michele　肩甲肋骨症候群（scapulocostal syndrome）
⑤1972年　Glogowski　筋線維の不可逆性変性
⑥1975年　Mielke　筋肉リウマチに心因性影響
⑦2001年　信原　肩甲骨内上部の滑液包炎　内上角の骨変形，滑液包の肥厚[7]

以上は，歴史的にみた肩こりの諸説でいずれも有力ではあるが，これらの基本となる概念は肩結合織炎という筋線維の炎症，その二次的変化と思われる線維化などの変性であり筋そのものに原因を求めたものである．しかし，これら

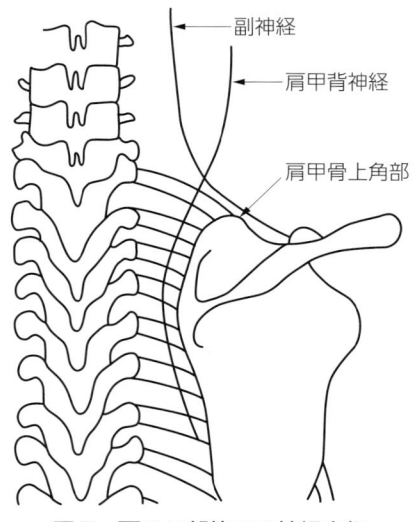

図7 肩こり部位での神経走行
肩こりが自覚されやすい部位では肩甲背神経、肩甲上神経、副神経などが走行し、この圧迫や絞扼によって肩こりが生じると考えられている。

の異常を血液検査や MRI 検査でとらえることができないために、それを確かめる手段がなく病態解明が十分に行われていない[8]。

2) 絞扼性神経障害

肩関節部は懸垂関節といわれているが、その中で肩甲骨は僧帽筋などによって体幹と連結されている。僧帽筋の深層ではさまざまな神経が走行しており（図7）、これが肩こりの発症に大きくかかわっていると考えられている。
①肩甲背神経：僧帽筋の深層を小菱形筋、大菱形筋へ走行する神経である。
②肩甲上神経：腕神経叢の上神経幹から起こり僧帽筋の深層を棘上筋および棘下筋へ走行する。
③副神経：C1～5から僧帽筋へと走行する。

肩甲上神経は運動神経のみと考えられてきたが、最近知覚を司る神経も含まれることが明らかとなった。上述した他の神経においても、知覚枝が存在する可能性がある。これらの神経が圧迫や絞扼を受けることによって、肩こりが引き起こされるという考えである。これは、肩甲骨が上層の僧帽筋や下層の大、小菱形筋、肩甲挙筋などにより肋骨上を活動しているが、肩甲骨の滑動は非常に大きく上肢挙上角度の1/3を担っており（肩甲上腕リズム）、その大きな動きが行われる際に上述のさまざまな神経が上下層の筋肉によって圧迫や絞扼を受けるというものである。

ただし、この原因で肩こりが発症する可能性は少なからず存在すると考えられるが、これを明らかにする画像診断や神経生理学的所見がないためにあくまでも一つの説としてとらえられている。

3) 肩関節拘縮に伴う二次的な肩こり症状

上肢動作に伴って、肩甲骨は上腕骨とともに大きく動かされる。すなわち、上肢動作は上腕骨と肩甲骨の動きによって構成されている。例えば、五十肩や外傷に伴う肩関節障害などでは肩関節可動域が大きく制限されるが、このような場合にはその動きを肩甲骨が代償することになるために、肩甲骨に過度の負荷（可動域獲得の負担）がかかり、その肩甲骨の機能的異常によって肩こり症状が生じることになる。逆に、肩関節の拘縮が改善されるに従って肩こり症状が改善することもよく経験することであるが、このことをみても肩関節拘縮が二次的に肩こりを引き起こしたものと思われる。

4) 肩不安定症

1971年、遠藤、滝川らによって報告された肩不安定症という概念であり、5～74歳の大規模な疫学調査で約4％に肩関節の不安定性が存在した。その中で、特に肩こりや肩関節痛を訴えるものを肩不安定症として報告した。

肩関節は体の中でもっとも関節可動域が大きい。それを獲得するために上腕骨頭に対する肩甲骨関節窩の被覆率は非常に小さく、面積比で約1/3程度しかない。周囲の関節唇や肩甲上腕靱帯、腱板は肩関節特有の器官であるが関節の安定性を補足するためのもので、それによって単に静止状態での関節の安定性のみならず、動いている状態での関節の安定性が獲得される。

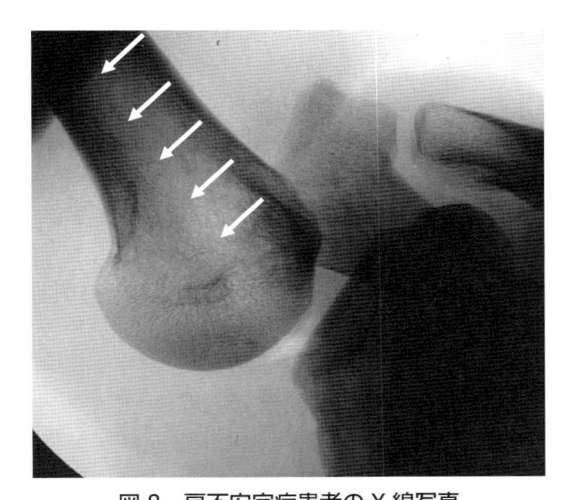

図8 肩不安定症患者のX線写真
臥位で上肢を挙上させてX線撮影を行うと，上肢の自重によって上腕骨が下方に亜脱臼しているのが認められる。

その中心となっている腱板は筋肉であるが，関節の安定性を得るためには絶えず収縮する必要がある。

　肩不安定症の患者では関節窩や関節包などの支持組織に問題があり，腱板の働きがない状態では上肢の自重によって肩関節は亜脱臼位をとる（図8）。関節を保つために腱板を含む周囲の筋肉は，正常と比べて過度の収縮（過緊張）を求められる。その過度の収縮が筋肉のこり（肩こり）を引き起こすと考えられている。

　これらの患者に対して適切なリハビリテーションなどの指導によって適切な筋バランスを獲得させること，筋力をつけることによって肩こりが軽快することをしばしば経験する。また，保存的治療に難渋するような重症患者では，関節窩骨切り術を行って関節窩関節面を上腕骨頭の亜脱臼方向へ移動させることによって関節の亜脱臼を骨性に改善させるが，術後に肩こりが軽快することを数々経験する。それらをみていると，関節の不安定性が肩こりを引き起こす原因となっているであろうことが認識できる。

【引用文献】

1. Rockwood CA, Matsen III FA, Wirth M. The shoulder 3rd ed. Philadelphia：Saunders；2004. p.13-27.
2. 高岸憲二編. 構造と機能. 最新整形外科学体系（13）肩関節・肩甲帯. 東京：中山書店；2006. p.2-13.
3. 森澤　豊, 村上元庸, 三名木泰彦, ほか. 関節の神経分布と関節痛. 関節外科 1997；16：43-65.
4. 越智隆弘, 信原克哉編. 診察の進め方：視診, 触診. 整形外科外来シリーズ（10）肩の外来. 東京：メジカルビュー社；1999. p.25-35.
5. 越智隆弘, 信原克哉. 診断の進め方：理学所見. 整形外科外来シリーズ（10）肩の外来. 東京：メジカルビュー社；1999. p.36-45.
6. 信原克哉編. プラクティカルマニュアル：肩疾患保存療法. 東京：金原出版；1997. p.125-8.
7. Burkhead WZ, editor. Rotator cuff disorders. Philadelphia：Williams & Wilkins；1996. p.23-35.
8. 信原克哉. 肩：その機能と臨床　第3版. 東京：医学書院；2001. p.266-71.

〔菅本　一臣〕

3 神経内科疾患による肩こり

はじめに

　海外には,「肩こり」に相当する語がない, といわれる. しかし, 日本人が「肩こり」と表現する症状がないはずはない.
　「肩こり」の定義は何か, という話題は, 筆者には意味のないことと思える.「肩こり」は患者の愁訴であって, 国語辞典に記載する説明は必要であっても, 医師が定義すべき学術用語ではない, と考える.「しびれ」が学術用語といえないのと同じである. どのような症状であっても, 患者がそれを「肩こり」と表現するかぎり, それは肩こりである.「しびれ」の場合と同じく, より具体的に症状を聞き出し, 原因病態の診断に有用な情報へ変換する必要がある.
　「肩こり」は非医学用語で集合名詞であるから, 海外に対応語がないのは特に不思議なことではない. もっとも, 言語においては, 集団における重要度が高いほど少数の短い単語で表現される傾向がある. 海外で「肩こり」に相当する単語がないということは, その症状の重要度が低いことを示唆する. 文化的な背景の違いがあるのかもしれない.
　以上の事情により, 肩こりを主題とした研究は, おそらくほぼ国内に限られると思われる. しかも研究者の立場や時代により, 対象患者や研究の観点が一貫しない可能性が大きい. 本項で論じる内容も, いわゆるエビデンスに基づかない, 筆者の個人的見解であることをあらかじめお断りする.

表1　肩こりの成因

1. 筋緊張亢進
   - 重労働
   - 慢性収縮
     　精神緊張（ストレス, 不安, うつなど）
     　姿勢不良
     　不随意運動
   - 筋力低下（相対的緊張亢進）
2. 過度の安静
3. 組織の牽引または圧迫
4. 末梢神経・神経根障害
5. 自律神経障害
6. 関連痛
7. 骨・関節の異常
   - 脊柱彎曲の異常
   - 可動域制限
8. 虚血
9. 炎症
10. 心因性

1　総論

　頸部筋には侵害受容器が多いことが知られている. 侵害受容器の興奮を肩こりの最終共通路と仮定した場合, 表1のような成因が考えられる.

　もっとも多いのは, 頸部筋の過剰使用による肩こり（筋痛）であろう. 長時間の筋緊張は筋虚血を来し, 発痛物質が局所に蓄積すると考えられる. 重労働による場合のほか, 精神緊張によって, あるいはほかの身体部位の痛みや苦痛を我慢することで,「肩に力が入った状態」が長時間持続した場合にも肩こりを生じる. また, 姿勢不良でも肩こりを来しうる. 頭部を前屈した姿勢で長時間のデスクワークを行うと, 後頸部の筋には重力に抗する収縮により持続的な負荷がかかり, 肩こりの原因になる. バイオリンなど左右非対称な姿勢を強いられる楽器では, 頸部, 肩甲帯, 背部の筋に不自然な負荷がかかるため, 肩こりを起こす可能性が高い. 神経変性疾患で頭頸部に不随意運動や筋の強剛がみられる場合にも, 筋の過剰収縮により肩こりを生じうる. 逆に, 頸部・肩甲帯の筋力低下がある場合, 頭部を支えるために筋力に不相応な負荷がかかり, 相対的な過剰使用の結果として肩こりを生じうる. 筋萎縮性側索硬化症では, とき

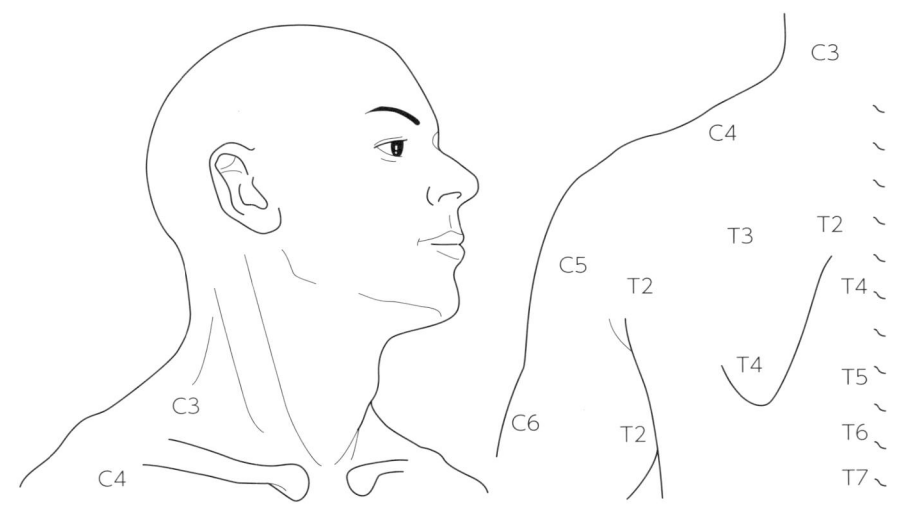

図1 後頸部・肩甲帯・上背部の皮節（デルマトーム）
C3：第3頸神経，T2：第2胸神経を示す（他も同様）。
過去に報告された図式には相違点が多い。神経支配の重なりが大きく，また，変異も大きいためである。
(Lee MW, McPhee RW, Stringer MD. An evidence-based approach to human dermatomes. Clin Anat 2008；21：363-73 に基づいて作図)

に著しい肩こりを訴える。

逆に，過度の安静も肩こりの原因となる。筋内の（特に静脈）血流は，ある程度は筋収縮によるポンプ作用で維持される。筋活動低下ではうっ血し，発痛物質が局所に蓄積すると考えられる。

また，関連痛で説明できる肩こりが少なくない。関連痛とは，疾患の存在部位以外の領域に出現する痛みである。感覚入力の支配レベルが同じであることから生じると考えられる。内臓痛が特定の皮節の痛みとして自覚される場合がよく知られているが，筋緊張亢進や末梢神経由来の痛みが関連痛を起こすことがある。

後頸部，肩甲帯，上背部の皮膚の感覚支配はおおむね図1と考えられる[1]。なお，骨膜，関節や筋に分布する侵害受容線維の支配レベルは必ずしも明らかでない。また，同部位の筋の運動神経支配はおおむね表2と考えられ[2]，これらの筋の過剰収縮が生じた場合には肩こりが発生しうる。関連痛による肩こりを考慮すると，運動または感覚を頸髄～上位胸髄の神経が支配する部位の病態では，その局在が後頸部，肩甲帯，上背部になくても，すべて肩こりを発症し

うることになる。

2 肩こりを来す神経疾患

本項では，肩こりを来す疾患を網羅するのではなく，注意すべきいくつかの疾患について概説する。

1）緊張型頭痛

緊張型頭痛（tension-type headache）では，肩こりは主訴の一部であるが，後頸部や肩の筋緊張が亢進している例は一部のみである。うつ状態で生じる肩こりも，心因性の要素とともに，緊張型頭痛と同様の機序が関与すると思われる。詳細は次章に譲る。なお，片頭痛の前駆期にも肩こりが多い。

2）なで肩症候群

典型的には，頸椎単純写真側面像で第2胸椎の椎体が一部またはすべて見える場合に，なで肩症候群（droopy shoulder syndrome）と診断できる[3]。上肢の重みによる肩甲帯の牽引と，

表2 後頸部・肩甲帯・上背部の筋の支配レベル

	C1	C2	C3	C4	C5	C6	C7	C8	T1
後頸部伸筋群									
後頭下筋群									
頭板状筋									
頭半棘筋									
頸半棘筋									
胸鎖乳突筋									
僧帽筋									
肩甲挙筋									
前・中・後斜角筋									
三角筋									
大・小菱形筋									
棘上筋									
棘下筋									
肩甲下筋									
前鋸筋									
大円筋									
小円筋									
広背筋									

おおむね，黒に近いほどそのレベルの関与が大きいと考えられる。
C1：第1頸神経，T1：第1胸神経を示す（他も同様）。
(Kendall FP, McCreary EK, Provance PG. Muscles：Testing and function. 4th ed. Baltimore：William & Wilkins：1993 を参照して作図し，さらに知見を追加した)

これを支えるための持続性筋収縮とが，肩こりの原因になる。腕神経叢が牽引されるため，神経痛性の機序も関与すると考えられる。

3）筋膜性疼痛症候群

筋膜性疼痛症候群（筋筋膜痛症候群，myofascial pain syndrome）は，筋痛を主訴とする症候群である。トリガーポイント（trigger point）の存在を特徴とする。トリガーポイントとは，圧迫すると放散痛を生じる圧痛点である。患者はしばしば，飛び上がるほどの痛みを自覚する（jump sign）。また，同部またはその近傍に硬い筋束（taut band）を触れることが多い。頸部・肩部・上背部が典型的な罹患部位であり，肩こりを訴える可能性が高い。

4）線維筋痛症

線維筋痛症（fibromyalgia）は，はっきりした検査異常を呈さない不定な関節・筋肉痛を主体とする全身性の症候群であり，多発性の筋・骨格痛，疲労感，睡眠障害を主徴とする。また，うつ状態をしばしば合併する。かつて慢性疲労症候群といわれた病態を含み，免疫異常の関連が示唆されるが，原因は明らかでない。軽症症例を含めると，まれな疾患ではないが，過小評価されている。

圧痛が全身の各所に認められる（tender point）。これらは，筋膜性疼痛症候群と異な

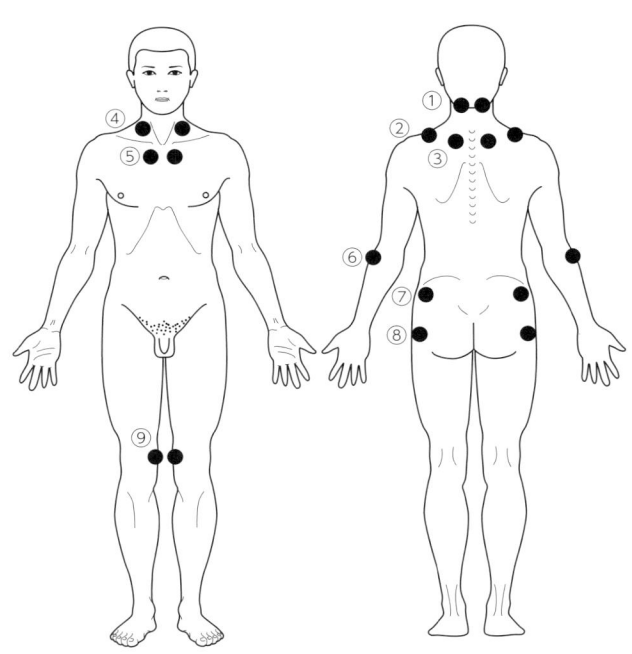

①後頭部：後頭下筋付着部
②僧帽筋：上縁中央部
③棘上筋：筋起始部，肩甲棘内側縁近傍の上方
④下部頸椎：第5〜7頸椎横突起間の間隙前面
⑤第2肋骨：第2肋軟骨・胸骨付着部の上面外側部
⑥上腕骨外側上顆：外側上顆の2cm遠位部
⑦殿部：外側上部1/4（筋の前方襞より後方）
⑧大腿骨大転子：大転子の隆起部後方
⑨膝：関節線より近位部の内側脂肪パッド

図2　線維筋痛症の圧痛点

検者の指で約4kgの圧をかけたときに「少し痛い」以上の痛みがあれば圧痛点（tender point）とする。線維筋痛症では，次の9カ所×両側（計18カ所）のうち11カ所以上に圧痛が認められる（診断基準としてはほかにも条件がある）。
(Wolfe F, Smythe HA, Yunus MB, et al. The American College of Rheumatology 1990 Criteria for the Classification of Fibromyalgia. Report of the Multicenter Criteria Committee. Arthritis Rheum 1990；33：160-72を参照して作図)

り，トリガーポイントである必要はない。診断に用いる18カ所の圧痛点（図2）[4]のうち，頸部・肩部が10カ所を占めることからも，肩こりとの関連は強いと考えられる。

5）頸部ジストニア

本邦では従来，痙性斜頸（spasmodic torticollis）として知られる。ジストニア（dystonia）とは，「持続的な筋収縮を呈する症候群であり，しばしば捻転性・反復性の運動，または異常な姿勢を来す」[5]と定義される運動異常症であり，大脳基底核などの運動制御系の障害である。頸部ジストニア（cervical dystonia）の鑑別診断には表3のような病態が挙げられ，これらも肩こりを来しうる。

頸部ジストニアの中核症状は頭位偏倚であるが，痛みを伴う頻度は高く，表4のように43〜91％に及ぶ[6]。痛みの部位は前頭部43％，頭頂部53.5％，側頭部68％，後頭部61％，頸部71％，肩18％，頭部外周11％，下顎部50％であった[7]。斜頸に関わる筋と異なる部位に生じる痛みは，関連痛であろうと思われる[8]。痛みは偏倚と同側が多いが，対側にもしばしばみられ，その性質もさまざまである。

頸部ジストニアの治療は，ボツリヌス毒素療法が第一選択である。このことから，一部の肩こりを頸部ジストニアとみなし，ボツリヌス毒素療法を行う立場がある。ここで問題となるのは，偏倚を認めず，痛みのみを呈する頸部ジストニアが存在するか否か，という点である。頸部ジストニア以外による頸部痛では，ボツリヌス毒素療法の効果が十分とはいえないからである[9]。

頸部ジストニアには，偏倚が明らかでなく，頭部の随意運動障害もないにもかかわらず，痛みのみを呈する状態が，特に治療が成功した後に認められる場合がある。したがって，痛みのみを呈する患者であっても，頸部ジストニアを

想定することは誤りでない。しかし，肩こりのみを訴える患者を，安易に頸部ジストニアと診断すべきではない。ジストニアの特徴である，定型性，動作特異性，感覚トリック，オーバーフロー現象，早朝効果，フリップフロップ現象，共収縮，陰性ジストニアなどをいくつか確認することが必要と考える（表5)[10]。

なお，頸部ジストニアには，頸椎症による根性痛，筋膜性疼痛症候群，線維筋痛症，緊張型頭痛，抑うつ性頭痛などを合併することがある。痛みの範囲が広い場合や，ボツリヌス毒素療法が痛みの軽減に無効である場合には，これらを考慮すべきである。また，本症に対する選択的末梢神経遮断術後に，強度の肩こりを自覚する症例がある。感覚神経・自律神経への侵襲が避けられないためと考えられるが，技術の向上により頻度は減少している。

6）歯ぎしり，咬筋ジストニア

歯ぎしり（bruxism）は睡眠障害に分類される。歯を食いしばる運動が睡眠中に生じるため，しばしば起床時に顎関節の痛み，頭痛，肩こりを訴える。口・下顎ジストニア（oromandibular dystonia）のうち，特に咬筋ジストニア（jaw closing dystonia）では，日中，不随意に歯を食いしばるため，頭頸部筋に慢性の緊張亢進を生じ，多くの患者が肩こりを訴える。

7）頸椎症

頸椎症による神経根障害は，肩こりの原因となる。これとは別に頸原性頭痛（cervicogenic headache）という用語があるが，頸椎症で，頸椎，椎間関節，または椎間板由来の慢性疼痛を生じるとの説に，筆者は疑問を持っている。無自覚の頸椎症は，高齢者ではありふれた事象であるからである。

8）強直性脊椎炎，脊椎硬直症候群

強直性脊椎炎（ankylosing spondylitis）と

表3　頸部ジストニアの鑑別診断

非ジストニア性斜頸
　筋性斜頸
　外傷性斜頸
　骨・関節性斜頸
　姿勢不良
　眼性斜頸
　前庭性斜頸
　てんかん発作
　心因性斜頸
二次性斜頸
　薬物性
　その他の原因疾患による斜頸

代表的な病態のみを挙げた。

表4　頸部ジストニアにおける疼痛の頻度

著者	年	患者数	疼痛を有する割合（％）	掲載誌（略称）
Tsui	1986	19	84	Lancet
Gelb	1989	20	80	Neurology
Blackie	1990	19	84	JNNP
Blackie	1990	50	78	JNNP
Jankovic	1990	205	43	Neurology
Greene	1990	55	69	Neurology
Chan	1991	266	75	Mov Disord
Lorentz	1991	23	83	Mov Disord
目崎	1995	63	63	脳神経
目崎	1995	51	65	脳神経
Kutovonen	1997	39	67	Pain
Tarsy	1999	35	91	Mov Disord
Hauser	2000	214	79	Mov Disord

（目崎高広，梶　龍兒．ジストニアとボツリヌス治療．改訂第2版．東京：診断と治療社；2005より一部改変引用）

は，脊椎と仙腸関節とを中心に関節辺縁の骨炎を来し，骨強直を呈する疾患である．腰痛，背部痛，坐骨神経痛を特徴とし，進行症例では竹様脊柱（bamboo spine）を呈する．頸椎の強直では，頭部の可動域制限とともに斜頸や肩こりを呈する可能性がある．なお，大動脈弁閉鎖不全症を合併することがある．リウマチ関連疾患であるが，リウマトイド因子は陰性である．

脊椎硬直症候群（rigid spine syndrome）は筋ジストロフィー症に含まれる．幼小児期に発症し，脊椎可動域制限，四肢関節拘縮，体幹や四肢近位筋の筋力低下を呈する．可動域制限と筋力低下とにより，肩こりを呈しうる．

9）重症筋無力症，ミオパチー

重症筋無力症では筋の易疲労性を認める．全身型では，午後に強くなる肩こりを呈する可能性がある．ほとんどの症例で眼瞼下垂や外眼筋麻痺など，眼周囲筋の麻痺・易疲労性を伴うが，例外もある．

種々のミオパチーでは，通常，近位優位の筋力低下を呈する．頭部や上肢を支持する筋群の筋力低下により，肩こりを来す可能性がある．

10）末梢神経障害

末梢神経の圧迫，牽引，虚血，炎症，脱髄などにより，神経原性の異常感覚を来し，肩こりの原因になる可能性がある．神経根を侵す疾患には，頸椎症のほか，ギラン・バレー症候群（Guillain-Barré syndrome）や慢性炎症性脱髄性多発ニューロパチー（chronic inflammatory demyelinating polyneuropathy：CIDP）などがある．これらの疾患では，頭部の運動によって根性痛を生じる可能性がある．髄膜炎などの炎症性疾患でも後根の被刺激性が増し，臥位で頭部を前屈すると項部筋に反射性・防御性収縮を生じる（項部硬直，nuchal stiffness）．また，中枢性脱髄性疾患である多発性硬化症でも，脊髄後角に脱髄が及ぶと，根性痛と同様の痛みを生じる．これらは頭痛や項部のつっぱり感などとして，すなわち肩こりとして表現される可能性がある．

表5　ジストニアの臨床特徴

定型性
　ジストニアの異常姿勢または運動パターンが，程度の差はあっても患者ごとに一定であり，変転しないという特徴
動作特異性
　特定の動作や環境によってジストニアの症候が出現したり，増悪したりする現象
感覚トリック
　特定の感覚刺激によってジストニアが軽快（または増悪）するとき，その行為または現象
オーバーフロー現象
　ある動作の際に，その動作に不必要な筋が不随意に収縮してジストニアを呈する現象
早朝効果
　起床時に症状が軽いという現象
フリップフロップ現象
　ジストニアの症候が，なんらかのきっかけで（あるいは一見誘因なく）急に増悪あるいは軽快する現象
共収縮
　互いに拮抗関係にある筋が同時に収縮する現象
陰性ジストニア
　意図する運動に必要な筋が十分に駆動されない現象

胸郭出口症候群では，腕神経叢の圧迫や牽引，虚血により，肩こりを訴える頻度が高い．また手根管症候群では，肘や肩の痛み，あるいは肩こりを自覚する症例が少なくない．関連痛であろうと思われる．頸部の手術後に肩こりを自覚する症例では，感覚神経への侵襲のほか，自律神経障害による末梢循環不全なども関与すると考えられる．複合性局所疼痛症候群（complex regional pain syndrome：CRPS）では，交感神経活動の亢進・温痛覚の異常な過敏性に加えて，多くは不安や抑うつを合併し，しばしば高度の肩こりを訴える．

11）脳血管障害，頭部外傷後遺症

脳梗塞，脳出血，くも膜下出血の前駆症状として肩こりを自覚することがある．くも膜下出血の前駆症状として，より小さい出血による警告頭痛が約20％にみられ，75％が2週間以内に出血によって入院していたとする報告[11]がある．Leblanc[12]の検討でも，脳動脈瘤の破裂

前に，87例中34例で小出血を認めた。症状は限局性の突発性頭痛であり，典型症例では通常の肩こりと異なるが，軽症時には肩こりと表現される可能性がある。この場合，通常の肩こりとの区別は困難であると思われる。

また，脳血管障害後に後遺症として，あるいは頭部外傷後遺症として，肩こりを自覚することは多い。

12）頭蓋内圧の変化

脳腫瘍では，肩こりや鈍い頭痛を唯一の症状とする可能性がある。その機序は，痛覚感受性組織の偏位，ねじれ，または牽引と考えられる。頭蓋内圧と頭痛の発生頻度とは必ずしも関連しないが，頭蓋内圧亢進による症状である場合，早朝に強く，また臥位で増強することが多い。

脳脊髄液減少症（cerebrospinal fluid hypovolemia）は，くも膜下腔からの髄液漏出によって脳脊髄液が減少する病態とされる。多くの症例で髄液圧は正常である。また，同様の機序あるいは脳室ドレナージなどで低髄液圧症候群（intracranial hypotension）が生じる。いずれの場合も頭痛を生じる。通常，立位で増強し，臥位で軽減する。肩こりとして表現される可能性がある。

❸ 神経内科における肩こりの診断

神経内科に他科の疾患をもつ患者が訪れる可能性は小さくないが，本項では神経疾患に限定して論じる。通常の診察と同様，問診で暫定診断を行い，診察でこれを補強または修正し，確認または鑑別診断のために検査を行う。肩こりは非特異的症状であるため，これのみで診断に至ることはまずない。通常は，ほかの症候を診断の手がかりとする。

問診では，いつから（発症時期，when），何をきっかけに（誘発因子，why），肩こり以外の症状を含めた何が（what），どこに（分布，where），どのような経緯で（急性か慢性か，how）生じてきたかを聞き出す。また，職歴や運動歴，頭頸部の外傷歴や手術歴，家族歴などを聴取する。なお，患者本人の症状である（who）ことを無条件の前提とすべきではない。話をよく聞いていると実は他人の症状であったという経験が，筆者には何度かある。

「肩こり」については，部位とともに，症状を具体的に表現するとどのように形容できるのかを問診する。肩こりを誘発する姿勢や運動，日内変動の有無も確認する。全身倦怠感との区別も必要である。また，皮疹や体表面の炎症，外傷による痛みを「肩こり」と表現している可能性がある。症状を訴える部位を，肉眼で観察すべきである。

【引用文献】

1. Lee MW, McPhee RW, Stringer MD. An evidence-based approach to human dermatomes. Clin Anat 2008 ; 21 : 363-73.
2. Kendall FP, McCreary EK, Provance PG. Muscles : Testing and function. 4th ed. Baltimore : Williams & Wilkins ; 1993.
3. Clein LJ. The droopy shoulder syndrome. Can Med Assoc J 1976 ; 114 : 343-4.
4. Wolfe F, Smythe HA, Yunus MB, et al. The American College of Rheumatology 1990 criteria for the classification of fibromyalgia. Report of the multicenter criteria committee. Arthritis Rheum 1990 ; 33 : 160-72.
5. Fahn S, Marsden CD, Calne DB. Classification and investigation of dystonia. In : Marsden CD, Fahn S, editors. Movement Disorders 2. London : Butterworths ; 1987. p.332-58.
6. 目崎高広，梶 龍兒．ジストニアとボツリヌス治療．改訂第2版．東京：診断と治療社；2005.
7. Galvez-Jimenez N, Lampuri C, Patiño-Picirrillo R, Hargreave MJ, Hanson MR. Dystonia and headaches : Clinical features and response to botulinum toxin therapy. Adv Neurol 2004 ; 94 : 321-8.
8. Simons DG. Travell & Simons' myofascial pain and dysfunction : The trigger point manual. Vol. 1. Upper half of body, 2nd ed. Philadelphia : Lippincott Williams & Wilkins ; 1999.
9. Langevin P, Lowcock J, Weber J, et al. Botulinum toxin intramuscular injections for neck pain : A systematic review and metaanalysis.

J Rheumatol 2011；38：203-14.
10. 目崎高広. ジストニアの病態と治療. 臨床神経 2011；51：465-70.
11. Jakobsson KE, Säveland H, Hillman J, Edner G, Zygmunt S, Brandt L, et al. Warning leak and management outcome in aneurysmal subarachnoid hemorrhage. J Neurosurg 1996；85：995-9.
12. Leblanc R. The minor leak preceding subarachnoid hemorrhage. J Neurosurg 1987；66：35-9.

［目崎　高広］

4 頭痛と関連する肩こり

はじめに

　肩こりと頭痛が深く関係していることは，誰もが知っていることだが，同時に多くの誤解や誤った知識も流布している．肩こりのある頭痛＝緊張型頭痛（筋収縮性頭痛，筋緊張性頭痛）の図式は，誤った知識のなかでももっとも困ったものである．また，肩こりをshoulder stiffness（tightness）と英訳すると，これは，肩関節部のこわばりを意味するが，頭痛に関連した英語文献では，neck pain，neck discomfortと記載される症状が「肩こり」に近いので注意を要する[1]．

　脳腫瘍やくも膜下出血など，頭痛の原因となる器質疾患がないのに起こる頭痛を一次性頭痛という．片頭痛（migraine），緊張型頭痛（tension-type headache），群発頭痛（cluster headache）が代表的である．肩こりは緊張型頭痛の特徴と誤解している医師や患者が多いが，肩こりは，片頭痛，緊張型頭痛，群発頭痛のいずれにも伴う症状である．

　重要な随伴症状であるが，肩こりの有無は鑑別診断の助けにはならないことを銘記しておく必要がある[2]．

　頭痛の診断は，国際頭痛分類第2版（the international classification of headache disorders；2nd edition：IHCD-Ⅱ）[3]によって行う．1988年に，国際頭痛学会が頭痛分類と操作的診断基準を提案し，広く検証が行われた．2004年に第2版が作成され，現在ゴールドスタンダードとして使用される分類と診断基準である．片頭痛，緊張型頭痛，群発頭痛の診断基準については，初版と大きな変更はなされなかった．国際頭痛分類の大項目を**表1**に示した．

表1　国際頭痛分類第2版（IHCD-Ⅱ）の大分類

第1部：一次性頭痛
　1．片頭痛
　2．緊張型頭痛
　3．群発頭痛およびその他の三叉神経・自律神経性頭痛
　4．その他の一次性頭痛
第2部：二次性頭痛
　5．頭頸部外傷による頭痛
　6．頭頸部血管障害による頭痛
　7．非血管性頭蓋内疾患による頭痛
　8．物質またはその離脱による頭痛
　9．感染による頭痛
　10．ホメオスターシスの障害による頭痛
　11．頭蓋骨，頸，眼，耳，鼻，副鼻腔，歯，口あるいはその他の顔面・頭蓋の構成組織の障害に起因する頭痛あるいは顔面痛
　12．精神疾患による頭痛
第3部：頭部神経痛，中枢性・一次性顔面痛およびその他の頭痛
　13．頭部神経痛および中枢性顔面痛
　14．その他の頭痛，頭部神経痛，中枢性あるいは原発性顔面痛

（国際疼痛学会・国際頭痛分類普及委員会訳．国際頭痛分類．第2版．新訂増補日本語版．東京：医学書院；2007より引用）

表2　片頭痛の分類（ICHD-Ⅱ）

1．片頭痛（migraine）
　1.1　前兆のない片頭痛（migraine without aura）
　1.2　前兆のある片頭痛（migraine with aura）
　　1.2.1　典型的前兆に片頭痛を伴うもの
　　1.2.2　典型的前兆に非片頭痛様の頭痛を伴うもの
　　1.2.3　典型的前兆のみで頭痛を伴わないもの
　　1.2.4　家族性片麻痺性片頭痛
　　1.2.5　孤発性片麻痺性片頭痛
　　1.2.6　脳底型片頭痛
　1.3　小児周期性症候群（片頭痛に移行することが多いもの）
　　1.3.1　周期性嘔吐症
　　1.3.2　腹部片頭痛
　　1.3.3　小児良性発作性めまい
　1.4　網膜片頭痛
　1.5　片頭痛の合併症
　　1.5.1　慢性片頭痛
　　1.5.2　片頭痛発作重積
　　1.5.3　遷延性前兆で脳梗塞を伴わないもの
　　1.5.4　片頭痛性脳梗塞
　　1.5.5　片頭痛により誘発される痙攣
　1.6　片頭痛の疑い
　　1.6.1　前兆のない片頭痛の疑い
　　1.6.2　前兆のある片頭痛の疑い
　　1.6.5　慢性片頭痛の疑い

（国際疼痛学会・国際頭痛分類普及委員会訳．国際頭痛分類．第2版．新訂増補日本語版．東京：医学書院；2007より引用）

❶ 片頭痛

　閃輝暗点があり，その後，頭部の片側に激しい拍動痛が起こるという古典的な片頭痛のイメージは現在でも誤りではないが，このイメージにとらわれすぎると片頭痛を正しく診断できない。両側性の頭痛の「片頭痛」もあるし，前兆（閃輝暗点）のない片頭痛もある。さらに，非拍動性の片頭痛もある。肩こり，頸部痛は片頭痛でしばしばみられる症状である。症候群としての片頭痛の重要なポイントは，支障度の高い頭痛で，悪心・嘔吐などの消化器症状（自律神経症状）があり，音過敏や光過敏，臭過敏など脳の過敏性を反映する症状を伴うことである[3]。

　片頭痛は，前兆のある片頭痛と前兆のない片頭痛に大別される。表2に片頭痛の分類を示した。片頭痛の前兆は閃輝暗点のほか，感覚障害や失語性言語障害，運動麻痺など，大脳皮質あるいは脳幹に由来する完全可逆性の神経徴候と定義されている。複視や運動失調，両側性感覚障害など，脳幹あるいは両側大脳半球に由来する神経徴候を前兆として伴う場合は脳底型片頭痛とする。

　片頭痛発作が起こる前に出現する漠然とした気分の変化や悪心，羞明などは前兆と区別して予兆とする。肩こり，頸部痛が予兆として出現する患者も少なくない。肩こり，頸部痛が予兆として出現するメカニズムは，三叉神経が活性化された際に，三叉神経頸髄複合体により，上位頸髄神経領域に痛みや筋収縮，違和感が出現するためと考えられる（詳細は後述）。一方，長時間の同一姿勢や，細かな作業，長時間のパーソナルコンピュータ使用など，肩こりを引き起こすような状況の後に，肩こり，頸部痛が出現し，片頭痛発作が誘発されることもある[4]。片頭痛の予兆として肩こりが出現するケースで

表 3　片頭痛の診断基準（ICHD-Ⅱより抜粋）

1.1　「前兆のない片頭痛」
　診断基準：
　A．B〜D を満たす頭痛発作が 5 回以上ある
　B．頭痛の持続時間は 4〜72 時間（未治療もしくは治療が無効の場合）
　C．頭痛は以下の特徴の少なくとも 2 項目を満たす
　　1．片側性
　　2．拍動性
　　3．中等〜重度の頭痛
　　4．日常的な動作（歩行や階段昇降など）により頭痛が増悪する，あるいは頭痛のために日常的な動作を避ける
　D．頭痛発作中に少なくとも以下の 1 項目を満たす
　　1．悪心または嘔吐（あるいはその両方）
　　2．光過敏および音過敏
　E．その他の疾患によらない

1.2.1　典型的前兆に片頭痛を伴うもの
　診断基準：
　A．B〜D を満たす頭痛発作が 2 回以上ある
　B．少なくとも以下の 1 項目を満たす前兆があるが，運動麻痺（脱力）は伴わない
　　1．陽性徴候（例えばきらきらした光・点・線）および・または陰性徴候（視覚消失）を含む完全可逆性の視覚症状
　　2．陽性徴候（チクチク感）および・または陰性徴候（感覚鈍麻）を含む完全可逆性の感覚症状
　　3．完全可逆性の失語性言語障害
　C．少なくとも以下の 2 項目を満たす
　　1．同名性の視覚症状または片側性の感覚症状（あるいはその両方）
　　2．少なくとも 1 つの前兆は 5 分以上かけて徐々に進展するかおよび・または異なる複数の前兆が引き続き 5 分以上かけて進展する
　　3．それぞれの前兆の持続時間は 5 分以上 60 分以内
　D．1.1「前兆のない片頭痛」の診断基準 B〜D を満たす頭痛が，前兆の出現中もしくは前兆後 60 分以内に生じる
　E．その他の疾患によらない

（国際疼痛学会・国際頭痛分類普及委員会訳．国際頭痛分類．第 2 版．新訂増補日本語版．東京：医学書院；2007 より引用）

は，すでに片頭痛のプロセスが始まっているため，肩こりの治療や予防は片頭痛の進展防止にはあまり意味がなく，片頭痛発作として治療すべきである．一方，肩こりが誘因となっているケースでは，肩こりの解消，治療が片頭痛予防に一定の役割を果たすので，区別することが肝要である．

片頭痛発作の頭痛は 4〜72 時間続く．片側性，拍動性が特徴であるが，約 40％の片頭痛患者は両側性頭痛を経験し，約半数の患者は非拍動性の頭痛を経験している．頭痛発作により，日常生活になんらかの支障が起こり，階段の昇降など日常的な動作により頭痛が増強する．随伴症状として，悪心・嘔吐，光過敏，音過敏のほか，脱力感，めまい感，肩こりを伴う患者も多い．主要な片頭痛の診断基準を表 3 に示した．

Blau 博士[5]の示した片頭痛発作の経過を図 1 に示した．片頭痛発作は，治療の有無にかかわらず一定時間ののち自然に解決し，正常な状態に回復する．回復期には激しい拍動痛は消失し，頭重感がある症例が多い．この時期に肩や頚部，頭部のこりを自覚する者も多い．

片頭痛のメカニズムに関して，脳血管が収縮し後頭葉に虚血が起こり閃輝暗点が出現し，反応性に血管が拡張して拍動性の頭痛が起こるとする血管説は，片頭痛のメカニズムのごく一部を説明しうるのみですでに過去のものである．現在では，閃輝暗点など片頭痛前兆は皮質拡延

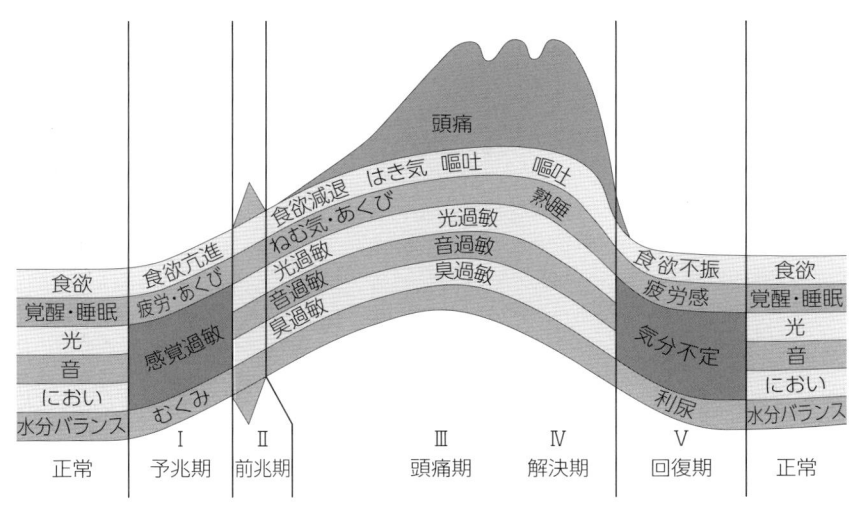

図1 片頭痛発作の症状と経過

片頭痛は，頭痛とさまざまな随伴症状が反復性に起こる疾患である。予兆や前兆を伴う場合がある。

(Blau JN. Migraine：Theories of pathogenesis. Lancet 1992：339：1202-7 より作図)

抑制（cortical spreading depression：CSD）がその本態であり，頭痛は，脳硬膜における三叉神経血管系の神経原性炎症が中心的病態であると考えられている（三叉神経血管説）[6]。三叉神経血管系の炎症には，カルシトニン遺伝子関連ペプチド（CGRP）やサブスタンスPの関与が重視されている。

三叉神経血管系と頸髄神経は頸髄の三叉神経尾側亜核で，連絡があり共通の第2ニューロンの経路をとることから，三叉神経の活性化，感作により，C2，C3領域の違和感や痛みが出現すると考えられている（図2）[7]。

片頭痛の治療に用いる薬物としては，頭痛発作急性期には非ステロイド性抗炎症薬（non-steroidal anti-inflammatory drugs：NSAIDs）のほか，特異的治療薬として，セロトニン（5-hydroxytryptamine：5-HT）アナログのトリプタン系薬物が使用される。スマトリプタン，ゾルミトリプタン，エレトリプタン，リザトリプタン，ナラトリプタンなどがあり，いずれも $5\text{-HT}_{1B/1D}$ 受容体作動薬である。5-HT_{1B} 受容体刺激により，過敏になった末梢三叉神経を鎮静し，5-HT_{1D} 受容体刺激により，炎症やタンパク漏出により拡張した硬膜血管を正常なサイズに収縮させることにより片頭痛を頓挫させると理解されている[8]。片頭痛発作頻度が高い場合や，発作が重度で急性期治療薬のみでは十分な生活の質（quality of life：QOL）改善が得られない場合には予防療法を行う。抗てんかん薬であるバルプロ酸，β遮断薬のプロプラノロール，三環系抗うつ薬のアミトリプチリン，Ca拮抗薬のロメリジンなどが用いられる。予防薬の選択は，随伴症状や共存症にも配慮して行う[9]。肩こりを伴う片頭痛には，アミトリプチリンがよい選択である。筋弛緩薬やベンゾジアゼピンは，本邦で広く用いられているが，エビデンスは乏しい。チザニジンに関しては，片頭痛予防に有効であったとの報告[10]がある。ベンゾジアゼピンの長期連用は耐性や依存性の出現が問題となるので，避けるほうがよい。

肩こりや頸部痛が，片頭痛の予兆として出現する症例では，前述のとおり三叉神経の感作に由来する症候であり，末梢性筋弛緩よりも，中枢性に感作現象の抑制を期待して，上述のエビデンスのある片頭痛予防薬を選択する。

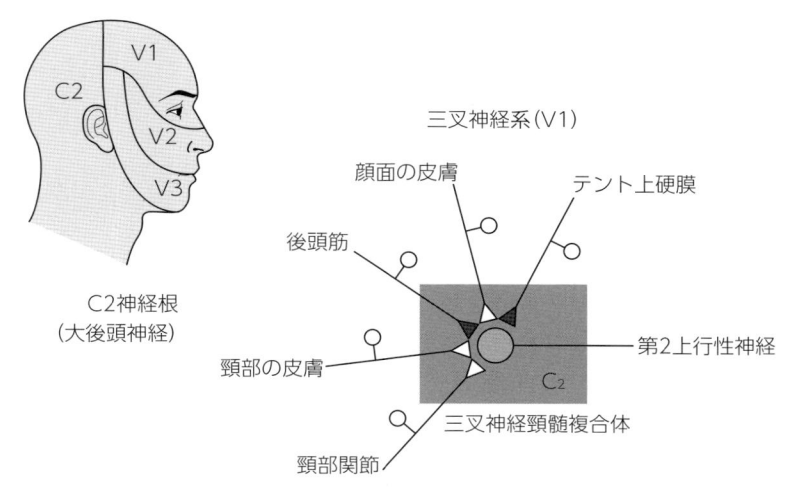

図2 三叉神経頸髄複合体のシェーマ

シェーマは，頸髄のC2のレベルで三叉神経系（硬膜，皮膚）と頸部（筋，関節，皮膚）の侵害受容性入力が同じ二次ニューロンを介していることを示す。
片頭痛の病態において，特に重要な後頭神経（greater occipital nerve：GON）と，脳硬膜由来の痛覚線維を四角の網かけで示している。この連絡が，三叉神経頸髄複合体であり，三叉神経の活性化，感作が後頭部痛や頸部痛を引き起こす解剖学的なメカニズムである。
(Bartsch T, Goadsby PJ. The trigeminocervical complex and migraine: Current concepts and synthesis. Curr Pain Headache Rep 2003；7：371-6より引用)

表4 反復性群発頭痛の診断基準（ICHD-Ⅱ）

2.2 頻発反復性緊張型頭痛
診断基準：
A．3カ月以上にわたり，平均して1カ月に1日以上，15日未満（年間12日以上180日未満）の頻度で発現する頭痛が10回以上あり，かつB～Dを満たす
B．頭痛は30分～7日間持続する
C．頭痛は以下の特徴の少なくとも2項目を満たす
　1．両側性
　2．性状は圧迫感または締め付け感（非拍動性）
　3．強さは軽～中等度
　4．歩行や階段の昇降のような日常的な動作により増悪しない
D．以下の両方を満たす
　1．悪心や嘔吐はない（食欲不振を伴うことはある）
　2．光過敏や音過敏はあってもどちらか一方のみ
E．その他の疾患によらない

(国際疼痛学会・国際頭痛分類普及委員会訳．国際頭痛分類．第2版．新訂増補日本語版．東京：医学書院；2007より引用)

❷ 緊張型頭痛

緊張型頭痛は，頭痛日数の頻度により，稀発反復性緊張型頭痛（平均1日/月未満），頻発反復性緊張型頭痛（平均1～15日/月），慢性緊張型頭痛（≧15日/月）に分類され，おのおの，頭蓋周囲の圧痛を伴うものと伴わないもののサブフォームに分類される。頻発反復性緊張型頭痛の診断基準を表4に示す。

以前，筋収縮性頭痛（muscle contraction headache：MCH）と記載されていたものは，頭蓋周囲の圧痛を伴う緊張型頭痛にほぼ該当する。筋電図検査を行うと，筋収縮が証明されるが，日常臨床では筋の圧痛を証明すれば十分である。

診断基準の各項目は，前兆のない片頭痛の診断基準の裏返しのようになっており，個々の発作が，前兆のない片頭痛と緊張型頭痛の診断基準の両方を満たすことはない。ただし，一人の患者が，前兆のない片頭痛の診断基準を満たす頭痛と，緊張型頭痛の診断基準を満たす頭痛の両方を持っていることは決して珍しくない。国際頭痛分類では，各頭痛患者について，すべてのタイプの頭痛を重要な順にすべて列記することとしている。

反復性緊張型頭痛は，生活上の精神的あるいは身体的ストレスに対する反応として出現するものである。一方，慢性緊張型頭痛は，脳の神経生物学的な異常を伴う頭痛性疾患で医学的介入が必要な疾病であるとされている[3]。病態については，未解明の点が多いが，疼痛制御系の機能異常が関与していると考えられている。

稀発反復性緊張型頭痛は病的意義は皆無で，医療機関を受診することもまれである。二次性頭痛を心配して受診した際には，適切に問診，神経学的診察，必要に応じ画像検査を実施し，二次性頭痛の否定ができれば十分である。頻発反復性緊張型頭痛は，必要に応じ，鎮痛薬，NSAIDsを使用する。肩こりなど，筋緊張が強い場合，比較的高頻度であれば，三環系抗うつ薬，アミトリプチリンを少量（5〜30 mg/日程度）投与すると奏効する。片頭痛の項でも述べたが，本邦でよく用いられる，筋弛緩薬，ベンゾジアゼピン系薬物はエビデンスが乏しい。エチゾラムに関しては，NSAIDsに併用して頓用ないし短期間の使用について有用性が示されている[11]。

慢性緊張型頭痛は通常鎮痛薬，NSAIDsは無効である。効果のない鎮痛薬を漫然と使用している患者が少なくなく，胃腸障害，肝障害，腎障害などの副作用や，薬物乱用頭痛への移行などの問題があり注意が必要である。

アミトリプチリンに代表される三環系抗うつ薬の低用量（10〜30 mg/日）が，国内外の頭痛診療ガイドラインで推奨されている。選択的セロトニン再取り込み阻害薬（selective serotonin reuptake inhibitors：SSRI），セロトニン・ノルアドレナリン再取り込み阻害薬（serotonin & norepinephrine reuptake inhibitors：SNRI）はエビデンスが不十分であるが，選択肢となりうる。

3 群発頭痛

眼窩周囲から前頭，側頭部の一側性の激しい頭痛発作が群発することが特徴である。眼充血，流涙，鼻汁漏，鼻閉，縮瞳など頭痛側の自律神経症状を伴う。3時間以内の頭痛発作が，連日，数週から数カ月にわたり群発することが特徴であるが，現在の診断基準では，群発することよりも，頭痛の性状，随伴症状が重視されている。1カ月以上頭痛がない期間を寛解期とする。寛解期をはさんで2回以上群発期があるものを反復性群発頭痛，寛解期が1年以上ないものを慢性群発頭痛とする。反復性群発頭痛の診断基準を表5に示す。片頭痛が頭痛のために動けなくなるのに対し，群発頭痛は痛みのあまりじっとしていられずに，動きまわったり，大声を出したり，落ち着きがなく興奮した様子になることも特徴である。

若年男子に多いが，最近は女性の群発頭痛患者も増加している。女性は，若年層と閉経後の二相性の発症ピークがある。頭痛発作は睡眠中，夜間，早朝に多いが日中にも起こりうる。成書にはあまり記載されていないが，群発頭痛に肩こり，頸部痛を伴う症例も少なくない。副交感神経系の過剰活性化により，激痛と自律神経症状が出現すると考えられている。未解明の点が多いが，病変の首座は視床下部にあるとする説が有力である。

個々の頭痛発作にはスマトリプタン皮下注射（自己注射），100％酸素吸入が有効である。

表5　群発頭痛の診断基準（ICHD-II）

3.1　群発頭痛
　診断基準：
　A．B～Dを満たす発作が5回以上ある
　B．未治療で一側性の重～きわめて重度の頭痛が，眼窩部，眼窩上部または側頭部のいずれか1つ以上の部位に，15～180分間持続する
　C．頭痛と同側に少なくとも以下の1項目を伴う
　　1．結膜充血または流涙（あるいはその両方）
　　2．鼻閉または鼻漏（あるいはその両方）
　　3．眼瞼浮腫
　　4．前頭部および顔面の発汗
　　5．縮瞳または眼瞼下垂（あるいはその両方）
　　6．落ち着きがない，あるいは興奮した様子
　D．発作頻度は1回/2日～8回/日である
　E．その他の疾患によらない

（国際疼痛学会・国際頭痛分類普及委員会訳．国際頭痛分類．第2版．新訂増補日本語版．東京：医学書院；2007より引用）

NSAIDsは無効で，経口トリプタンの効果は限定的である．発作期間中の予防療法には，ベラパミル，バルプロ酸が用いられる．発作頻度が高い症例では，短期間副腎皮質ステロイドも用いられる．

4　薬物乱用頭痛，慢性片頭痛

片頭痛や緊張型頭痛の患者が，急性期治療薬を過剰使用すると，疼痛閾値が低下し頭痛の頻度や程度が増悪することがある．元来頭痛を改善しようして使用している薬物が，かえって頭痛を悪化させているという点が重大な問題であるが，医療関係者の間でも，頭痛患者の間でも十分には認識されていない[12,13]．乱用薬物の中止により2カ月以内に頭痛が消失するか，元来の反復性の頭痛に戻る．薬物乱用頭痛（medication overuse headache）の診断基準を表6に示した．片頭痛発作は元来，エピソーディックに起こるものであるが，発作頻度が増加し，頭痛日数が15日/月以上，片頭痛日数が8日/月以上に及ぶもので，薬物乱用がないものを慢性片頭痛（choronic migraine）と定義している[14,15]．難治性の頭痛で，今後解決すべき重要な課題の一つである．薬物乱用頭痛，慢性片頭痛でも，しばしば慢性的な肩こりの訴えがある．

5　片頭痛と緊張型頭痛の関係

片頭痛の発作と緊張型頭痛の発作は，国際頭痛分類第2版の診断基準を用いれば明確に区別することができることはすでに述べた．また，一人の頭痛患者が片頭痛と緊張型頭痛の両方をもっていることが多いことも前述した．

10歳代で片頭痛を発症し，月に1回程度，半日～2日程度の頭痛発作を繰り返し，出産後に頭痛の回数が増えてきて，40歳代後半～50歳代より，慢性緊張型頭痛のような頭痛が主体になって，ときに嘔吐を伴うような頭痛に変容していく患者がいる．このようなケースは片頭痛＋慢性緊張型頭痛と診断するが，米国のSilberstein ら[16]が提唱した，変容片頭痛（tansformed migraine）に該当し，8日/月以上，片頭痛の基準を満たすかトリプタンなど片頭痛の特異的治療薬が奏効すれば慢性片頭痛と診断されるようになってきた[14]．この場合は，緊張型頭痛の診断基準を満たす頭痛発作も含めて慢性片頭痛としている．

また，若年から中年の片頭痛患者で，比較的発作頻度が高いケースでは，片頭痛と反復性緊

表6 慢性片頭痛，薬物乱用頭痛の診断基準（ICHD-Ⅱ，改訂版）

付録　A1.5.1　慢性片頭痛（appendix 1.5.1 chronic migraine）
診断基準
　A．頭痛（緊張型または片頭痛あるいはその両方）が月に15日以上の頻度で3カ月以上続く．
　B．1.1 前兆のない片頭痛の診断基準を満たす頭痛発作を少なくとも5回は経験している患者に起こった頭痛．
　C．少なくとも3カ月にわたり，次のC1またはC2あるいはその両方を満たす頭痛が月に8日以上ある．すなわち，前兆のない片頭痛の痛みの特徴と随伴症状がある．
　　1．以下のa～dのうちの少なくとも2つを満たす．
　　　（a）片側性
　　　（b）拍動性
　　　（c）痛みの程度は中程度または重度
　　　（d）日常的な動作（歩行や階段昇降など）により頭痛が増悪する，あるいは頭痛のために日常的な動作を避ける．
　　そして，以下のaまたはbの少なくとも一つ．
　　　（a）悪心または嘔吐（あるいはその両方）
　　　（b）光過敏および音過敏
　　2．上記C1の頭痛発作に進展することが推定される場合にトリプタンまたはエルゴタミン製剤による治療により頭痛が軽減する．
　D．薬物乱用が存在せず，かつほかの疾患によらない．
付録　A8.2　薬物乱用頭痛の診断基準（appendix 8.2 medication overuse headache diagnostic criteria）：
診断基準
　A．頭痛は1カ月に15日以上存在する．
　B．8.2のサブフォームで規定される1種類以上の急性期・対症的治療薬を3カ月を超えて定期的に乱用している
　　1．3カ月以上の期間，定期的に1カ月に10日以上エルゴタミン，トリプタン，オピオイド，または複合鎮痛薬を使用している．
　　2．単一成分の鎮痛薬，あるいは，単一では乱用には該当しないエルゴタミン，トリプタン，オピオイドのいずれかの組み合わせで合計月に15日以上の頻度で3カ月を超えて使用している．
　C．頭痛は薬物乱用により発現したか，著明に悪化している．

（国際疼痛学会・国際頭痛分類普及委員会訳．国際頭痛分類．第2版．新訂増補日本語版．東京：医学書院；2007より引用）

張型頭痛が混在して，患者自身も区別がつかないことがある．特に，早めにトリプタンで治療して効果があった発作は緊張型とすべきか，片頭痛とすべきか判然としないことがある．このような臨床的観察から，緊張型頭痛は片頭痛の軽症発作ではないかとの考えがある[17]．一次性頭痛の重症度モデル（headache severity model）と呼ばれる概念である（図3）．この考えに立てば，肩こり，頸部痛が軽症のパターンで，緊張型頭痛が軽～中等度であり，高度になれば片頭痛発作となるという理解が可能である[18]．そして，肩こりは，片頭痛と緊張型頭痛のもっとも軽い部分に位置づけられる症状であり，片頭痛と緊張型頭痛の鑑別点にはなりえないことは容易に理解できるであろう．ただしこの学説は，必ずしも広く受け入れられているわけではないことも付記しておく．

６　二次性頭痛に伴う肩こり

　二次性頭痛においても，肩こりが主要な症状として訴えられることがある．緊張型頭痛様の頭痛を来しうるすべての二次性頭痛で考慮する必要があるが，特に注意すべきものについて述べる．

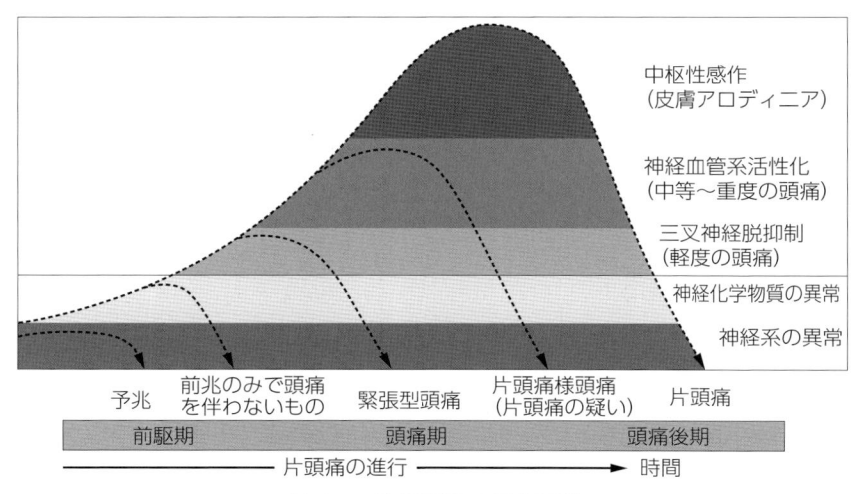

図3 一次性頭痛の収束仮説

緊張型頭痛は片頭痛の進行のプロセスの一つとして位置づけられる仮説で，緊張型頭痛は軽症の片頭痛であるとする考えである。少なくとも片頭痛を有する患者における緊張型頭痛の特徴や治療反応性は，この仮説でうまく説明できる。
(Cady RK. The convergence hypothesis. Headache 2007；47：S44-51 より引用)

表7 頸部疾患による頭痛の診断基準（ICHD-Ⅱより抜粋）

11.2.1 頸原性頭痛
　診断基準：
　A．頸部から生じる痛みが頭部または顔面部あるいはその両方の1カ所以上の領域に放散し，かつCおよびDを満たす
　B．頭痛の妥当な原因としての妥当性が知られているか，もしくは一般に認められている頸椎もしくは頸部軟部組織内の疾患あるいは病変の証拠が，臨床上，臨床検査上，または画像検査上のいずれか1つにみられる
　C．頸部疾患または病変による痛みの証拠があり，少なくとも以下の1項目を満たす
　　1．頸部内に痛みの原因となる臨床徴候が認められる
　　2．プラセボまたはその他の適宜な操作を用いて，頸部構造またはその神経支配を診断的に遮断すると頭痛が消失する
　D．原因疾患または病変の治療成功後，3カ月以内に痛みが消失する
11.2.3 頭頸部ジストニーによる頭痛
　診断基準：
　A．後頭部または頭部全体に放散する頸部の痙攣感，緊張，または痛みで，かつCおよびDを満たす
　B．筋肉活動の亢進による頸部または頭部の運動異常または姿勢異常
　C．筋肉活動の亢進による痛みであることを示す証拠が存在し，少なくとも以下の1項目を満たす
　　1．活動亢進状態の筋肉内に痛みの原因があることを示す臨床徴候が認められる（例えば，筋収縮，運動，同一姿勢の持続，あるいは外的圧力により痛みが誘発または増強される）
　　2．痛みと筋肉活動の亢進が同時に発生する
　D．原因疾患の治療成功後，3カ月以内に痛みが消失する

（国際疼痛学会・国際頭痛分類普及委員会訳．国際頭痛分類．第2版．新訂増補日本語版．東京：医学書院；2007より引用）

1）巨細胞性動脈炎（側頭動脈炎）

側頭動脈に起こる巨細胞性炎で頭痛を来す頻度が高い[19]。60歳以上の高齢者に新規に発症した頭痛では考慮を要す。診断，治療が遅れると失明に至る。顎跛行（食事中に噛めなくなり，頻回の休息を要する）や，一過性黒内障，リウマチ性多発筋痛症の合併は巨細胞性動脈炎を示唆する。血沈の促進，血小板数の増多も特徴的である。側頭動脈の生検により確定診断を行い，副腎皮質ステロイド薬を投与する。

2）椎骨動脈解離

頸部の急激な回旋などに伴い，椎骨動脈の解離が起こることがある。めまいや，脳幹，小脳症状を併発すれば診断は容易であるが，後頭部痛や後頭部の違和感のみのことがある。特に突発発症，一側性，椎骨動脈に沿った縦方向の痛み，違和感の場合は注意が必要である。椎骨動脈MRI，磁気共鳴血管造影法（MR angiography：MRA）でスクリーニングが可能で，疑わしければ三次元コンピュータ断層血管撮影法（3D-CTA）か，カテーテルによる血管撮影を考慮する。血管外壁を観察するbasiparallel anatomical scanning（BPAS）-MR撮影も有用である。解離から椎骨動脈瘤に進展しくも膜下出血を起こすことがあるので，経過を追う必要がある。

3）髄膜炎

発熱，項部硬直，髄膜刺激症状がみられる。初期は，発熱も項部硬直も目立たず，頭痛と項部，頸部の違和感が主体のことがある。頭部振盪による頭痛の増強（jolting headache）が鋭敏である[20]。疑わしければ，髄液検査を実施する。

4）頸原性頭痛

国際頭痛分類第2版で定義されている頸原性頭痛は，一般に用いられている頸性頭痛よりも狭い範囲に限定されており，頸部筋膜圧痛点に由来する頭痛は緊張型頭痛にコードされる[21]。診断基準を表7に示す。

5）頭頸部ジストニアによる頭痛

頭頸部のジストニアは，筋痛や頭痛を伴う場合がある（表7）。ジストニアが軽度の場合は，緊張型頭痛との鑑別が困難な場合もある。薬物療法，ボツリヌス毒素注射などによりジストニアの改善が得られて，頭痛が消失すれば診断は確定できる。

おわりに

肩こりはさまざまな頭痛に伴って出現する症状である。片頭痛では，予兆，随伴症状としてしばしばみられる症状である。肩こりがあれば緊張型頭痛という短絡的な診断は，多くの片頭痛患者の適正な治療機会を奪っているので，注意が必要であることを強調して結語とさせていただく。

【引用文献】

1. 岩田　誠．神経内科の文学散歩　夏目漱石の「門」肩凝り．Brain Medical 2006；18：295-8.
2. 竹島多賀夫，五十嵐久佳．片頭痛症状の訴え方　肩こりと頭痛の部位・性状．診断と治療 2004；92：1075-80.
3. 日本頭痛学会・国際頭痛分類普及委員会訳．国際頭痛分類第2版　新訂増補日本語版．東京：医学書院；2007.
4. Takeshima T, Ishizaki K, Fukuhara Y, et al. Population-based door-to-door survey of migraine in Japan：The Daisen study. Headache 2004；44：8-19.
5. Blau JN. Migraine：Theories of pathogenesis. Lancet 1992；339：1202-7.
6. 竹島多賀夫．片頭痛におけるcortical spreading depression（CSD）．日頭痛会誌 2011；38：50-6.
7. Bartsch T, Goadsby PJ. The trigeminocervical complex and migraine：Current concepts and synthesis. Curr Pain Headache Rep 2003；7：371-6.
8. Goadsby PJ, Lipton RB, Ferrari MD. Migraine：Current understanding and treatment. N Engl J Med 2002；346：257-70.
9. 日本頭痛学会編．慢性頭痛の診療ガイドライン．東

京：医学書院；2006.

10. Saper JR, Lake AE, Cantrell DT, et al. Chronic daily headache prophylaxis with tizanidine : A double-blind, placebo-controlled, multicenter outcome study. Headache 2002；42：470-82.

11. Hirata K, Tatsumoto M, Araki N, et al. Multicenter randomized control trial of etizolam plus NSAID combination for tension-type headache. Intern Med 2007；46：467-72.

12. 竹島多賀夫, 佐久間研司, 中島健二. 薬物乱用頭痛. 柳澤信夫, 篠原幸人, 岩田　誠, ほか編. AnnualReview 神経 2008. 東京：中外医学社；2008. p.50-65.

13. 竹島多賀夫. 薬物乱用頭痛, 慢性連日性頭痛（慢性片頭痛, 変容片頭痛, 慢性緊張型頭痛）. 鈴木則宏編. 頭痛診療ハンドブック. 東京：中外医学社；2009. p.200-24.

14. Olesen J, Bousser MG, Diener HC, et al. New appendix criteria open for a broader concept of chronic migraine. Cephalalgia 2006；26：742-6.

15. 竹島多賀夫, 間中信也, 五十嵐久佳, ほか. 慢性片頭痛と薬物乱用頭痛の付録診断基準の追加について. 日頭痛会誌 2007；34：192-3.

16. Silberstein SD, Lipton RB, Sliwinski M. Classification of daily and near-daily headaches : field trial of revised IHS criteria. Neurology 1996；47：871-5.

17. Cady RK. The convergence hypothesis. Headache 2007；47 Suppl 1：S44-S51.

18. 竹島多賀夫. 緊張型頭痛と片頭痛の関係：合併 vs 一元論. 坂井文彦編. 頭痛診療のコツと落とし穴. 東京：中山書店；2003. p.45-7.

19. 竹島多賀夫, 今村恵子, 楠見公義, ほか. 高齢者によくみられる頭痛と神経痛―その特徴と治療の要点：巨細胞性動脈炎（側頭動脈炎）. Geriatr Med 2007；45：855-9.

20. 竹島多賀夫, 佐久間研司, 中島健二. 脳炎・髄膜炎による頭痛. Mebio 2008；25：66-71.

21. 竹島多賀夫, 今村恵子, 中島健二. 頸部疾患による頭痛. 脊椎脊髄ジャーナル 2007；20：703-8.

〔竹島　多賀夫，菊井　祥二〕

5 循環器疾患による肩こり

はじめに

いわゆる「肩こり」のみが，循環器疾患の主訴となることは典型的ではないが，重要な愁訴の一つであることに相違ない。

平成22年の厚生労働省国民生活基礎調査[1]の性別にみた有訴者率において，肩こりは男性で2位，女性で1位を占めている。

矢吹ら[2]により，肩こりは「後頭部から肩および肩甲部にかけての筋肉の緊張を中心とする不快感，違和感，鈍痛などの症状・愁訴」と定義されている。

「肩こり」は，"shoulder stiffness"などと英訳されるが，本邦特有の漠然とした愁訴で，欧米には存在しないといわれている[3]。一方，飯島ら[4]が日米で比較調査した結果，米国にも「肩こり」は存在し，その部位は"neck"と表現されることが多いと述べている。また，細野[5]はノルウェーにおける"chronic neck pain"[6]と，日本における「肩こり」の性別・年齢別頻度が，類似傾向にあると報告している。さらに，「痛み」と"pain"の語意には違いがあるとする報告[7]もある。

本項の引用文献中には，循環器疾患の主訴として"neck pain"や"back pain"という表現があるが，これらは「肩こり」と完全に同一の概念ではないことに留意する必要がある。

本項では，日常診療において遭遇する機会の多い肩こりとの関連という観点から，循環器疾患の病因と病態，症状と所見，診断について述べる。

1 循環器疾患の診察と診断

1）問診

十分な問診により，鑑別診断が可能である循環器疾患は多い。このため，一定の手順に従って問診を行うことが効率的である。痛みの始まり方は，突然であるか，緩徐であるか，特定の部位なのか，広がりがあるのか，鋭いか，鈍いか，拍動性であるのか，労作時に生じやすいか，安静時に起こるかなどをポイントに問診する。

2）診察

循環器疾患では，激しい痛みを訴える場合もあり，全身状態やバイタルサインの迅速な掌握を要する。また，緊急性を要する疾患を疑った場合は，すぐに明らかな診断がつかずとも継続的・経時的に診療し，専門医にコンサルテーションすることが重要である。痛みの部位にとどまらず全身を診察し，病態全体を把握して，致死性循環器疾患の見逃しを避けるようにする。

3）検査

外来で行える心電図，血液検査，胸部単純X線写真，心臓超音波検査などにより診断に必要十分な情報が得られることもある。しかし，痛みの原因と考えられる検査所見が，ただちに得られない場合もあり，その際は経過を追い，必要に応じて再検査を施行することを念頭に置いておく。表1に循環器疾患との関連について，問診，診察，検査のポイントを示す。

2 高血圧

高血圧患者が，朝方の肩こりや後頭部の鈍痛

表1 循環器疾患の問診，診察，検査のポイント

問診	診察	検査
1. 始まり方	1. 全身状態	1. 心電図
2. 部位，放散痛	2. バイタルサイン	2. 胸部単純X線写真（2方向）
3. 性状	3. 視診	3. 血液・尿検査
4. 誘因	4. 聴診	4. 超音波検査
5. 持続時間，頻度，発生時間	5. 触診	5. CT検査
6. 随伴症状	6. 打診	6. MRI・MRA検査
7. 既往歴，家族歴，嗜好		7. 核医学検査
8. 硝酸薬の効果		8. 血管造影検査

(高橋敦彦，久代登志男，大久保具明ほか．整形外科的疾患以外による背部痛．骨・関節・靱帯 1997；10：987-91より改変引用)

（morning headache）を訴えることがある。Bulpittら[8]は，中年の健常者の15%，未治療の高血圧患者の31%，治療中の高血圧患者の15%にmorning headacheがみられるとしている。

肩こりや頭痛などによる疼痛時には，そのストレスに伴って，血圧が上昇していることが多い。日常診療において，高血圧による肩こりや頭痛に遭遇することはまれである。患者は有症状時の血圧が高いと不安を感じやすく，肩こりなどの自覚症状がある際は，家庭血圧の測定を避けるよう指導することが望ましい。

高血圧緊急症の主な症状は，頭痛，視力障害，神経系症状，悪心・嘔吐，胸・背部痛，心・呼吸器症状，乏尿，体重の変化など[9]であるが，肩こりを訴えることもある。高血圧緊急症では，眼底異常，タンパク尿，心拡大，病的心音などの標的臓器障害が存在し，肩こりや頭痛のために血圧が高い状態とは鑑別が可能である。

日本高血圧学会による診断基準[9]を**表2**に示す。診察室血圧については，安静坐位で血圧を複数回測定し，連続した測定値の差が5 mmHg未満となる2回の平均値を採用することとされているが，実際には行われていないことが多い。

❸ 低血圧

低血圧は，明らかな原因疾患を認めない本態性低血圧，原因疾患が明らかな二次性低血圧，

表2 異なる測定法による高血圧基準

	収縮期血圧 (mmHg)	拡張期血圧 (mmHg)
診察室血圧	140	90
家庭血圧	135	85
自由行動下血圧		
24時間	130	80
昼間	135	85
夜間	120	70

(日本高血圧学会高血圧治療ガイドライン作成委員会．血圧測定と臨床評価．日本高血圧学会高血圧治療ガイドライン作成委員会編．高血圧ガイドライン2009．東京：ライフサイエンス出版；2009．p.8-23より引用)

起立に伴い高度の血圧低下を来す起立性低血圧に分類される。

降圧薬，自律神経作用薬などの服薬状況，糖尿病，神経疾患，内分泌疾患などを示唆する症候の有無を確認する必要がある。また，問診が重要であり，自覚症状と時刻，食事，運動，入浴，飲酒，排尿・排便，急なストレスなどとの関連について確認する。

低血圧の症状には，各臓器の灌流低下に伴う機能不全による立ちくらみ，めまい，頭痛，失神などがある。筋肉の灌流低下症状として，肩こりや頸部痛を訴えることがある。しかし，若年女性に多い[10]本態性低血圧では，不定愁訴の一つとして，肩こり，頭痛を訴えることも多い。これらの鑑別として，肩こりが低血圧に伴うほかの自覚症状に随伴して起こっている場合は，

低血圧が関連している可能性がある。

　低血圧と関連している場合の対応として，立ちくらみを感じたらただちにしゃがみこむ，ゆっくり立ち上がる，立ち上がる際に下肢と腹部の筋肉を緊張させる，前かがみ姿勢で頭を下げて立ち上がり，その後ゆっくりと頭を上げる，口渇がなくとも1日2l以上の飲水をする，午前中にカフェイン（緑茶，コーヒー2杯分）を摂取する，ベッドで数分間坐ってから立ち上がる，弾性ストッキングを着用することなどが有効である[11]。

❹ 虚血性心疾患

1）狭心症

　狭心症の症状として狭心痛（胸痛）が知られているが，典型的には，絞扼感，圧迫感，胸部灼熱感など，その表現は多岐にわたる。痛みの部位は，（左）前胸部，胸骨後面などが多いが，心窩部や右前胸部などに起こることもある。頸，顎，頬，歯，後頭部，肩こり様に（左）肩や上肢，背中などに放散痛が起こることもあり，放散痛のみが自覚症状のことや，放散痛の方が目立つこともある。特に，女性[12]や高齢者[13]，糖尿病患者[14]などでは，胸痛が非定型的であったり，呼吸困難や全身倦怠感，食思不振などの非特異的な症状として現れることもある。

　狭心痛は内臓痛であるため，漠然とした範囲で起こることがほとんどであり，少なくとも握り拳よりも大きい範囲の広がりをもつ。労作に伴って20秒以上続くが，15分以上続くことはまれである。発作が15分以上続く場合は急性冠症候群，あるいは虚血性心疾患以外の疾患を考える。

　狭心症発作は，身体的労作，精神的ストレス，過飲過食，寒冷などによって誘発される。発作時は硝酸薬が有効であり，速やかに症状が改善，消失する。硝酸薬の舌下投与後も，発作が消失しない場合は急性冠症候群，あるいは虚血性心疾患以外を考える。

2）急性冠症候群

　自覚症状は，狭心痛と同じ性状であるが，より激烈であることが多い。急性冠症候群，特に心筋梗塞の場合，症状は15分以上持続し，硝酸薬は著効しないか，無効である。しばしばショックなど重篤な症状を呈する一方，女性[12]や高齢者[13]，糖尿病患者[14]などでは，非定型的・非特異的な症状として自覚されることもある。

　診察上，特異的な所見はないが，不整脈や心不全などを合併することが多い。心不全を合併すると，湿性ラ音や病的心音を聴取し，頸静脈怒張などを認める。乳頭筋不全に伴う急性僧帽弁閉鎖不全や心室中隔穿孔による心雑音にも注意を要する。

❺ 胸部大動脈瘤

　胸部大動脈瘤は，無症候性で経過し，胸部単純X線写真やコンピュータ断層撮影（CT）検査などで偶然に発見される症例も多い。真性大動脈瘤や慢性解離性大動脈瘤の拡大などにより周囲臓器の圧迫を来すと，症状〔咳，血痰，喘鳴，嗄声，嚥下障害，ホルネル症候群（Horner syndorome），背部痛など〕がみられることがある。約60％に高血圧を合併する[15]。大動脈瘤破裂や急性大動脈解離に至ると，激烈な痛みを生じ，意識消失を伴うこともある。一方で，非典型的症状を来すこともあり，血圧の左右差・上下肢差，大動脈弁逆流による心雑音などに注意する。

❻ 急性心膜炎

　急性心膜炎は，臓側・壁側心膜に炎症が生じる疾患で，心タンポナーデを合併することがある。

　急性心膜炎では，前胸部に痛みを自覚することが多いが，背部〜両肩甲骨間，肩〜頸部にか

けて，肩こり様の痛みのこともある。痛みの性状は狭心症よりも鋭く，持続時間が長い。また，体位変化，深呼吸，咳嗽，嚥下などで増強するのが特徴で，坐位で前傾位をとると軽減や消失することが多い。

聴診上，心膜摩擦音を聴取することが多い。前傾姿勢でもっともよく聴取されるが，体位や時期によって聴取されないこともある。また，心タンポナーデを合併すると，ベックの3徴（Beck's triad；頸静脈怒張，血圧低下，心音減弱）のほか，奇脈（吸気時に収縮期血圧が10 mmHg以上低下），頻脈などがみられる。

7 血管炎症候群（高安動脈炎）

血管炎症候群は，血管壁を炎症の場とする疾患の総称である。罹患血管サイズに基づいて大型血管炎（高安動脈炎，側頭動脈炎），中型血管炎［結節性多発動脈炎，川崎病，バージャー病［Burger disease（閉塞性血栓血管炎）］］，小型血管炎［免疫複合性血管炎，抗好中球細胞質抗体（anti-neutrophil cytoplasmic antibody：ANCA）］関連血管炎に大別される[16]。

自覚症状は，発熱，体重減少，全身倦怠感や易疲労感などの非特異的な感冒様症状と，罹患血管の部位に応じた局所の臓器症状に大別される。罹患血管としては，鎖骨下動脈が多く，もっとも高頻度に認められるのは，上肢乏血症状[17]である。上肢易疲労感や疼痛，指のしびれ感，冷感，運動痛，肩こりなどとして現れる。

身体所見では，脈拍触知・血圧の左右差・上下肢差，血管性雑音などが認められる。腎動脈に狭窄が及ぶと，腎血管性高血圧を呈することもある。また，大動脈弁閉鎖不全（弁輪拡大による二次性）が約30％の症例に認められ，予後に大きな影響を与える[15]。

8 肺塞栓症

肺塞栓症は，肺動脈内への塞栓子（血栓，腫瘍，細菌，脂肪，羊水など）の流入により生じる。塞栓子は，下肢深部静脈血栓に由来することが多い。塞栓子による急激な肺血流障害の結果，低酸素血症と右心後負荷の増大が生じ，右室の拡大や収縮障害，血圧低下，ショックを来す。

肺塞栓症は，無症候性から失神や突然死で発症する症例まで幅広い。特に，起立直後や排便排尿時に発症することが多く，呼吸困難，胸痛，背部痛などの症状を来し，痛みが肩へ放散することもある。

診察上，頻呼吸，頻脈，心拍出量低下による低血圧，肺高血圧によるⅡ音肺動脈成分の亢進，三尖弁閉鎖不全による心雑音，頸静脈怒張などを認める。深部静脈血栓に由来する下肢の痛み〔ホーマンズ徴候（Homans sign）〕，腫脹，色調変化などもみられる。

【引用文献】

1. 厚生労働省．平成22年国民生活基礎調査の概況．http://www.mhlw.go.jp/toukei/saikin/hw/k-tyosa/k-tyosa10/3-1.html［2013年4月閲覧］
2. 矢吹省司，菊地臣一．肩こりの病態．臨整外 2001；36：1241-6.
3. 石田 肇．欧米における「肩こり」という窒病概念の有無．医事新報 1990；3439：132-3.
4. 飯島克己，佐々木将人，Katon W．肩こりについての研究（1）：定義・外国での有無．医事新報 1992；3547：30-3.
5. 細野 昇．脊椎外科医から見た肩こりの病態．脊椎脊髄ジャーナル 2005；18：1223-9.
6. Bovim G, Schrader H, Sand T. Neck pain in the general population. Spine 1988；19：1307-9.
7. 柴田政彦．慢性疼痛に対する集学的診療．脊椎脊髄ジャーナル 2005；18：1231-5.
8. Bulpitt CJ, Dollery CT, Carne S. A symptom questionnaire for hypertensive patients. J Chronic Dis 1974；27：309-23.
9. 日本高血圧学会高血圧治療ガイドライン作成委員会．血圧測定と臨床評価．日本高血圧学会高血圧治療ガイドライン作成委員会編．高血圧ガイドライン 2009. 東京：ライフサイエンス出版；2009. p.8-23.
10. 日本高血圧学会．低血圧または起立性低血圧．日本

高血圧学会編. 高血圧専門医ガイドブック. 東京：診断と治療社；2011. p.225-9.
11. 久代登志男. 循環器疾患 低血圧症. 山口 徹, 北原光夫編. 今日の治療指針 2011 年版. 東京：医学書院；2011. p.340-1.
12. Kosuge M, Kimura K, Ishikawa T, et al. Differences between men and women in clinical features of ST-segment elevation acute myocardial infarction. Circ J 2006；70：222-6.
13. 土師一夫, 岡 俊明, 住吉哲哉, ほか. 高齢者の急性心筋梗塞症と無症候性心筋虚血：臨床像の特徴と冠動脈インターベンション時代における治療効果. 日老医誌 1996；33：346-52.
14. Canto JG, Shlipak MG, Rogers WJ, et al. Prevalence, clinical characteristics, and mortality among patients with myocardial infarction presenting without chest pain. JAMA 2000；283：3223-9.
15. 堀 進吾. 大動脈瘤の疫学. 日内会誌 2010；99：8-12.
16. 尾崎承一, 安藤太三, 居石克夫, ほか. 血管炎症候群の診療ガイドライン（循環器病の診断と治療に関するガイドライン（2006-2007 年度合同研究班報告））. Circ J 2008；72：1253-318.
17. 小林 靖, 沼野藤夫, 中島伸之. 大型血管炎の臨床に関する小委員会報告 高安動脈炎（大動脈炎症候群）. 厚生省特定疾患免疫疾患調査研究班難治性血管炎分科会平成 10 年度報告書. 東京；1999：p.171-84.

〔淺井 貴絵，高橋 敦彦，久代 登志男〕

6 内臓体壁反射としての肩こり

1 内臓体壁反射

　内臓になんらかの病変があるとき，その内臓支配神経の脊髄後角内終末レベルと同じ脊髄分節の皮膚にさまざまな反応が現れる。この反応を総して内臓体壁反射と呼び，主な反応として筋肉の強直，痙攣などの運動性反射や，痛みや知覚異常を来す知覚性反射のほか，発赤，浮腫などの血管運動性反射を生じることが知られている[1,2]。

　この内臓体壁反射によって生じる痛みを一般的に関連痛と呼び，狭心症発作時の左肩部痛（右側に多いとする報告[3]もある）や，胆石症での右肩こりなどが代表的なものとして挙げられる[4]。現在のように画像診断技術が十分ではなく，その精度の低い時代には，関連痛を観察することは内臓疾患の診断に重要な意義をもっていた。また，各種画像診断が発達した現在でも，関連痛の存在は内臓疾患を精査する手がかりとなる[5]。

　肩こりを主訴として外来を訪れる患者を診察する際には，整形外科的要因がないかもしくは併発している場合においても，その背後に消化器や呼吸器などの臓器疾患の関連痛による可能性がある点に留意する必要がある。

2 関連痛のメカニズム

1）内臓よりの痛覚求心系

　内臓の侵害刺激反応性一次ニューロンがAδ，C線維によることは，皮膚の侵害刺激反応性ニューロンと同一である。しかし内臓よりの求心神経は，皮膚の場合とは異なり，圧倒的にAδ，C線維の細径線維の占める比率が高く，特にC線維が多いのが特徴である。またこれらの細径線維の支配領域は，皮膚の場合とは異なり広い受容野を有し，一本のニューロンが二つ以上の臓器に分布することもある。しかも，内臓よりの求心系が後根に入る部位でもその90％は皮膚からの求心系線維であり，わずか10％以下の求心系線維が内臓由来であるにすぎない。

　内臓よりの侵害反応性神経線維は，後根を通り，脊髄後角に入り，後角内の脊髄視床路を中心とする痛覚伝達細胞に終わる。その際，内臓からの線維は，後角の第1層，4～5層に終末している。

　侵害刺激反応性のAδ，C線維を興奮させる内臓での適刺激も，皮膚の侵害刺激受容器とは異なっており，正常の内臓では，管腔臓器の過伸展，収縮などが適刺激となり，実質臓器では被膜の急激な伸展が適刺激となる。ところが病的臓器では，炎症，虚血，壊死などを含む病的過程で産生される刺激性化学物質が侵害受容器の適刺激となる。

　脊髄後角内での一次線維の終末部は，前述のように，第1層，第4～5層に特異的侵害受容線維と広作動域反応性線維が終わり，中間質および全角にも侵害受容性線維が終わる。前二者は，対側脊髄前側索を上行する後角内痛覚伝導細胞にシナプス結合をし，それが視床中継核を経て大脳皮質知覚領に伝達され，痛みとして認知され，後者は短線維の結合ならびに脊髄延髄路などを介して脳幹網様体を経由して，視床内側核群を経て大脳皮質に，また視床下部・辺縁系に投射され，内臓痛に随伴する情動などの発動に関与している[6]。

2）関連痛の発生機序

　1893年に，Mackennzie[7]が「内臓侵害刺激求心性線維のインパルスが，進入した脊髄分節

(a) 収束促進説　　(b) 軸索反射説

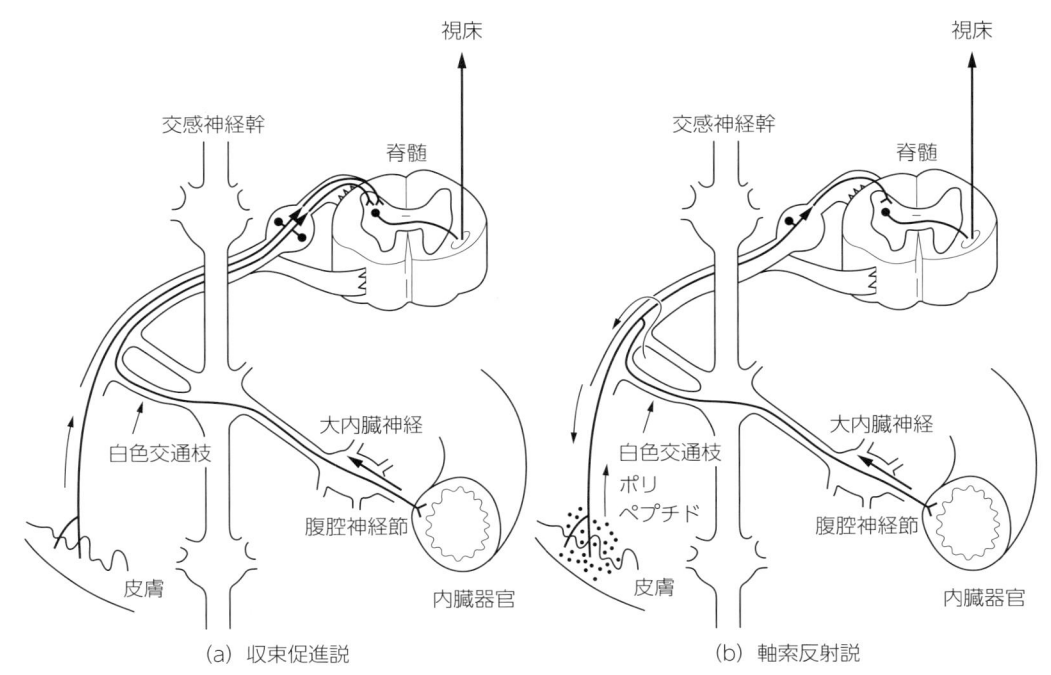

図1　内臓からの関連痛の発生機序

(森本昌宏．トリガーポイントとは．森本昌宏編．トリガーポイント：その基礎と臨床応用．東京：真興交易医書出版部；2006．p.17-25 より引用)

に過敏性焦点を作り，同様にその焦点を通る皮膚上の痛覚線維が興奮させられ，皮膚上に痛みを感じるのが関連痛である」と説明した．その50年後，Ruch[8]は脊髄後角内の脊髄視床路の痛覚伝導細胞に，内臓よりの一次求心線維の終末が収束しているために関連痛が発生する「収束促進説」を提唱した．この説では，内臓に異常のないときには，脊髄後角内の痛覚伝導細胞は，皮膚の侵害刺激反応性線維によってのみ興奮させられるので，脳は体表の痛みとして認知するよう学習されているとしている．しかし，内臓に侵害刺激が加わり，内臓の侵害刺激反応性神経線維が興奮するわけであるが，この際にも脊髄後角内の同じ痛覚伝導細胞が興奮させられ，脳は学習に基づいて内臓への侵害刺激を皮膚上の痛みとして誤認するのが，関連痛であるとした（図1-a）．

一方1948年に，Sinclairら[9]は関連痛の機序に関して，内臓よりの侵害反応性求心線維は一つの神経細胞から出た神経突起の一本を介して上行し，ほかの一本が皮膚からの侵害反応性求心線維となっているので，内臓への侵害刺激によるインパルスは，脊髄後角内の痛覚伝導路の細胞シナプス伝達をする以前に神経突起の他の枝を逆行性に伝達し，その終末で伝達物質ないしは伝達促進物質を放出する．それが同一神経線維の受容体を興奮させ，順行性にインパルスが上行し，脊髄後角内の痛覚伝導路の細胞を経シナプス性に興奮させるために，皮膚上に痛みを感じるとの「軸索反射説」を提唱した（図1-b）．

現在，このRuchの「収束促進説」とSinclairらの「軸索反射説」の二つの仮説が，関連痛の主な発生機序として考えられているが，これらの説では，内臓への侵害刺激が皮膚上の痛みとして発生するのであれば，なぜ皮膚上の侵害刺激による反応として，内臓痛ないしは内臓側の変化が出現しないのかが問題として残る[6]．そのほか，一般的に関連痛の発生には数十秒の遅延がみられること，脊髄分節性のパターンにも神経の分布にも一致しないことなど，これらの仮説では説明できないことも多い[4]．

表　消化器疾患と肩こり

	右肩こり	左肩こり	両肩こり	計
胆嚢炎	7			7 ⎫ 14
胆石症	5	1	1	7 ⎭
慢性膵炎	6	19	2	27
慢性胃炎	1	8	1	10
胃潰瘍		1		1
胃癌		1		1
肝炎	1			1
肝硬変		4		4
便秘			2	2
慢性下痢		1	1	2
十二指腸憩室	2			2
不明腹痛	2		1	3
計	24	35	8	67

(我孫子惇, 本多祥之, 会川真理子. 消化器疾患と肩こり. 治療 1975；57：1071-2 より引用)

❸ 消化器疾患と肩こり

　消化器疾患により内臓の侵害受容器が興奮させられ，その関連痛として肩こりを訴える場合がある。前述の胆石症による右肩こりが代表として挙げられるが，そのほかにも肝炎，肝腫瘍，膵炎，十二指腸憩室症，胃炎，右腎結石症などでは右の肩こりを伴うことが多い。特に胆石症の場合，腹部症状がなく肩こりのみを訴えることもあるので注意を要する。

　左の肩こりを生じる消化器疾患としてもっとも頻度の多いのは膵疾患であるが，胃潰瘍，胃腫瘍，胃炎などでも生じる。胃潰瘍や胃癌で左の肩こりを訴える場合には，病変は胃の噴門部または穹窿部にあることが多い[10]。

　両側性の肩こりを来す疾患としては，胆嚢症，慢性膵炎，胃炎，便秘，慢性下痢が挙げられる。

　表に，我孫子ら[10]が消化器疾患による肩こりの性状を調査した結果を示す。これによると，右肩こりでは24例中12例が胆石症または胆嚢炎であり，左肩こりでは35例中19例が慢性膵炎であった。慢性膵炎27例中，右の肩こりを訴えたものが6例あるが，これは膵頭部に限局した病変により，右側に症状が出現したと推測

されている。

　以上のように，消化器疾患では一定の規則性をもって，片側または両側の肩こりを生じることが知られており，このことを逆に利用すれば，肩こりの性状からおおよその病変部を推定することも可能と考えられる。各臓器，疾患時にみられる関連痛の出現部位を図2に示す。

❹ 呼吸器関連疾患と肩こり

　呼吸器疾患においても消化器疾患と同様，内臓体壁反射を介して，肩こりを来す。肩こりを来す呼吸器ならびに関連疾患のうち，代表的なものとしては横隔膜下膿瘍や胸膜炎が挙げられる。

1）横隔膜下膿瘍

　横隔膜下膿瘍は横隔膜と横行結腸間膜の間，すなわち横隔膜，肝，胆嚢，肝十二指腸間膜，胃，十二指腸，結腸，脾，膵，腎に囲まれ，ほかの腹腔と隔てられた小腹膜腔に形成される膿瘍である。原因としては，感染を受けた腹腔内臓器からの直接波及，腹腔内の炎症性病変の波及，胸部化膿性疾患からの波及，横隔膜，横隔膜下腔隣接臓器の外傷などが挙げられる[11]。起

(a) 食道　　　　　　　　　　　　　　　　(b) 狭心症

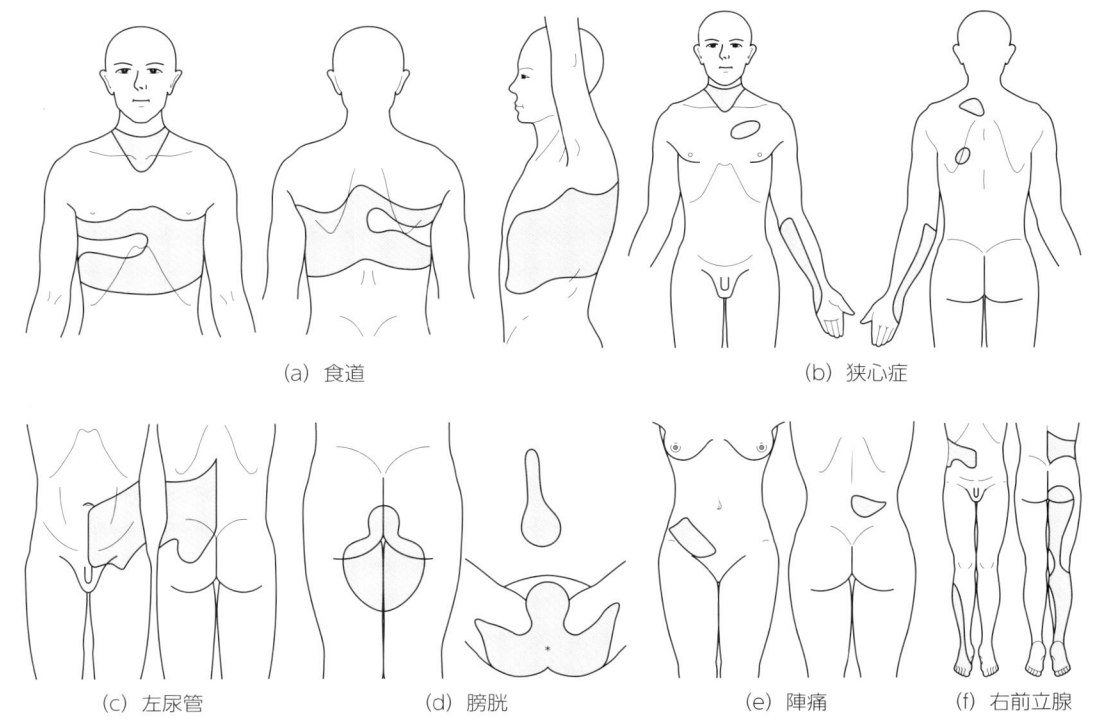

(c) 左尿管　　　(d) 膀胱　　　(e) 陣痛　　　(f) 右前立腺

図2　各臓器，疾患時に見られる関連痛の出現部位
(杉浦康夫．内臓痛と関連痛．Clin Neurosci 1996；14：1011-3 より引用)

炎菌は，好気性菌では大腸菌の，腸球菌，嫌気性菌では *B. fragilis*，*Peptostreptcoccus* の検出頻度が高い[12]。臨床症状としては，発熱，腹部膨満，心窩部痛のほか，横隔膜の関連痛として，患側の肩への放散痛がみられることがある（図3）。検査所見は，白血球，C反応性タンパク（C-reactive protein：CRP），血沈増加のほか，胸，腹部単純X線写真で横隔膜の挙上や横隔膜下のガス貯留像を認める。さらにコンピュータ断層撮影（CT）検査が重要であり，低吸収域（low density area）として発見でき，気泡（air bubble）などを中に混じる[13]。

以前は虫垂炎，胆嚢炎などに続発する患者が多かったため，右側が大半であったが，これらの減少により今日では左側が増えつつある。以前は死亡率が31％という報告[14]もあったが，敗血症や多臓器不全さえ防止できれば予後はさほど悪くはない[13]。

2）胸膜炎

肺の表面を覆っている臓側胸膜と，胸壁・横隔膜・縦隔の内面を覆っている壁側胸膜は肺門部で移行し，全体として閉じた「袋」を形成しており，この袋が胸膜腔である。胸膜腔には，通常，少量の液体が存在し，呼吸に際して，肺の表面と胸壁の内面が滑らかに滑るのを助ける。

壁側胸膜は，体性神経の支配を受けており，炎症を生じると痛みを感じる。壁側胸膜の胸壁部分と横隔膜の辺縁部は，肋間神経の支配を受けており，その部位の炎症による痛みは支配される肋間神経に沿った領域に感じられるが，横隔膜の中央部分は横隔神経の支配を受けており，その部位の炎症による痛みは，内臓体壁反射を介して同側の肩あるいは頸部に感じられる（図3）。一方，臓側胸膜は，迷走神経や交感神経により支配されているが侵害受容体が存在しないため，臓側胸膜の炎症による痛みは生じないと考えられている[15]。

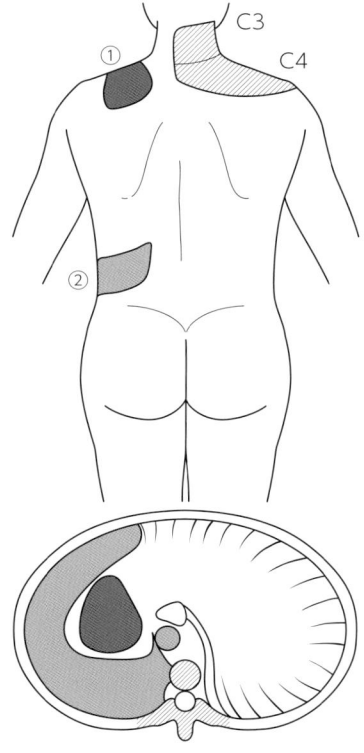

図3 横隔膜の部位による関連痛の出現部位

中心部は①に，周辺部は②に現れる。右側にC3，C4頸髄の皮膚支配領域を示す。
（杉浦康夫．内臓痛と関連痛．Clin Neurosci 1996；14：1011-3より引用）

胸膜炎は一般的にこの胸膜に炎症が生じた状態であり，原因疾患として感染症，腫瘍，膠原病のほか，薬物性や肺塞栓などが挙げられる。ほとんどの症例において多量の胸水を伴い，漏出性胸水との鑑別が必要となる。原因疾患を確定するためには，胸水検査が不可欠であり，胸水中の細胞数やpH，グルコース，アデノシンデアミナーゼ（adenosine deaminase：ADA），腫瘍マーカー，細胞診，細菌検査などを行い，確定診断する[16]。

5 狭心症と肩こり

いわゆる「狭心痛」は，胸骨下の重圧感，絞扼感または鈍痛として訴えられることが多く，時には胸骨部や左胸部を万力でしめつけるような，あるいは焼くような激しい痛みを生じる。この狭心痛は，心筋が虚血に曝された際に，その代謝産物が心臓に分布する交感神経末端を刺激することで起こるとされている。この交感神経末端に発する刺激は，まず上行大動脈周囲にある心臓神経叢を経て上胸部交感神経節に伝えられ，そこから白交通枝を通って後根からT1～4神経節に入って上行する。また，心臓神経叢からの刺激は同時に頸部心臓神経により頸部交感神経節にも伝わり，その一部は三叉神経節を通って上行するとされている。

このようにして，心臓に発した刺激が胸骨下の重圧感，絞扼感ないし鈍痛として感知されるが，この刺激は脊髄後角において内臓体壁反射を介して，上腕部，頸，肩に関連痛として発現することがある。この関連痛は左肩に多いとされているが，右側のほうが頻度が高いとする報告[3]もあり，その程度が軽い場合は片側もしくは両側の肩こりとして訴えることになる。発生機序から分かるように，この場合の肩こりは一過性でごく短時間内に消失する。しかし，狭心症の病態によっては胸部重圧感などを起こすに至らないまでも，慢性的に軽度の心筋虚血が存在することはまれではなく，その場合には慢性的な肩こりを訴える[17]。

以上より，肩こりは不定愁訴の一つと診断されることも多いが，その原因の一つとして狭心症やそのほかの冠動脈疾患を念頭におくことが必要である。

【引用文献】

1. 石川太刀雄．内臓体壁反射の概要．石川太刀雄編．内臓体壁反射．東京：医学書院；1962．p.1-11．
2. 武山惣一．内臓体壁反射：皮電計の電子工学的研究とその臨床的応用．金沢大十全医会誌1963；69：24-41．
3. 上野勝則．症状と病歴．上野勝則編．内科医のための心臓病診療アップデイト．東京：CBR；2008．p.12-7．
4. 森本昌宏．トリガーポイントとは．森本昌宏編．トリガーポイント：その基礎と臨床応用．東京：真興

交易医書出版部;2006. p.17-25.
5. 杉浦康夫. 内臓痛と関連痛. Clin Neurosci 1996;14:1011-3.
6. 坪川孝志. 関連痛. Clin Neurosci 1994;12:1240-3.
7. Mackenzie J. Some points bearing on the association of sensory disorders and visceral disease. Brain 1893;16:p.321-54.
8. Ruch TV. Visceral sensation and referred pain. In:Fulton JF, editor. Howell's Textbook of Physiolosy. Philadelphia:Saunders;1947. p.385-401.
9. Sinclair DC, Weddell G, Feindel WH. Referred pain and associated phenomena. Brain 1948;71:184-211.
10. 我孫子惇, 本多祥之, 会川真理子. 消化器疾患と肩こり. 治療 1975;57:1071-2.
11. 小林展章. 消化器外科疾患初療のためのフローチャート 横隔膜下膿瘍. 消外 1996;19:1073-5.
12. Minei JP, Chanpine JG. Abdominal abscesses and gastrointestinal fistula. In:Feldman M, Friedman LS, Sleisenger MH, editors. Sleisenger & Fordtran's gastrointestinal and liver disease:Pathophysiology, diagnosis, management. 7th ed. Philadelphia:Saunders;2002. p.431-45.
13. 武田仁良, 児玉一成, 孝富士喜久生, ほか. 腹腔内膿瘍, 横隔膜下膿瘍, 腸係蹄間膿瘍, 骨盤膿瘍. 日本臨床 1996:64-7.
14. Fry DE, Garrison RN, Heitsch RC, et al. Determinants of death in patients with intraabdominal abscess. Surgery 1980;88:517-23.
15. 大石展也. 呼吸器の病気を知る 胸膜炎. からだの科学 2011;268:107-13.
16. 原田泰志, 渡辺憲太郎. 胸膜炎. 医と薬学 2010;64:471-7.
17. 加藤和三. 狭心症と肩こり. 治療 1975;57:1063-6.

〔鎌本　洋通〕

7 眼科疾患による肩こり

1 慢性の肩こりと視力

若いころから肩こりで悩んでいる患者の多くは，眼には自信があるという裸眼視力が良好な患者である．検査をしてみると，ほとんどが遠視眼である．あるときから急に肩こりがひどくなったという近視眼のほとんどは，遠方が非常によく見える眼鏡やコンタクトレンズを装用した後に発症していることが多い．これらの患者は適切な矯正を行うことで，肩こりから解放される．

2 屈折異常

ピント合わせを行う毛様体筋が休止した状態で，無限遠から来た光が網膜面上で収束する眼を正視，網膜面よりも前で収束する眼を近視，網膜面よりも後ろで収束する眼を遠視という（図1）[1]．これらの屈折異常は，遠点で説明するとその病態がもう少し分かりやすくなる．遠点は，毛様体筋が休止している状態で，ピントが合っている距離で示される．正視の眼は，無限遠にピントが合っているので「正視眼の遠点は無限遠にある」，近視の眼は，目の前の任意の一点にピントが合っているので「近視眼の遠点は眼前有限距離にある」，遠視の眼は無限遠よりも遠方にピントが合っていることになるが，無限遠と網膜面は共役点であるので，「遠視眼の遠点は網膜面後方にある」と表現する（図2）．

3 眼の調節

どこを見るともなくボーッとしているときや，何も見る目標物がない暗黒の状態では，毛様体筋は休止状態ではなく，生理的な緊張状態にある．これは調節安静位と呼ばれており，ピント位置は正視眼でおよそ1mの距離にある．毛様体筋を働かせることによって，ピントの合う位置を移動させることができる．毛様体筋の動きは自律神経に支配されており，調節安静位から遠方への移動は負の調節と呼ばれ，交感神

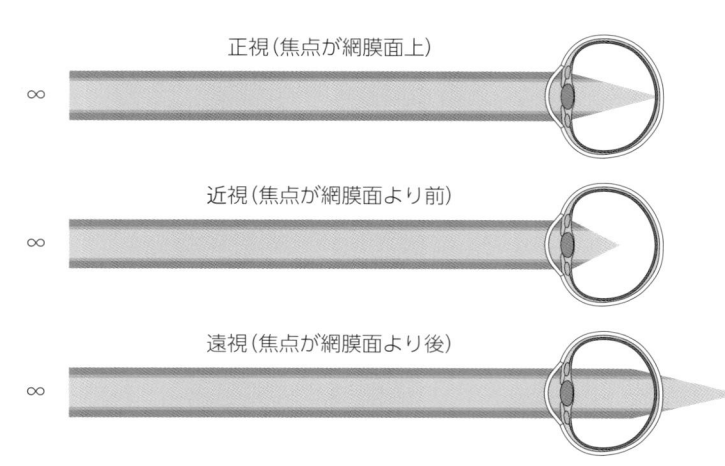

図1 屈折異常の定義（毛様体筋が休んでいる状態で評価）
正視：平行光束が網膜面で収束する，近視：平行光束が網膜面よりも前で収束する，遠視：平行光束が網膜面よりも後ろで収束する．

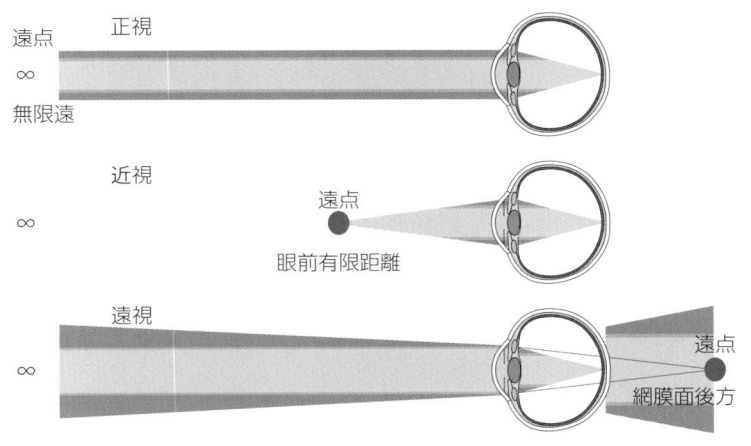

図2 遠点と屈折異常の関係（網膜面に焦点を結ぶ光源の位置）

遠視は遠くがよく見える"良い目"と思われているが、ピント合わせをしなければ、遠くにも近くにもピントが合わない眼である。近視は"悪い目"の代表として扱われているが、眼鏡がなくても近くはよく見える眼である。

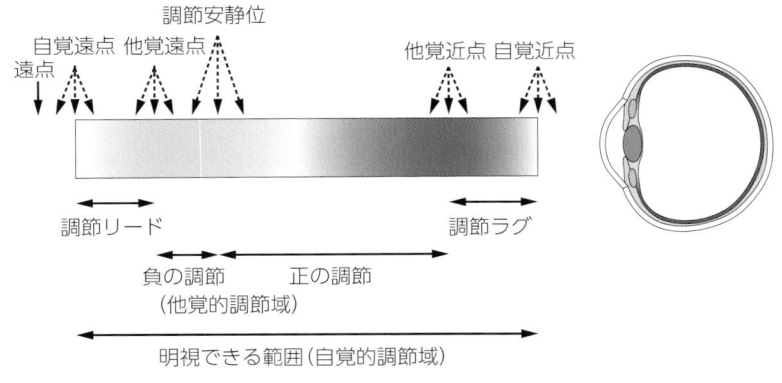

図3 調節とピント位置，自律神経の関係

ピントが合うもっとも遠い位置は遠点，もっとも近い位置は近点であり，検査器機で測定できるもっとも遠視寄りの屈折値は他覚遠点，もっとも近視寄りの屈折値は他覚近点である。近点と遠点の間に調節安静位がある。調節安静位から遠方へのピントの移動は負の調節，近方へのピントの移動は正の調節と呼ばれる。遠点と近点の間は調節域であり，ピントを合わせることができる。

経が担当し，調節安静位から近方への移動は正の調節（単に調節）と呼ばれ，副交感神経が担当する（図3）。

❹ 毛様体筋と調節微動

肘関節を直角に維持して，手におもりを持って腕で支えたときに，おもりが軽ければ，腕は静止した状態でおもりを支えることができる。おもりが重くなると，腕には震えが出現する。腕が疲れているときには，わずかな重さのおもりに対しても腕に震えが出現する。これと同様に，ピント合わせに負担が掛からないときには毛様体筋に震えは出ないが，ピント合わせの負担が大きくなると，毛様体筋に震えが出現する。毛様体筋の震えは水晶体に伝わり，屈折値を変動させる。この屈折値の震えは調節微動と呼ばれ，1秒間に10数回の屈折測定を繰り返して記録すると，正弦波様の揺れとして観察で

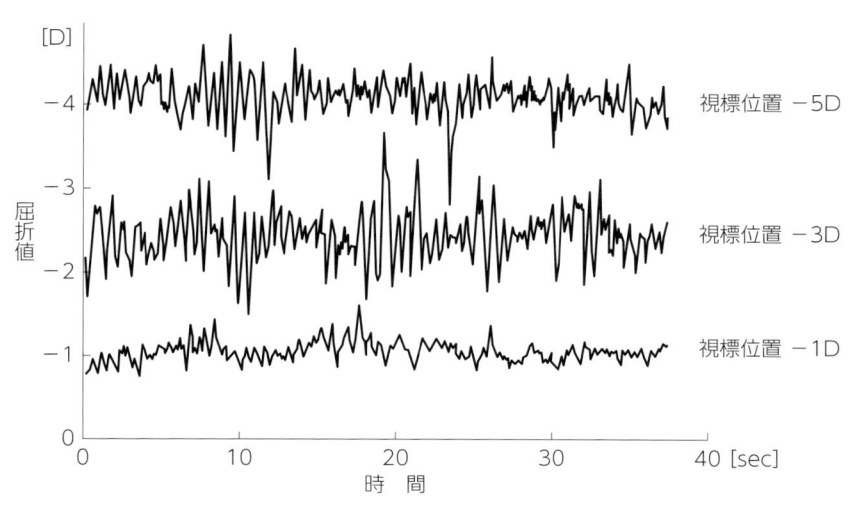

図4　毛様体筋の震えと調節微動

下段は 1 m，中段は 33 cm，上段は 20 cm に提示された視標にピントを合わせているときの他覚屈折値の揺れを示す。1 m の視標では毛様体筋の震えはそれほど生じていないが，33 cm の距離では大きな震えが出現している。

きる（図4）。調節微動を周波数分析すると，特徴的な低周波成分と高周波成分が観察される[2]。調節微動の高周波成分が，毛様体筋の震えの強さを反映する。この高周波成分の出現頻度（high frequency component：HFC）は，調節機能解析装置を用いれば容易に検出できる（図5）。HFC が高い値を呈しているときには，毛様体筋の緊張が強まっている。すなわち，副交感神経が優位の状態を維持している。副交感神経優位の状態が持続すれば，末梢の血流を低下させ，肩こりを発症させると考えられる。

5 Fk-map でみる調節機能

1）Fk-map の見方

Fk（fluctuation of kinetic refraction）-map の横軸は提示視標位置をジオプトリ単位で示し，縦軸は他覚的屈折値を示す。点線の位置は，提示視標位置の屈折値である。カラムの高さは被検眼の他覚的屈折値を示し，カラムの色は毛様体筋の緊張状態を示す。緑色は毛様体筋にほとんど負担が掛かっていない状態，赤色は毛様体筋に強い負担が掛かっている状態で，その間をグラデーション色で表示した（図6）[3]。

2）正常眼

他覚的屈折値は視標の提示位置によく追随できており，毛様体筋の負担もほとんどない。視標位置と他覚的屈折値の差は調節ラグ（調節の遅れ）と呼ばれる（図7）[3]。

3）調節異常眼

調節微動解析装置の普及に伴い，調節異常の病態が明らかになりつつある。年齢相応の調節力は有しているが，ピント合わせのために毛様体筋の負担が大きくなった状態は調節緊張症である（図8-a）。毛様体筋の緊張が異常に高まり，ピント位置が自分の意思ではコントロールできなくなった状態は調節痙攣である。眼の疲れが激しく，視力は不安定で，一般には急激に近視が強くなる（図8-b）。老視眼になると，ピント位置を移動させることができなくなり，毛様体筋もピントを合わせる努力を行わなくなる（図8-c）。ところが，老視眼になってもピントを合わせようと毛様体筋を興奮させて，調節痙攣状態に陥る場合がある。視力値にはほとんど変化はないが，激しい眼の疲れと頭痛や肩こり，ときに嘔気や嘔吐を伴うこともある（図8-

＜ライト製作所社製＞　　　　＜ニデック社製＞

Speedy-K ver. MF1　　　　AA-1

AA-2

Speedy-"i"

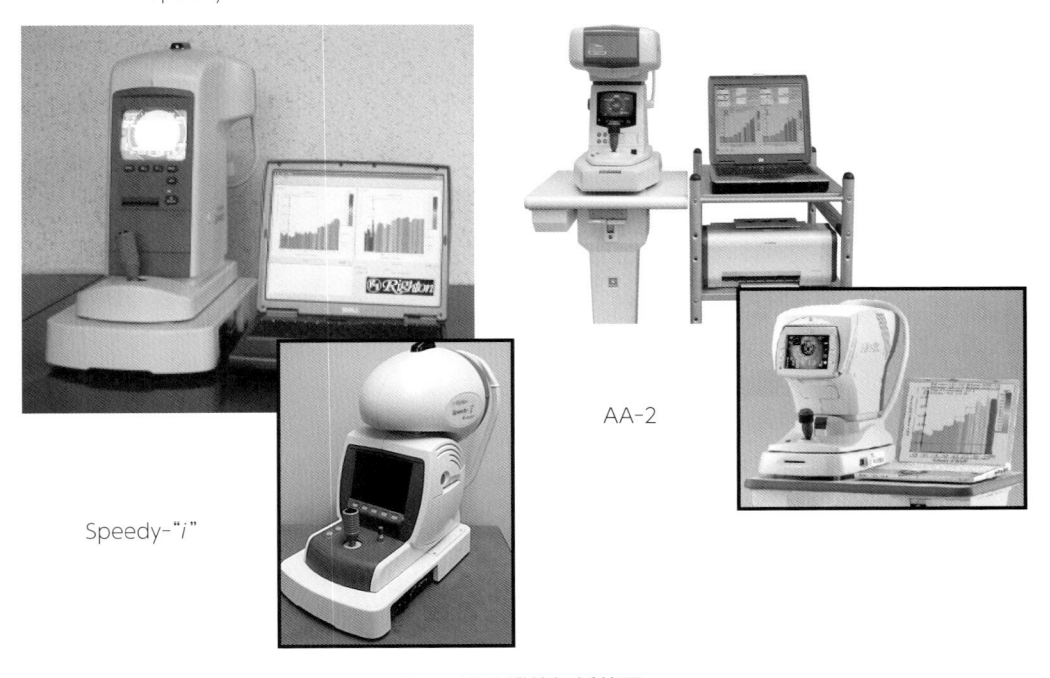

図5　調節機能解析装置

調節微動を測定することによって，毛様体筋の緊張状態を推測する。Speedy-K（ライト製作所製，東京）は1号機で，続いてAA-1（ニデック製，愛知）が発売された。それぞれのメーカーの2号機では，Speedy-"i"はスクリーニングモードが付き，1眼の測定時間が49秒に短縮され，AA-2は調節応答が得られにくかった乱視眼でも安定した調節応答が得られる特徴を有する。

d）。最近増加傾向にあるのがテクノストレス眼症で，遠方視標に対しては正常眼と変わりはないが，近方視標に対しては調節緊張症や調節痙攣を呈する（図8-e）。これらの調節異常は肩こりを伴うことが多く，調節の治療を行うことによって，肩こりも治癒する[3]。

6 眼からくる肩こり

1）眼から来る肩こりの診断

肩こりの原因が眼にあるか否かを疑うことはそれほど難しくはない。

a．眼鏡による方法

裸眼視力が良好で，これまで裸眼で読書を行っていた患者では，両眼に＋1.00Dのテストレンズを検眼枠に入れて装用させ，10～20分間読書を行ってもらう。裸眼で読書を行ったときのような肩や首筋の突っ張る感じが生じない，あるいは軽減するようならば，肩こりの原因は眼にあることが疑える。これまで眼鏡を装用して読書を行っていた患者では，装用中の眼鏡度数に＋1.00Dを加えた度数のテストレンズを用いて，同様に試してみる。この場合に，遠方を見せるとぼんやりするため不快を訴えることがあるので，遠方視はしないで，読書だけに集中するように指示することが大切である。

b．点眼薬による方法

低濃度（0.02～0.05％）のシクロペントラート点眼液を両眼に1滴使用する。点眼して数分後に，目の周囲から首，肩にかけて存在したこ

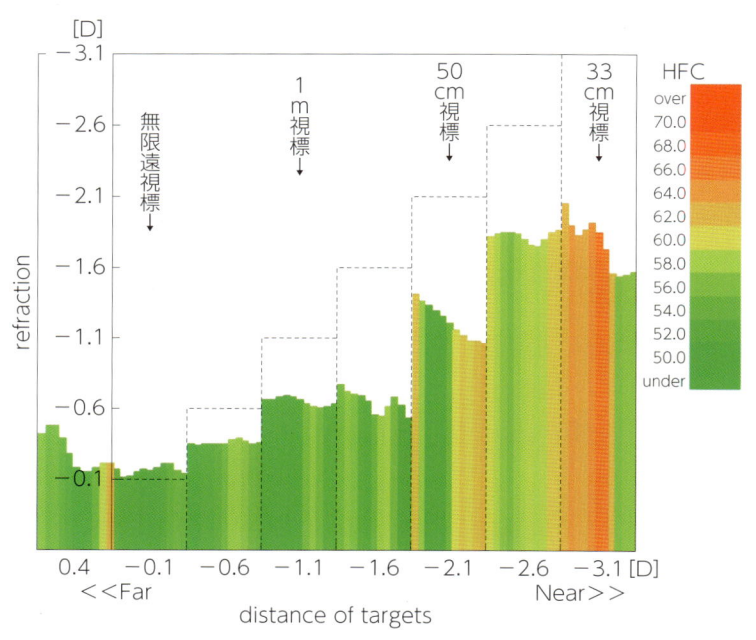

図6 調節機能解析装置で記録されるFk-map

毛様体筋の緊張が高まっているときには赤色が多く，毛様体筋の緊張が低いときには緑色で示される．標準的な成人の場合，遠方視標に対しては緑色で，視標位置が33 cm程度に近づくと，わずかに赤色が加わる．

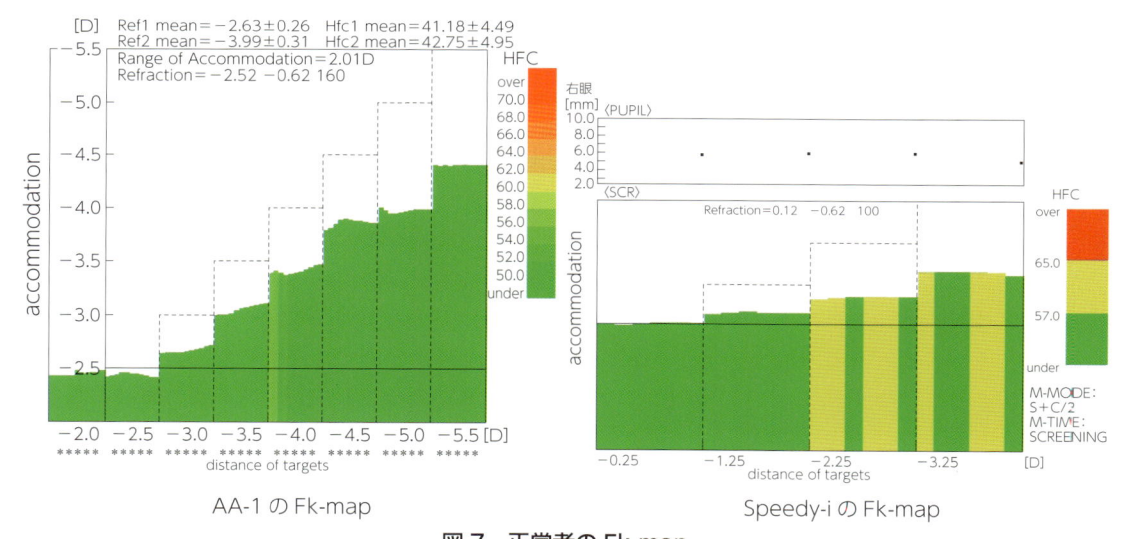

図7 正常者のFk-map

遠方から近方のすべての視標に対して，毛様体筋の緊張が低い．眼の疲れや肩こりの自覚はまったくない．

りが消退するのを実感できるようならば，肩こりの原因は眼にあると考えられる．この際，毛様体筋と同時に虹彩括約筋にも軽度の麻痺が生じるため，1～2日の間羞明を感じることがあることを事前に説明しておくことが必要である．

c．調節微動による方法

調節微動解析装置を用いて，Fk-mapを取得する．視標提示位置が2.00～3.00Dに対する調節応答のHFCが高値であれば，肩こりの原因が眼にあることが強く疑われる．テクノスト

III 病因と病態

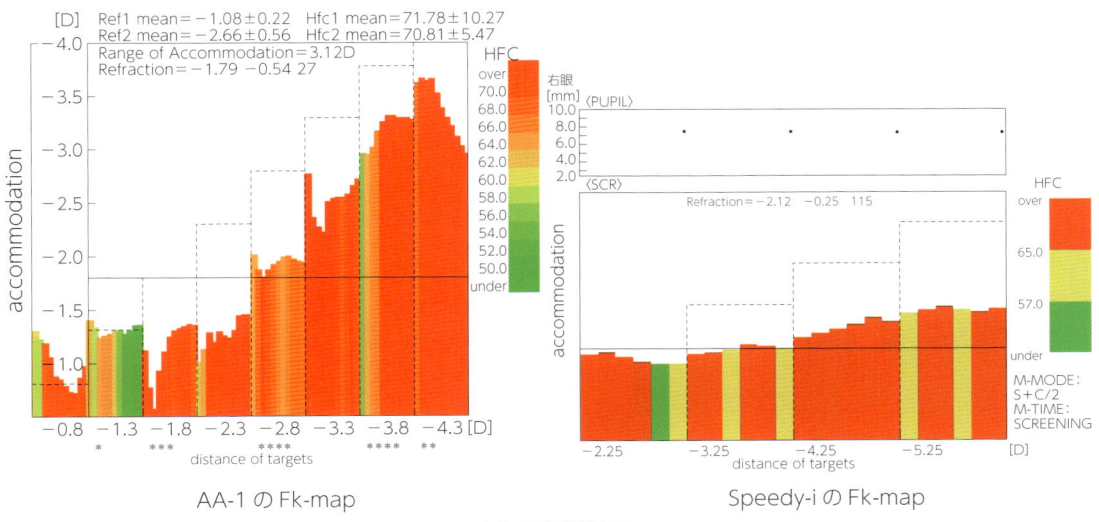

(a) 調節緊張症

視力低下と頭痛，肩こりを訴えて来院した27歳女性のFk-mapを示す．調節反応量は十分にあるが，すべての視標位置に対して，強い毛様体筋の緊張を認める．

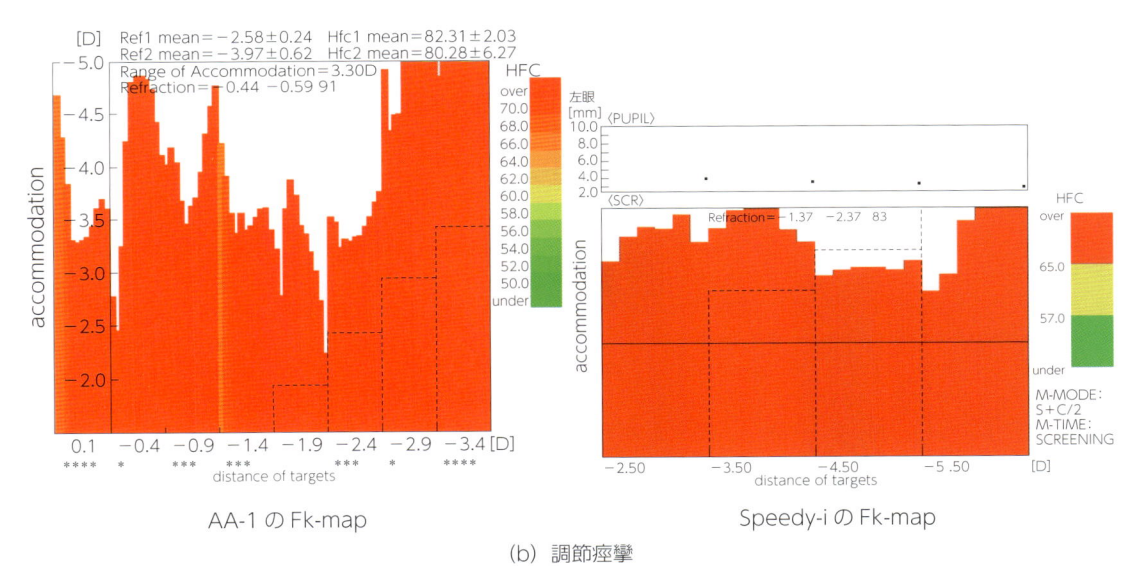

(b) 調節痙攣

急激な視力低下と，頭痛，嘔気などの不定愁訴のために紹介され来院した22歳女性のFk-mapを示す．視標位置に関係せずに，強い毛様体筋の緊張を認め，自らはピント合わせをコントロールできない状態になっている．

図8 調節異常眼のFk-map

レス眼症や老視眼の調節痙攣の場合には，通常の眼科検査ではまったく異常を検出できないが，Fk-mapを用いれば容易に診断できる．

2）眼が関与する肩こりの治療

肩こりの原因が眼にあることが疑われたら，すぐに治療を進める．確定診断は治療の結果で決まるので，いわゆる診断的治療といえる．

a．点眼液による方法

Fk-mapによる毛様体筋の緊張が軽度であれば，調節機能改善のために抗コリンエステラーゼ薬であるメチル硫酸ネオスチグミン（ミオピン®）を1日4回点眼する．毛様体筋の緊張が強い場合には，これに加えて副交感神経麻痺薬であるシクロペントラート点眼液（サイプレジン®）を0.02～0.05％濃度に希釈して，就寝直

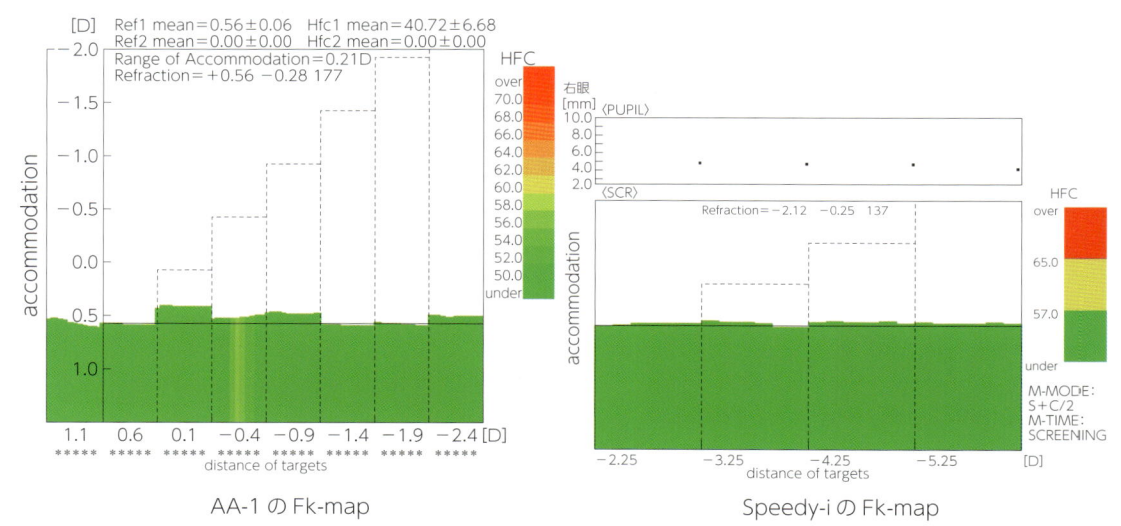

(c) 通常の老視眼

近方視力の低下を訴えて来院した58歳女性のFk-mapを示す．視標が近づいてもまったくピント位置は移動せず，毛様体筋に緊張も生じていない．

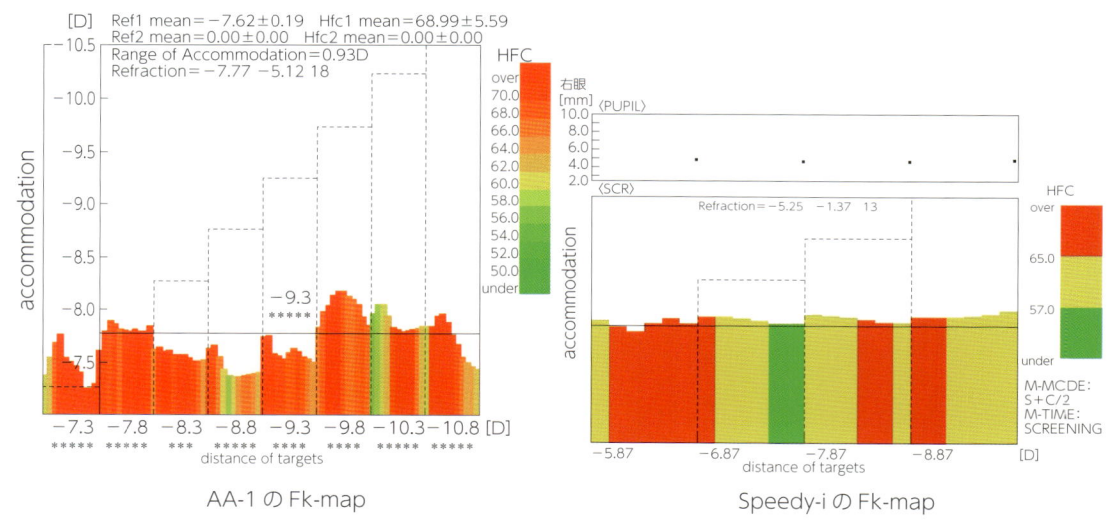

(d) 老視眼の調節痙攣

近方視力の低下と激しい眼の疲れを訴えて来院した63歳女性のFk-mapを示す．どの距離の視標に対しても，毛様体筋に強い緊張を認めるものの，近くを見るために必要なピント位置の移動は生じていない．

図8　調節異常眼のFk-map（つづき）

前に1回投与する．効果があれば，1カ月程度継続して終了する．点眼を終了した後に症状が再発する場合には，適切な眼鏡の処方が必要である．

b．眼鏡による方法

Fk-mapで，遠方視標に対しては正常な調節応答が検出される場合には，日常生活でほとんど正常な調節応答ができる範囲内で見ることができるように，累進屈折力レンズの眼鏡を処方し，常用させる．遠視眼では裸眼で遠方がよく見えるので，眼鏡を常用することに抵抗を示すことが多いが，治療目的であることを伝えて，必ず常用できるように指導することが大切である．

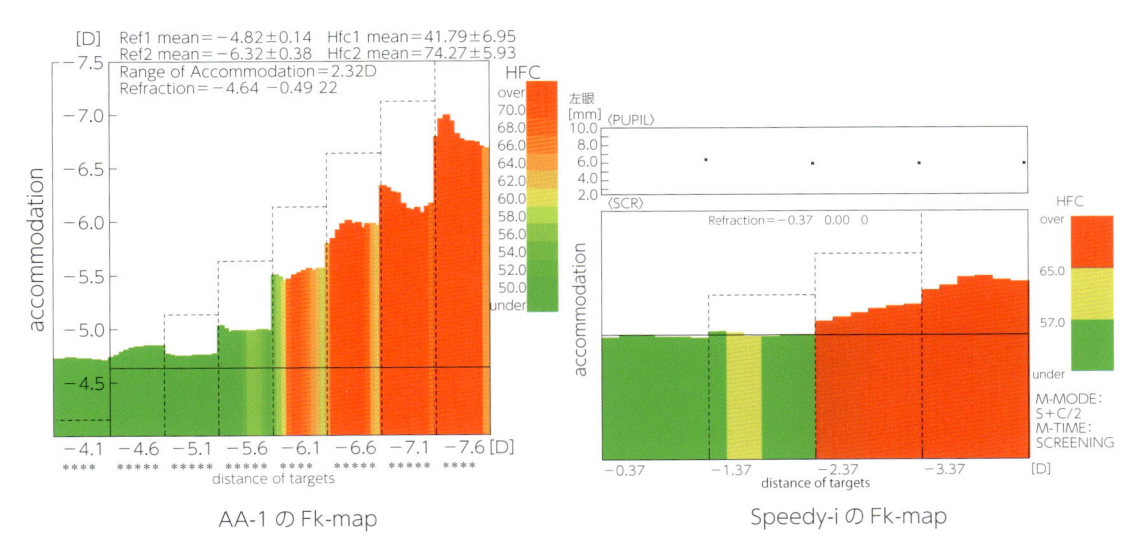

AA-1 の Fk-map　　　　　　　　　　Speedy-i の Fk-map

(e) テクノストレス眼症

日常生活では異常を自覚しないが，パソコンに向かって仕事を開始すると，すぐに激しい眼の疲れが襲ってきて，仕事ができず，休職し，精神科医の治療を受けていた 30 歳女性の Fk-map を示す．調節改善の点眼と，累進屈折力レンズ眼鏡の処方によって症状は改善し，長時間のパソコン作業にも耐えられるようになった．

図 8　調節異常眼の Fk-map（つづき）

c. コンタクトレンズによる方法

遠視眼で，眼鏡の装用になかなか馴染まない場合には，コンタクトレンズを用いることも検討する．軽度の遠視眼であれば，累進屈折力タイプの遠近両用コンタクトレンズが利用できる．中等度以上の遠視眼では利用できる累進屈折力タイプのコンタクトレンズが存在しないので，遠視を矯正する単焦点のコンタクトレンズと累進屈折力レンズ眼鏡とを同時に用いる．この場合，コンタクトレンズのみで，近方視が可能な程度に遠視を過矯正にするのが望ましい．

d. サプリメントの利用

アスタキサンチンやクロセチンなどの抗酸化作用があり，末梢血流量を増加させる物質は眼の疲れを軽減し，眼の疲れが原因で発症する肩こりを軽減させる．摂取を中止すれば，症状は再燃する．疲れている眼では適切な眼鏡を処方しても常用になかなか馴染みにくいので，眼鏡の装用になれるまでの期間に補助的に用いるのも有効である．

❼ 屈折・調節異常以外の眼疾患による肩こり

白内障，緑内障，網膜症など視力低下を伴う眼疾患では，もっとよく見えたいという要求が，ピント合わせをしようと毛様体筋に大きな負担をかけて，肩こりを発症することがある．この場合には，調節に負担をかけないように，拡大鏡などを用いて無理なく見えるように工夫することで，症状が改善することが多い．また，調節麻痺薬の点眼も有効なことがある．そのほか，眼位に異常がある場合にも眼の疲れを発症し，肩こりを伴うことがある．

おわりに

一般に，視力が良好であって，肩こりがひどい患者は，肩こりの原因に眼が関与していることが多い．また，眼鏡やコンタクトレンズの度数を更新して 3～6 カ月後から発症する肩こりや頭痛は，新しくした眼鏡やコンタクトレンズの度数が適切でないことが多い．最近ではレーシックや有水晶体眼内レンズで近視を矯正した後に肩こりや頭痛が発症している症例も多く，

裸眼視力は良好になっても，適切な矯正とはいえない状態である。屈折異常の矯正を行うときには，ただ単に遠くが見えるだけを求めるのではなく，個人の眼の能力に合わせた調節機能に負担をかけない視力の補正が重要である。

【引用文献】

1. 大塚 任, 所 敬. 第1編 視覚 第1章 通光系の屈折 6. 正視と非正視. 勝木保次, 編. 生理学大系Ⅵ 感覚の生理学. 東京：医学書院；1967. p.30-2.
2. Campbell FW, Robson JG, Westheimer G. Fluctuations of accommodation under steady viewing conditions. J Physiol 1959；145：579-85.
3. Kajita M, Ono M, Suzuki S, et al. Accommodative microfluctuation in asthenopia caused by accommodative spasm. Fukushima J Mec Sci 2001；47：13-20.

〔梶田 雅義〕

8 顎関節症と肩こり

はじめに

本項では，顎関節症患者がしばしば訴える肩こりについて説明する前に，顎関節症について概説する。

1 顎関節症とは

1）顎関節症の基本的症状

顎関節症は，顎関節や咀嚼筋の疼痛，関節雑音，開口障害ないし顎運動異常を主要症候とする非炎症性慢性疾患群の総括的診断名であり，類似の症候を呈する顎関節症以外の顎関節疾患および顎関節疾患以外の疾患を除外したものとされている[1]。

a．関節痛と筋痛

顎関節と咀嚼筋（咬筋，側頭筋，内側翼突筋，外側翼突筋）および胸鎖乳突筋や，顎二腹筋などに痛みが出現する。発現当初に見られることもある自発痛は数日で消失し，圧痛と機能時痛のみになる。性質は鈍痛であり，炎症の兆候はなく拍動痛を起こすことはない。

b．関節雑音

大きく分けて，クリック音（弾撥音）とクレピタス音（軋轢音）がある。クリック音は後述する関節円板の前方転位に伴って発現するものであり，患者からは「カクン」「カクッ」「パキン」などと表現される。クレピタス音は，変性性変化や適応性形態変化に伴って出現する摩擦音であり，患者からは「ザラザラ」「ギシギシ」「ゴソゴソ」などと表現される。

c．開口障害

顎関節強直症のように，まったく開口できない状態になることはないが，典型症例では2横指程度の開口に制限される。一般的には，時間経過とともに徐々に開口量は増加する。

2）顎関節症の病態（症型）

顎関節症は以下のような4症型に分類されている[1]。

a．Ⅰ型顎関節症（咀嚼筋障害）

咀嚼筋の障害によるもの。病態としては筋筋膜痛，遅発性筋痛，筋拘縮などが想定される。

b．Ⅱ型顎関節症（関節包・靱帯障害）

顎関節関節包や靱帯に対する外傷に起因する障害によるもの。捻挫と考えるべき病態である。

c．Ⅲ型顎関節症（関節円板障害）

顎関節では大開口に際して，関節の軸となる下顎頭が下顎窩から前方に逸脱する。これを下顎頭の前方滑走という。この際に，下顎頭と下顎窩との間に存在する関節円板が，前方に移動した下顎頭と上方の側頭骨下面である関節隆起との間を埋めて，緩衝作用を果たしている。この関節円板が，なんらかの原因によって位置をずらす（ほとんどが前方に転位する）ことによって起こる病態である。来院する顎関節症患者の中ではもっとも多く，60〜70％を占める。開口運動に伴う関節円板の動態から2つに分類する。

❶ Ⅲa型（復位を伴う関節円板前方転位）

下顎頭の前方にずれていた関節円板が，開口運動に伴って下顎頭の上部に復帰する（復位する）ものである。その復帰時に，「カクン」とクリック音が発生する。一般的にこのステージでは音が出ても痛みはないことが多く，開口が制限されることもない（図1）[2]。

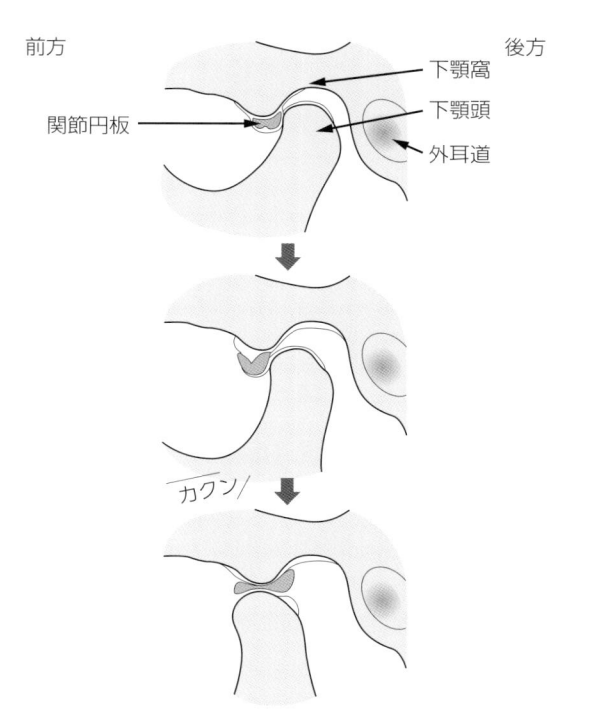

図1　Ⅲa型顎関節症（復位を伴う関節円板前方転位）

（木野孔司，杉崎正志，和気裕之．顎関節症はこわくない．東京：砂書房；1998より引用）

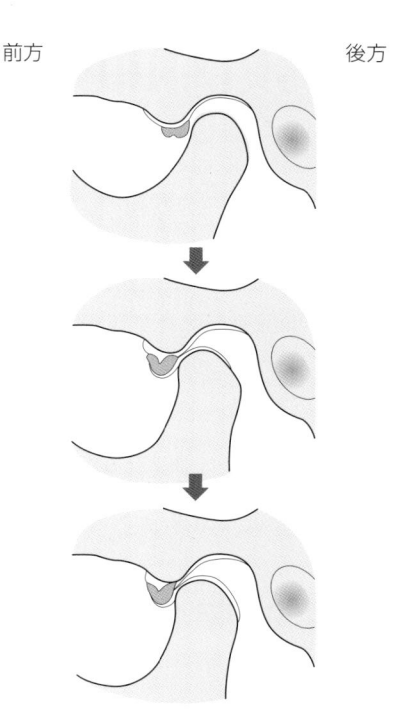

図2　Ⅲb型顎関節症（復位を伴わない関節円板前方転位）

（木野孔司，杉崎正志，和気裕之．顎関節症はこわくない．東京：砂書房；1998より引用）

❷ Ⅲb型（復位を伴わない関節円板前方転位）

Ⅲa型の中の約5％の患者は，次のⅢb型に移行する．それまでは，音は出るものの開口が制限されることはなかったのだが，ある日突然に十分な開口ができなくなり（クローズドロックと呼ぶ），クリック音は出なくなる．要するに，前にずれた関節円板が下顎頭上部に戻る（復位する）ことができなくなり，前にずれたままの関節円板が下顎頭の前方運動を阻害することで，大きく開口することができなくなる．また，無理に開口しようとすると痛みが出現する．当初はⅢa型に戻ることもあるが，何回かクローズドロックを経験するうちにⅢa型に戻れなくなり，Ⅲb型として安定し開口障害が常態化する（図2）[2]．

d. Ⅳ型顎関節症（変形性顎関節症）

顎関節症が慢性化して，顎関節を構成する下顎頭や側頭骨に変性性変化が出現し，機能時痛や開口障害が出現した場合に診断する．変形の病態に関しては，3種類のX線的骨変化が規定されており，①骨皮質の断裂，②辺縁性骨増生，③吸収性変化を伴う下顎頭の縮小化のいずれかが見られる場合にⅣ型と診断する．

3）顎関節症の有病率

非患者集団における横断的調査では，40～75％に異常顎関節運動，関節音，触診での圧痛，といった他覚的機能障害の兆候が少なくとも一つはみられるとされ，また33％は顔面痛や関節痛といった自覚的障害の一つを持つと報告されている．関節音や開口時の下顎偏位のような他覚的兆候は健康集団の50％にみられるとも報告[3]されるが，開口障害といった機能障害は健康集団では5％と少ない．

4）顎関節症の病因

1934年に米国の耳鼻科医Costenが，臼歯欠損した患者に今でいう「顎関節症」の症状を認め，それに随伴する咽頭症状や耳症状を合わ

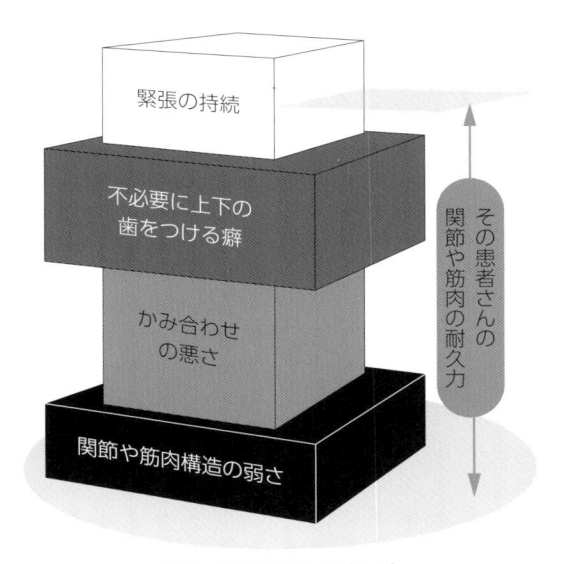

図3　寄与因子の積み木
(木野孔司．完全図解　顎関節症とかみ合わせの悩みが解決する本．健康ライブリー図解シリーズ．東京：講談社：2011. p.22 より引用)

せて報告[4]し，後にこれらの症状を合わせてコステン症候群と呼ぶようになった。この論文が，顎関節症の原因として咬合異常を取り上げた最初の報告である。それ以来，咬合問題は多くの歯科医によって病因性を証明しようと研究がなされてきた。しかし，それらの研究の一つとして不正咬合の病因性を証明できなかった。それにもかかわらず，世の中には「顎関節症の原因は不正咬合である」という論述が多い。国民皆保険によって貧富の差なく歯科治療を受けられるようになったのは昭和30年代であり，それ以前は富裕層しか歯科治療を受けられなかったのである。う歯が放置され，抜けた所を補綴できない患者が多かったのである。もし顎関節症の原因が不正咬合であるなら，その時代は顎関節症患者で溢れていなければならないが，そのような記録はない。また現在でも，発展途上国で十分な歯科治療を受けられない国民の中で顎関節症患者が多いということもない。

このような不正咬合病因論の現実との乖離という背景を受け，すでに1970年代から顎関節症の病因として，特定なものを求めるのではなく，多くの要因がタイミング良く集まることで発症に至る病因強度を作り上げるという「多因子病因説」が提唱されるようになり[5]，現在，世界中の研究者から支持されている。不正咬合もそのような要因の一つと考えるべきであり，ほかにも多種多彩な要因がある。このような要因の一つ一つは病因としての発症強度を備えていないが，いくつも積み重なることで発症強度に至ると考える（図3）[6]。そのため，これらの要因一つ一つを「寄与因子」と呼ぶ。寄与因子には，いくつかの種類がある（表1）[7]。これらの寄与因子を減らすことが顎関節症の原因治療になるわけであるが，中には解剖学的寄与因子のように，減らすことができないものもある。また，患者が持っている寄与因子をすべて特定することが難しいという問題もある。このような背景から米国では，見いだすことができた寄与因子のうちで，それを減らすことでたとえ効果がみられなくとも，非可逆的な損害を患者に残すことのない寄与因子から順次アプローチすべきである，という試行錯誤的寄与因子軽減治療が提唱されている。

われわれも当初は，この米国の治療アプローチに従って治療戦略を組み立てていた。しかし，この方法は効率が悪い。その患者にとって真に病因となっている寄与因子が見つかるまで，試行錯誤が続くことになる。そこで，より普遍的な寄与因子を見つけるための調査研究を繰り返した。その結果，有力な寄与因子の存在に気づき，現在はこの寄与因子へのアプローチを優先して実施することで，治療効果が増大している。

その寄与因子とは，われわれが歯列接触癖（tooth contacting habit：TCH）と名づけた習癖行動である。本来，上下歯列の接触は会話，咀嚼，嚥下に際して瞬間的に起こり，その接触時間は合計しても平均17.5分/日と報告されている。たとえ軽い接触であっても，上下歯列の接触は咀嚼筋の筋活動を高める。どうしてこの習癖の病因性に注目するようになったかというと，以前から夜間や日中の食いしばりは顎関節症の悪化要因であると考えられていた。そのため，問診では「日中噛みしめていることはあり

表1　顎関節症の発症，永続化に関与する寄与因子の種類

1．解剖要因：顎関節や顎筋の構造的脆弱性
2．咬合要因：不良な咬合関係
3．精神的要因：精神的緊張，不安，抑うつ
4．行動要因：
　1）日常的な習癖
　　歯列接触癖（TCH），頰杖，受話器の肩ばさみ，携帯電話の操作，下顎突出癖，爪噛み，筆記具噛み，うつぶせ読書
　2）食事
　　硬固物咀嚼，ガム噛み，片咀嚼
　3）就寝時
　　夜間はぎしり（クレンチング，グラインディング），睡眠不足，高い枕や固い枕の使用，就寝時の姿勢，手枕や腕枕
　4）スポーツ
　　コンタクトスポーツ，球技スポーツ，ウィンタースポーツ，スキューバダイビング
　5）音楽
　　楽器演奏，歌唱（カラオケ），発声練習
　6）社会生活
　　緊張する仕事，PC作業，精密作業，重量物運搬
5．外傷要因：ねんざ，打撲，転倒，交通外傷

（渋谷寿久．多因子疾患・生活習慣病としての顎関節症の考え方．歯界展望 2011；117：412-4 より改変引用）

ませんか」と尋ねていたが「はい，噛みしめています」という回答はほとんどなかった。そこで質問の仕方を変え，「日中，上下の歯を触らせていませんか」と聞いたところ「はい，触っています」と答え，さらに「くちびるを閉じているときは上下の歯が噛んでいるのは当たり前と思っていました」という回答が得られたのである。われわれ歯科医は口唇が閉鎖されていても，上下歯列は間に「安静空隙」をへだてて離開していることを理解している。しかし，一般の人たちの中には噛んでいることが当たり前になっている人たちがいるということを，歯科医はこれまで気づかなかったのである。そこで，顎関節症患者の中ではどの程度の割合でこのTCHを持っている患者がいるかを調べたところ50％であった。さらに解析を進め，この習癖が顎関節症の永続化要因になっているという仮説の元に，症状悪化の有無を従属変数とするロジスティック回帰分析を行ったところ，この習癖を持つと，持たない患者に比べて約2倍の確率で悪化するとの結果が得られた[8]。要するに，歯列接触を続けることが咀嚼筋の活動を維持し続け，筋疲労を招くとともに顎関節を押さえ続

けることで摩擦抵抗を強め，血液循環を阻害することで感覚の鋭敏化を招き，過剰な負荷を与えることになる。この解析結果から，TCHを持つ患者にはこの習癖を是正することが重要であるということが明らかになり，その是正トレーニングを行わせたところ，それまでの方法ではなかなか改善のみられなかった患者にも症状軽減が得られるようになり，しかも再発率も減少した。その後の調査では保有割合が増加しており，顎関節症の痛みを有する患者の70％以上がTCHを持つとみなされた。したがって現在では，顎関節症の最大の原因がこのTCHであると考えている。

5）顎関節症の治療

顎関節症に対する治療は，現行の医療保険では鎮痛薬投与，マウスピース治療，噛み合わせの調整治療が一般的に行われ，さらに専門施設では鏡視下手術や開放手術が行われている。しかし，これらの治療はかなり以前に保険導入された治療法であり，最近の病因論に基づく治療法からは乖離しつつある。特に，一般開業歯科医のほとんどで実施するマウスピースによる治

療や歯を削って調節する治療は、無効例がしばしば存在する。その理由は、これら2種類の治療法は顎関節症の原因が噛み合わせの不正にあると考えられていた時代に保険に導入された治療であり、前項でも述べたように顎関節症の原因の多くは不正咬合ではないためである。そのために、理想的な咬合状態を備えたマウスピースを入れる、あるいは歯を削って良い噛み合わせにしたからといって、もしTCHが原因で発症した患者ではマウスピースを入れてもその上から噛みしめ、接触時間を長くするために悪化する。また、歯を削って噛み合わせを調整する治療を行うと、TCHを持っている患者では噛み合わせによる接触感覚の変化から噛む位置を探そうとする行動が強まるために、やはり悪化することになる。

これからの顎関節症治療は、その多くの患者が保有するTCH是正を中心に据える必要があり、筆者らの施設では、マウスピース治療や噛み合わせ調整の治療を行っていないが、以前より改善効果が高く、通院期間も短くなっている。

❷ 顎関節症患者に見られる肩こりやその他の症状

来院する顎関節症患者は、顎関節や咀嚼筋の症状とともに、しばしば後頸部や肩のこりを訴える。また、側頭筋における顎関節症としての筋痛はしばしば緊張型頭痛との鑑別が紛らわしい。これらのこり症状や頭痛と顎関節症との因果関係についての研究はないが、一般的には無関係である。多くの患者から聴取するのは「以前からこり（頭痛）があったが、顎関節症の痛みが始まってからひどくなった」というもので、「顎関節症が始まってからこり（頭痛）も始まった」ということはごくまれである。つまり、元々こり（頭痛）を保有していた患者に新たな顎関節症の症状（特に疼痛）が始まると、その痛みの影響で周囲の筋緊張が増加し、これがこり（頭痛）症状を強めていると考えられる。それを裏づけるように、顎関節症の痛みが消失するとこり（頭痛）も改善するが、一般的には元の症状に戻るだけであり、こり（頭痛）が消えることはない。

広く、顎関節症が万病の原因であるかのような論調が見られるが、顎関節症はそれほど複雑な疾患ではない。顎関節症がほかの問題と結びつくような話に発展したのは、それまではなかなか改善が得られず、慢性化して長期間苦しむ患者がいたからである。慢性痛によって引き起こされる交感神経の緊張が原因となり、体中に出現するさまざまな症状が、顎関節症に特有な症状であるかのように喧伝されたためである。しかし慢性痛による交感神経関連症状は、顎関節症に特有なものではない。

後頸部や肩のこり、緊張型頭痛は顎関節症の痛みが発端となり、頸筋や側頭筋の緊張が亢進することで悪化しやすい。さらに、こりや頭痛以外にも耳閉、耳鳴、耳痛といった耳症状を訴える患者も時折みられる。耳閉、耳鳴は交感神経症状の一端として説明できる場合がある。ただ、耳痛に関しては注意が必要である。耳介側頭神経は終末で2つに分岐し、一方は顎関節に、もう一方は鼓膜から外側の外耳道に分布している。このために、顎関節に生じた痛みを耳痛と勘違いして耳鼻科を受診する場合がある。同様なことは歯科においてもあり、外耳炎の痛みを顎関節の痛みと誤認して歯科口腔外科を受診する患者もいる。

❸ 歯列接触癖（TCH）が原因となる肩こり

顎関節症治療に前述のTCH是正を取り入れるようになってから、大きく変化した患者の反応がある。それは、TCH是正が進んだ患者から聴取する症状改善経過の中に、しばしば後頸部や肩のこりが軽くなった、消えたとすることが現れることである。筆者らは顎関節症の症状改善を目的としてTCH是正を行っていたわけだが、それに伴う思いがけない副次効果が明らかになった。要するに、TCHがあって顎筋が緊張していると頸筋や僧帽筋が緊張する。是正が進み顎筋の弛緩が維持されるようになると、

同時に頸筋や僧帽筋の緊張も和らぐことで，筋疲労が減少し結果的にこりや頭痛の頻度，強度が軽減するということである．何かに集中して作業しようとする，あるいは腕や足に力を込めようとする場合は，正常な生理機能として噛みしめるという動作を誰でも行うはずである．いわば，顔面の緊張がほかの部分の緊張をリードしているという生理機能がある．TCHを持っていない患者の場合は，噛みしめを続けることなく無意識に歯を離開させているはずだが，TCHを持っている患者は，噛みしめが持続する可能性があり，そのために後頸部や肩の筋緊張が続くのであろう．このような緊張しがちな患者にTCH是正を行うと，顔面緊張が続かなくなることで身体他部の緊張持続も緩和し，これが自覚症状の改善になっていることを思わせる．このように，TCHがこり症状を作り出しているということが明かになってきた．

【引用文献】

1. 日本顎関節学会編．顎関節診療に関するガイドライン．東京：日本顎関節学会；2001．p.1-3.
2. 木野孔司，杉崎正志，和気裕之．顎関節症はこわくない．東京：砂書房；1998．
3. 杉崎正志，今村佳樹監訳．口腔顔面痛の最新ガイドライン 改訂第4版．―米国AAOP学会による評価，診断，管理の指針―．東京：クインテッセンス出版；2009．p.143-226.
4. Costen JB. A syndrome of ear and sinus symptoms dependent upon disturbed function of the temporomandibular joint. Ann Otol Rhinol Laryngol 1934；106：805-19.
5. Weinberg LA. Temporomandibular dysfunctional profile：A patient-oriented approach. J Prosthet Dent 1974；32：312-25.
6. 木野孔司．完全図解 顎関節症とかみ合わせの悩みが解決する本．健康ライブリー図解シリーズ．東京：講談社；2011．
7. 渋谷寿久．多因子疾患・生活習慣病としての顎関節症の考え方．歯界展望 2011；117：412-4.
8. Sato F, Kino K, Sugisaki M, et al. Teeth contacting habit as a contributing factor to chronic pain in patients with temporomandibular disorders. J Med Dent Sci 2006；53：103-9.

〔木野　孔司〕

9 婦人科疾患による肩こり
―更年期不定愁訴症候群―

はじめに

　婦人科診療において肩こりの治療を担当する機会は，更年期専門外来では日常的である。更年期女性の不定愁訴に占める肩こり，頸部硬直感，項背部痛や張りの頻度は高く，いわゆる「更年期障害」という疾患の卑近な症状として認識されている。
　本項では，中高年女性の肩こりの病因としての広義の更年期不定愁訴症候群の臨床像と病態を中心に述べたい。

1 更年期不定愁訴症候群にみられる肩こり

1）更年期不定愁訴症候群

　更年期不定愁訴症候群は，医療機関の受診の必要性を感じ，医師の診察を受けた場合のみに診断されるもので，その実態は患者統計のみでは把握しきれないものがある。人間ドックや市民健診などで，特に婦人科愁訴のない閉経後の女性を対象に調査すると，過半数が更年期周辺時期になんらかの心身の不調を自覚しているが，心身不調を自覚しても8割の女性は医療を受けておらず，医療を受けない女性の半数は1年以上の症状持続が認められることが知られている[1]。症状を自覚し医療機関を受診しなかった半数の更年期女性は，わずかながらでも生活の質（QOL）の低い時期を過ごしたと考えられ，肩こりのような年齢を問わず経験する症状は，不定愁訴の中でも医療を受けない選択をさせる可能性を含んでいる。

a．発症の背景

　更年期女性の一般的な環境因子には精神的ストレスを生むさまざまな要因が存在し，中でも子どもに関する空の巣や親しい人との分離体験，あるいは家庭内，職場，介護現場での人間関係における心理的葛藤が高い比率を占める[2]。更年期世代に経験するさまざまなイベントへのこころの対処においても，元来の性格要因から心理的歪みが起こり，身体化に発展し，心身不調として表現される。更年期以降に激変する家庭内環境に対応できず，家族との対人関係に悩み，心身相関としての精神・身体症状を発症するとともに，卵巣性ステロイドと下垂体性ゴナドトロピン分泌様態の激動による自律神経機能の変化があるために，不定愁訴としての全身の症状が発症しやすい環境にあるといえる。
　更年期女性にみられる不定愁訴は，このような社会的環境や心理的反応性の違いのほかに，個人的な気晴らし手段（coping style）の有無が発症のしやすさに関与する。したがって，肩こりなどを症状の一つとして来院する更年期不定愁訴の対応には，生活背景や家族構成あるいは経済観念や人生観を含めた心理的特徴への診断的，治療的アプローチが必要となる。

b．病態と臨床像

　不定愁訴を呈する閉経周辺期の心身不調の女性が広義の更年期障害（更年期不定愁訴症候群）と診断されるが，気分障害やパニック障害，あるいは適応障害などの精神障害や心身相関を主体とする心身症としての自律神経失調症を包含する大きな複合疾患群である。治療を希望する症状は多岐にわたり，肩こり，のぼせ，ほてり，発汗のほかに，頭重感，嘔気，倦怠感，冷え，胸部苦悶感，手足のしびれ，脱力感，めまい，耳鳴り，ほかさまざまである[3]。
　筆者の診療現場の統計では，それらの27.4%は気分障害（うつ病），12.3%は不安障害，15.5%は病態形成に心身相関がみられる心身症としての更年期不定愁訴症候群であり，狭義

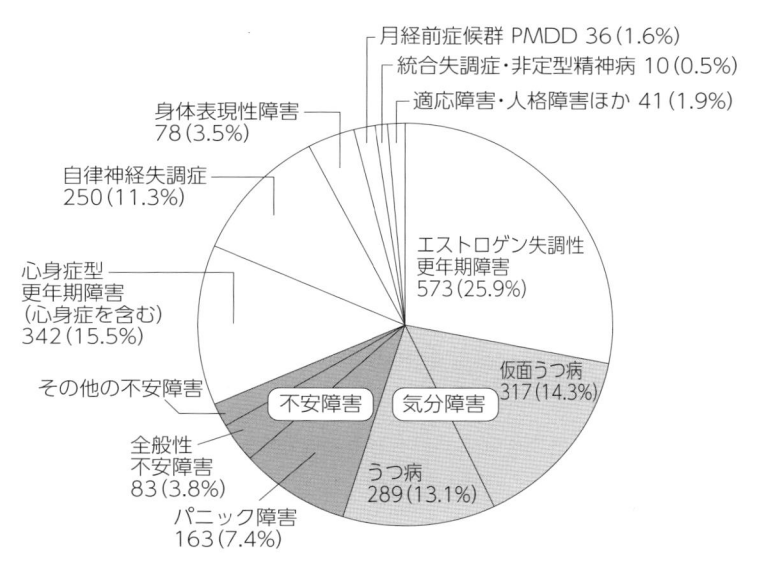

図1 女性更年期障害における各種診断基準および治療への反応性を加味した最終診断とその頻度

- 月経前症候群 PMDD 36（1.6％）
- 統合失調症・非定型精神病 10（0.5％）
- 適応障害・人格障害ほか 41（1.9％）
- 身体表現性障害 78（3.5％）
- 自律神経失調症 250（11.3％）
- 心身症型更年期障害（心身症を含む）342（15.5％）
- その他の不安障害
- 全般性不安障害 83（3.8％）
- パニック障害 163（7.4％）
- エストロゲン失調性更年期障害 573（25.9％）
- 仮面うつ病 317（14.3％）
- うつ病 289（13.1％）

更年期不定愁訴症候群は更年期世代の精神，身体不調に対して用いられる疾患用語であるために，多くの疾患を包含する。発症にはエストロゲンの分泌不全や下垂体性ゴナドトロピン分泌亢進などの内分泌変動，元来の性格，心理反応の特徴という内因性要素や，家庭内や社会的立場，環境への不適応やさまざまなイベントへの葛藤，人間関係の摩擦など，外因性の要素が複雑に錯綜，関連する。精神障害が更年期世代に不定愁訴としての症状で発症するものもあれば，心身症としての状況から精神障害に発展するものもある。
（後山尚久．更年期障害．診療ガイドダイジェスト2011．東京：南山堂；2011．p.208-9より引用）

の更年期障害であるエストロゲン失調性更年期障害は25.9％を占めていた[4]（図1）。

2）更年期不定愁訴としての肩こり

本邦では，肩こり，頸部および項背部硬直は広義の更年期障害では4割以上にみられるもっとも頻度の高い身体症状である。欧米でもっとも頻度の高い上半身のほてりやのぼせ（ホットフラッシュ）は4割弱であり，気分変調や気力低下が25％強を占める[5]。エストロゲン失調性更年期障害と気分障害に，高い頻度でみられる症状を表1に示す。のぼせ，ほてり，発汗は，いわゆる更年期障害の特徴的な症状として，「更年期症状」と呼ばれることもあるが，統計的にはエストロゲン失調性更年期障害の43.6％，仮面うつ病の40.7％を占める肩こり，頸部硬直がこれらの上位10症状のトップである。うつ病の30.1％（第5位）にも肩こりがみられ，更年期不定愁訴症候群の治療には少なからず肩こりの治療が含まれているといっても過言ではない。また，肩こりのみられる患者にはのぼせ，ほてり以外に頭痛，頭重感（37.2％）やめまい，ふらふら感（30.3％）などの頭頸部の症状の合併が多い（表2）。気分障害（うつ病）の身体症状だけみると34％が肩こりを有している（表3）。このことは，更年期女性の気分障害例の中には，主に肩こりの治療を希望して医療機関を訪れている症例もあるのではないかと想像されるため，注意を要すると思われる。

❷ 更年期女性の肩こりの診断

多彩な症状を有する更年期不定愁訴症候群の

表1 更年期不定愁訴症候群におけるうつ病，仮面うつ病とエストロゲン失調急性障害によくみられる症状の比較（上位10症状，n＝2,210）

	エストロゲン失調急性障害 573症例		うつ病 289症例		仮面うつ病 317症例	
1	肩こり・頸部硬直	43.6%	抑うつ・気力，意欲低下	60.6%	肩こり・頸部硬直	40.7%
2	顔面熱感・のぼせ	34.2%	全身倦怠感	38.1%	頭痛・頭重感	37.5%
3	発汗	24.8%	睡眠障害	33.9%	顔面熱感・のぼせ	35.0%
4	全身倦怠感	18.3%	顔面熱感・のぼせ	33.2%	全身倦怠感	29.7%
5	頭痛・頭重感	15.0%	肩こり	30.1%	脱力感・フラフラ感	22.7%
6	抑うつ・不安・焦燥感	14.1%	不安感	29.8%	心悸亢進	15.8%
7	睡眠障害	14.0%	発汗	23.5%	発汗	15.5%
8	めまい	13.1%	心悸亢進	19.0%	不安感	12.3%
9	冷え	13.1%	脱力感・フラフラ感	15.9%	めまい	11.7%
10	心悸亢進	12.4%	頭痛・頭重感	15.6%	耳鳴り	10.4%

広義の更年期障害の4割強に肩こり・頸部硬直（第1位），4割弱に顔面熱感・のぼせ（第2位）が認められ，3番目に高い頻度（25%強）に気分変調，気力低下が認められる。症状頻度第1位の肩こり・頸部硬直はエストロゲン失調急性障害（狭義の更年期障害）の43.6%，仮面うつ病の40.7%に認められる。

表2 肩こりを有する更年期不定愁訴例にみられる合併症状

	症状	比率
1	頭痛・頭重感	81/218 (37.2%)
2	のぼせ・ほてり	80/218 (36.7%)
3	めまい・ふらふら感	66/218 (30.3%)
4	不眠	56/218 (25.7%)
5	全身倦怠感・脱力感	43/218 (19.7%)
6	動悸	41/218 (18.8%)
7	抑うつ感	38/218 (17.4%)
8	発汗	36/218 (16.5%)
9	冷え・寒気	30/218 (13.8%)
10	不安・焦燥感	27/218 (12.4%)
11	頸部痛・こり	21/218 (9.6%)
12	耳鳴り	14/218 (6.4%)
13	腰背部痛	12/218 (5.5%)
14	しびれ	11/218 (5.0%)
15	嘔気	10/218 (4.6%)

肩こりを示す症例の4割弱は頭痛，頭重感を伴い，また3割はめまい，ふらふら感という頭部の身体症状を伴っていることが分かる。

表3 更年期に不定愁訴で来院する気分障害の身体症状

	症状	比率
1	全身倦怠感・脱力感	218/388 (56.2%)
2	のぼせ・ほてり	146/388 (37.6%)
3	不眠	141/388 (36.3%)
4	肩こり	132/388 (34.0%)
5	頭痛・頭重感	111/388 (28.6%)
6	めまい・ふらふら感	99/388 (25.5%)
7	動悸	78/388 (20.1%)
8	発汗	64/388 (16.5%)
9	腰背部痛	42/388 (10.8%)
10	冷え	31/388 (8.0%)

うつ病は精神障害であるが，更年期不定愁訴症候群では身体症状が前面にでる，いわゆる「仮面うつ病」がその半数を占めるため，このような身体症状を主訴として来院する頻度が高い。肩こりは4番目に多い症状であり，単に対症療法を施すのではなく，うつ病を念頭に置いた臨床対応が要求される。

診断は，詳細な生活歴，病歴，家族背景，社会的活動などに関する医療面接に加えて，心理，性格テストを実施することが必須となる。中高年女性の発達課題の正しい認識と乗り越えの失敗としての「中年の危機（mid-life crisis）」の存在が主因の場合もある。医療面接では，夫，子ども，両親，職場での対人関係，高齢者介護，夫，本人の失職などの現実問題，子どもの受験や就職，将来への心配などを聴取する。精神症状としての気力低下，憂うつ感，不安，焦燥感，身体症状としてのホットフラッシュ，発汗，心悸亢進，肩こり，頭重感，冷え，しびれ，倦怠・脱力感などを参考とする。症状のみでは，広義の更年期障害が包含する気分障害（うつ病，仮面うつ病）との鑑別ができない。症状や経過に

は大きな個人差があり，本疾患に診断基準は存在しない。ホルモン値や自律神経活動値等は診断に寄与しない。肩こりを有する患者では仮面うつ病の存在を念頭にうつ性自己評価尺度（self-rating depression scale：SDS），東邦大式抑うつ尺度（self-rating questionnair for depression：SRQ-D）などのうつ病診断のための心理テストを積極的に実施し，また整形外科領域の疾患を中心とした器質的疾患の除外診断を行う。

3 更年期女性の肩こりの治療

1）治療の原則

治療の基本は，薬物療法と心理療法（あるいは簡易精神療法）とを車の両輪のようにバランスよく行うことにある[6]。これは，心身症として扱われるべきエストロゲン失調急性障害でも，うつ状態でも，不安の強い症例でも適用され，患者の有する症状の種類によって区別されるものではない。肩こりは身体症状であるが，薬物の投与のみで心理アプローチを欠いた治療は，一時的な症状の緩和は得られても完治には至らない。更年期女性の精神・身体症状形成の際の個人差のある背景を把握したうえで，テーラーメード医療としての治療とメンタルヘルスの観点からの対応を行う。不定愁訴女性を心と身体の機能が密接に関連する「複雑系」として分析し，治療に活かす姿勢を忘れてはならない。

2）薬物治療

更年期不定愁訴症候群の症状としての肩こりは，狭義の更年期障害であれば，ホルモン補充療法（hormone replacement therapy：HRT）で治癒に導くことができる可能性が高い。適切なHRTは，身体症状の8割を2カ月以内に改善することが知られている[7]。漢方薬としては，一般的に肩こりには葛根湯や芍薬甘草湯が頻用されるが，漢方医学病態論としては，更年期女性の肩こりには気滞や瘀血という病態が多数を占める。漢方医学的には，女性の更年期不定愁訴症候群は，家庭や社会での多種多様なストレスによる心理的不調和による「肝気鬱結」のために「気」の巡行が阻止され，その結果の「気滞」と「瘀血」による症状と説明される。

古典条文には，葛根湯と桂枝加葛根湯にみられる「項背強バルコト几几」との肩こりを示す代表的記述がみられる。しかし，これ以外に加味逍遙散の「肢体疼痛」，柴胡桂枝湯の「支節煩疼」は肩こりを含む体の痛みを表す。また，漢方医学理論にみる瘀血病態や寒邪は肩こりを生むため，通導散，桃核承気湯，桂枝茯苓丸，当帰芍薬散，呉茱萸湯などの更年期女性に頻用する漢方薬は肩こりの治療薬でもある。

そこで随証療法を基本とすると，巡気剤，理気剤としての加味逍遙散，柴胡桂枝乾姜湯，柴胡加竜骨牡蠣湯や，駆瘀血剤である桂枝茯苓丸，通導散などが適用される。また，薏苡仁湯，疎経活血湯，越婢加朮湯などの筋肉のこりによる筋肉痛に用いる漢方薬も奏効する場合がある。血虚や気虚も肩こりの原因となることがあり，十全大補湯，補中益気湯や帰脾湯なども選択肢となりうる。これらの適切な随証療法により，2カ月以内に約7割の症例で症状の改善が得られる。肩こりに抑うつ，不安症状を伴っている場合には，抗うつ薬〔四環系，選択的セロトニン再取り込み阻害薬（selective serotonin reuptake inhibitors：SSRI），セロトニン・ノルアドレナリン再取り込み阻害薬（serotonin & norepinephrine reuptake inhibitors：SNRI），スルピリド〕や抗不安薬を治療当初から用いる。睡眠障害がもっとも総合的QOLを低下せしめるため，速やかな改善を目標とする。

3）全人的医療

慢性的な肩こりを有する更年期不定愁訴患者には解決されないストレス要因への適切な心理的対処が不十分な患者が少なくないため，時間をかけた医療面接でストレス要因を把握し，個別の心理療法を行う必要がある。心理療法の基本と順序については紙面の関係で他書に譲るが，傾聴を基本とし，受容，共感的理解，支持，

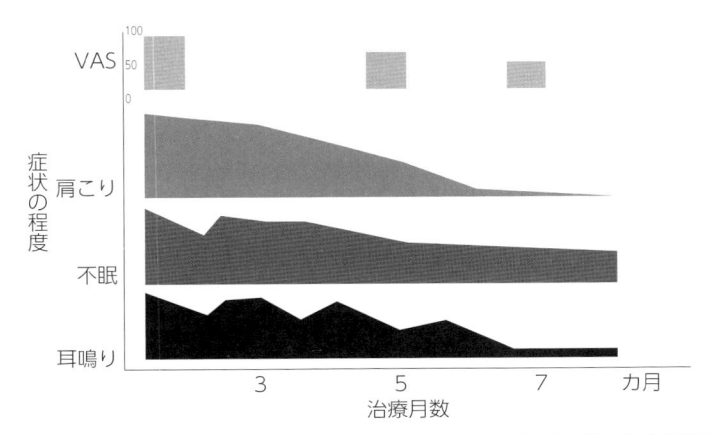

図2 肩こりを主訴とする典型的な更年期不定愁訴症候群の臨床経過

保証を軸とし，治療に対する時間と意欲があれば，家族の協力体制を整えることが重要であろう[8]。心理療法の順序は，傾聴を基本にストレス発散からストレス事項の認識に進み，最終的には価値観，人生観，行動習慣などを修正することが理想である。

医療側の診療の姿勢として，常に傾聴を心がけることが，マネジメントの中核となるが，治療的自我（doctor as a medicine）を涵養することも重要となる。心理療法の完成度を高めるために，医療を提供する医師として，自らが安定した性格となり，社会的常識，良識を有する，人間的に温かい人物になるように努力することがまず必要である。また，主義・主張はあっても，その哲学や社会を見るスケールを他人に押し付ける性格でないことも重要となる。

4 更年期不定愁訴症例

肩こりの治療を希望して更年期専門外来を受診した症例の診療経過を紹介する。

症例：50歳代半ば，女性
家族歴：特記すべきことなし。
既往歴：5年前より軽度の気分障害が，3年前より顎関節症があり，2年前に子宮筋腫で子宮摘出術を施行している。
生活歴：5年間に睡眠障害，気分障害を発症したころから，友人や両親との人間関係がぎくしゃくし，毎日が楽しくない。夫とはいつの間にかあまり会話をしなくなり，夫の休日に一緒に出かけることもない。

主訴：右肩こり，右眼瞼痙攣，目の疲れ，不眠，腰痛，耳鳴り。

現病歴：数年前から不眠，腰痛，耳鳴りがあり，睡眠障害として治療を開始したころ，軽度の気分障害（うつ病）と診断された。それからは睡眠導入薬を常用している。最近テレビを観ていると目が疲れやすくなり，昨年ごろから何度も右の眼瞼に痙攣が起こり気になって仕方がない。同じころより特に右側の肩こりが強くなり，そのために旅行に行けなくなった。季節の変わり目は特に症状が強い。

現症：視覚的評価尺度（visual analogue scale：VAS）90，SRQ-D 16（仮面うつ病スケール），失感情症 scale 18，エゴグラムN型，自己否定他者肯定型であった。血液生化学検査では軽度の脂質異常症のみであり，神経学的診察で異常はなかった。性ホルモン，甲状腺ホルモン濃度は，年齢相当で正常であった。漢方四診では，血虚，瘀血，水毒と診断された。腹証としては，腹力2/5，胸脇苦満（＋），少腹瘀血圧痛（2＋），心下振水音（＋）であった。

臨床経過：晩夏からの治療となったが，猛暑のエアコンの影響により最近ではもっとも肩こり，耳鳴り，不眠が強い夏だったとのことであった。すぐに目が疲れるとのことから，睡眠導入薬と抗うつ薬は減量せず，抑肝散陳皮半夏

と芎帰調血飲（きゅうきちょうけついん）の服用を開始した。治療3カ月目に肩こりの改善を自覚し，近くに楽しく旅行できるようになった。しかし，耳鳴りが起きると不安感と焦燥感が出現した。トフィソパムの併用を開始した。治療5カ月後には，肩こりは初診時から半減した。不眠も改善し，睡眠誘導薬の服用は半分になった。治療7カ月後には肩こりは忘れる日も出てきて，耳鳴りは日中気にならなくなった。家事が普通にできるようになった。VASは42に低下した（図2）。

本症例には，再診のたびに心理療法を繰り返し実施した。人は人や物との関係性の中で生きていること，こころとからだは切り離せないものであり，さまざまな身体症状は心身相関の結果であることを伝え，ストレスへの対処法を一緒に考えた。それにより当初みられた精神―精神―身体交互反応は希薄化し，一時的に症状が増悪してもうろたえず，自分を追い込むことがなくなり，もっとも強く訴えていた右肩こりも忘れられるほどになった。

このように，更年期不定愁訴症候群としての肩こりは対症療法のみで解決できるものではなく，更年期女性の発症背景や心理・性格特性を把握した全人的医療で臨む必要性がある。肩こりは，更年期不定愁訴症候群ではもっとも頻度の高い症状であり，肩こりに対する更年期女性の悩みは想像するよりも深い。常に病者に寄り添う姿勢での医療が望まれる。

【引用文献】

1. 後山尚久．中高年女性のQOLからみたHRTの位置づけ．産婦治療 2009；98（増刊）：701-8.
2. 後山尚久．更年期・老年期女性の身体機能の特性とその障害―精神・神経系．武谷雄二編．更年期・老年期医学．新女性医学体系21．東京：中山書店；2001．p.37-76.
3. 後山尚久．更年期障害の考え方，更年期の臨床．東京：診断と治療社；2006．p.20-33.
4. 後山尚久．更年期障害．診療ガイドダイジェスト2011．東京：南山堂；2011．p.208-9.
5. 後山尚久．更年期障害―自律神経機能と気血水病態を含めて．診断と治療 2009；97：127-31.
6. 後山尚久．女性外来―更年期障害．臨と研 2005；82：1337-42.
7. 後山尚久．更年期障害の治療―薬物療法．更年期の臨床．東京：診断と治療社；2007．p.82-96.
8. 後山尚久．更年期不定愁訴の治療における心理療法のコツ．麻生武志編．更年期医療のコツと落とし穴．東京：中山書店；2005．p.16-7.

〔後山　尚久〕

10 ストレスによる肩こり

はじめに

　肩こりの客観的指標がない現状では，主観的現象を扱う心理学，心身医学，精神医学の各領域の概念を援用して，肩こりを理解することは有用である。本項では，その立場から主に診察室で起きている臨床的現象について，特に「姿勢」と「身体感覚」に焦点を当てて，①肩こりを引き起こすストレス，②なぜストレスが肩こりを引き起こすのか，③肩こりそのものがストレス・個体に及ぼす影響，④それらへの対応，という展開で図に沿って述べる。

1 肩こりを引き起こすストレス

　肩こりを引き起こすストレスは，身体的ストレスから心理社会的ストレスまで幅広くある。それらのストレスの中において臨床場面でよく見かけるものには，身体的ストレスとして「姿勢の崩れ」があり，精神的ストレスとしては「精神疾患」，「悩み」がある。

1）姿勢の崩れ

　肩こりを引き起こす姿勢の崩れとして，ねこ背と左右非対称の姿勢がある。大学生1,786名の調査[1]によると，肩こりとねこ背の両方を自覚している学生では，肩こりをねこ背より先行して自覚しているものはわずか数％であり，大多数はねこ背を肩こりより先行して自覚するか，あるいは同時期に自覚していた。このことは，ねこ背が肩こりの準備状態になりうる可能性を示唆している。

　ねこ背には，作業そのものにより無理な体勢を強いられて生じるものと，自ら姿勢を崩して生じているものがある。後者では，机と椅子の大きさのバランスが適切でないことが多い。利用する机と椅子が個人に合わせた寸法ではないときに，ねこ背を強いられて後頸部，肩，背部の持続的な筋緊張を呈する。この場合，せめて坐面に固めのクッションを敷くなどの工夫が必要である。また，両眼の矯正視力が低く，ねこ背になっているケースも良く見かける。ちなみに，高校生では視力が低い生徒の50.6％が肩こりを自覚しており，有症率が有意に高いとの報告がある[2]。

　左右非対称の姿勢になっている場合は，股関節・膝関節の使い方が上手ではなく，上半身に力が入りやすい人に多い。それは，股関節・膝関節を柔らかく曲げて，上半身に負担をかけない姿勢が取りづらいからである。動きを観察すると，下半身よりも肩を中心とした上半身から動作を起こし始めやすいことが判る。関節が硬いのか，関節の動かし方を把握していないのか，あるいは骨折歴があるなど何らかの器質的理由が背景にあるのか，視力に左右差があり，視力の低い方を文字に近づけるという姿勢をとることで肩の筋緊張を増しているのか，要因は多様であるので，病歴をしっかり取ることが必要である。

　適切な運動は肩こりに良いが，スポーツ競技者で見かける肩こりは頑固であることも多い。これまでの治療経験では，バレーボールのアタッカー，フェンシング競技者，スポーツではないが，バイオリンやトロンボーン奏者の肩こりは頑固であった。強い緊張状態の中で左右非対称的な動作が多いからではと推測される。

　また，なで肩を有する社会人の肩こりの有症率は73.7％と有意に高かったという報告[2]もある。

2）精神疾患

a. 神経症・心身症

　自験例によると，心身症・神経症（いわゆる

慣用的診断名）と診断がついた116例において，肩こりを初診時に自覚していたのは77例（66.4%），平均年齢40.8±16.8歳であった。臨床的実感より低い割合であるが，ここでは時間的経過に注意が必要である。精神症状が強いときは，肩こりに気づけない，あるいは気づいていても訴える余裕がないことが多く，精神症状が軽くなってから肩こりを訴える症例が少なからずある。肩こりの自覚の有無は，肩こりの問診のタイミングが大きく影響しており，時間経過を考慮しないと肩こりの存在を見落とす可能性がある。

この初診時に肩こりを訴えた症例のうち，視，触診でチェックした51例のうち46例（90.2%）に姿勢の崩れがあった。ねこ背を呈していたのが41例（88.2%），肩の高さの左右差を認めたのが23例（55%）であった。さらに別の自験例[3]によると，息苦しさなどの呼吸器系症状を主訴とするパニック発作を呈した20例の姿勢を評価すると，全症例に姿勢の崩れがあり，そのうち16例（80%）はねこ背であった。そして，呼吸器症状が改善すると姿勢の崩れも改善していた。また，持続する呼吸器症状を持つパニック発作では，発作が発症する前に，長期間の肩こりを自覚している症例が，自覚していない症例より有意に多かった。

これらの事実は，心身症，神経症の病態と姿勢の崩れや肩こりに何らかの関連があることを示唆する。今後，肩こりを神経症，心身症の病状や病勢の指標にしたり，アクションメソッド（身体性を持ち込む心理療法の総称）の一つとして，肩こりの治療の有用性が明らかにされることが望まれる。

b．うつ病

うつ病において，身体症状が前景に出てくることがしばしばあることはよく知られており，うつ病症例の6割が頭や肩などに痛みを感じていると報告されている。また，うつ病症例の約7割で，うつ病による痛みがうつ病の回復を妨げていると報告されている[4]。すなわち，うつ病が痛みを引き起こし，その痛みがうつ病を遷延化させるという相互関係があるということである。うつ病の痛みについては，疼痛抑制系の機能不全が生じ中枢神経での痛みの感受性が増して，痛みを強く感じるという説明がよくなされている。

3）悩み

大学生1,786名の定期健康診断問診票の調査[1]によると，肩こりとねこ背の両方があり，それらを自覚した時期を特定できる学生のうち，男性の61.3%，女性の56.8%は精神的不調感を持っていた。また高桑[2]は，悩みがあると回答した高校生の53.5%が肩こりを自覚しており，有意に有症率が高いと報告している。これらの事実から，悩みと肩こりには，何らかの関連があると考えてよいと思われる。

悩みを持つことで，病的でないレベルの不安や抑うつを感じている人には，話を聴くこととともに，適度に肩を揉んであげたり，少し他動的に肩周りを動かしてあげることで筋肉を緩めることに意味はありそうである。逆に，肩こりのある人に，少し声掛けをすることにも意味があるように思われる。

いわゆる症候性肩こりを引き起こす身体疾患と社会的ストレスについては，他項に譲る。

❷ なぜストレスが肩こりを引き起こすのか

同じストレスの負荷がかかっても，肩こりが出現するときもあれば，出現しないときもある。この反応の違いを理解するには，個体要因における①器質的所見の有無，②身体感覚へのこだわり，③性格，という3つの視点を持つことが重要である。

1）器質的所見の有無

整形外科的疾患・神経内科的疾患は，肩に症状が出現する直接的要因であるが，これらは他項に譲る。それら以外で重要な要因となるのが，姿勢の崩れである。ねこ背や左右非対称の姿勢があると肩こりになりやすいのは，約4〜

5 kg ほどの重量がある頭部と体重の約 1/8 の重さのある両腕の重さが，強い肩の筋緊張を強いているからと理解される。ねこ背や左右非対称の姿勢があると，これらの荷重を効率的に支えきれず，てこの原理が働き，より厳しい荷重が肩にかかることになり，肩こりを引き起こす。

それでは，一般的な診察室の中で，姿勢の悪さの有無を把握するにはどのようにすればよいのであろうか。まず土台である下肢からチェックする必要がある。肩は，体幹の上部に位置するので，土台のバランスが悪ければ大きな影響を受けやすい。その土台のバランスを見るには，靴の裏を見るのが簡便である。左右の靴裏のすり減り具合が同じようになっているか，そのすり減りの目立つ部位が，足底の前か後ろか，内側か外側か，全体かなどを見る。次に，椅子に座った姿勢をチェックする。椅子に座るということは，股関節より下にある要因の影響を排除してチェックできるということである。立った時の姿勢と椅子に座った時の姿勢の崩れ方が同じであれば，その崩れの要因が上半身にあると判断できる。上半身については，肩甲骨，僧帽筋，胸鎖乳突筋の見え方の左右差をチェックすることは比較的容易である。精神科診療などで，脱衣して診察することが現実的に不可能なときは，受診の際に肩パットのない服や横のラインが入っている服を着用してもらうことである程度把握することができる。

もし，姿勢の悪さが認められたならば，まず専門家へのコンサルテーションや受診が必要である。肩こりへの対処は，ともすると素人療法が行われる傾向にあるが，少なくとも診断がつくまでは厳に素人療法は慎まなければならない。

2）身体感覚へのこだわり

ストレスがかかっていても，肩こりを自覚するか否か，あるいはどの程度自覚するかは，個人の認知パターンにより違ってくる。身体症状を呈しやすい認知パターンを身体感覚へのこだわりという視点でまとめると，こだわりの小さいのがアレキシソミア（失体感症）やアレキシサイミア（失感情症），こだわりの一番大きいのが身体表現性障害であり，その中間に機能性身体症候群（functional somatic syndrome：FSS）やうつ病などが考えられる。アレキシソミア，アレキシサイミアは，自分の身体感覚や感情に気づきにくい，あるいはそれを言語化しにくいという特徴があり，心身症を引き起こしやすいと考えられている。アレキシソミアでは身体感覚に気づきにくいので，身体感覚からのフィードバックが効かず，症状が持続したり悪化する。アレキシサイミアでは，自分の感情を同定できず，また他人に伝えることができないため，相手との交流で生じる「怒り，悲しみ」といった否定的な感情を感じにくく，未分化な不快な感情が起きてくることを身体的な不調として実感すると説明されている[5]。

心身症の一つである機能性身体症候群は，ホメオスタシスの障害により多彩な症状を示し，その一つとして筋骨格系症状がある。多彩な身体症状を呈し，かつ器質的疾患が除外されるときには，線維筋痛症などを含むこの症候群をまず考慮すべきとの意見がある[6]。

うつ病は，中枢神経での疼痛の感受性が増強することに加えて，うつ病特有の否定的思考という認知パターンも影響していると考えられる。否定的思考があると，物事を悪く悪く考えその修正が困難になる。したがって，否定的思考の対象として身体症状がある場合，その身体症状や身体愁訴は，うつ病が改善されないかぎり持続する。

身体表現性障害には，身体化障害と心気障害がある。いわゆる神経症の範疇にあるもので，両者とも器質的所見に見あわない頑固な身体愁訴が特徴であるが，成り立ちは両者で随分違うので注意が必要である。身体化障害は無意識の葛藤が背景にあるため，葛藤が解消しないうちは，症状を解消する働きかけが無効になるか，働きかけに触発されて余計に症状が増悪することが多い。画像診断や諸検査の結果を丁寧に説明したにもかかわらず，治療がどうもうまく展開しないという症例は，身体化障害の可能性が高い。一方心気障害は，身体愁訴の背景に死への恐怖，疾病への恐怖がある。したがって，

図 「ストレス」―「肩こり」の病態モデル

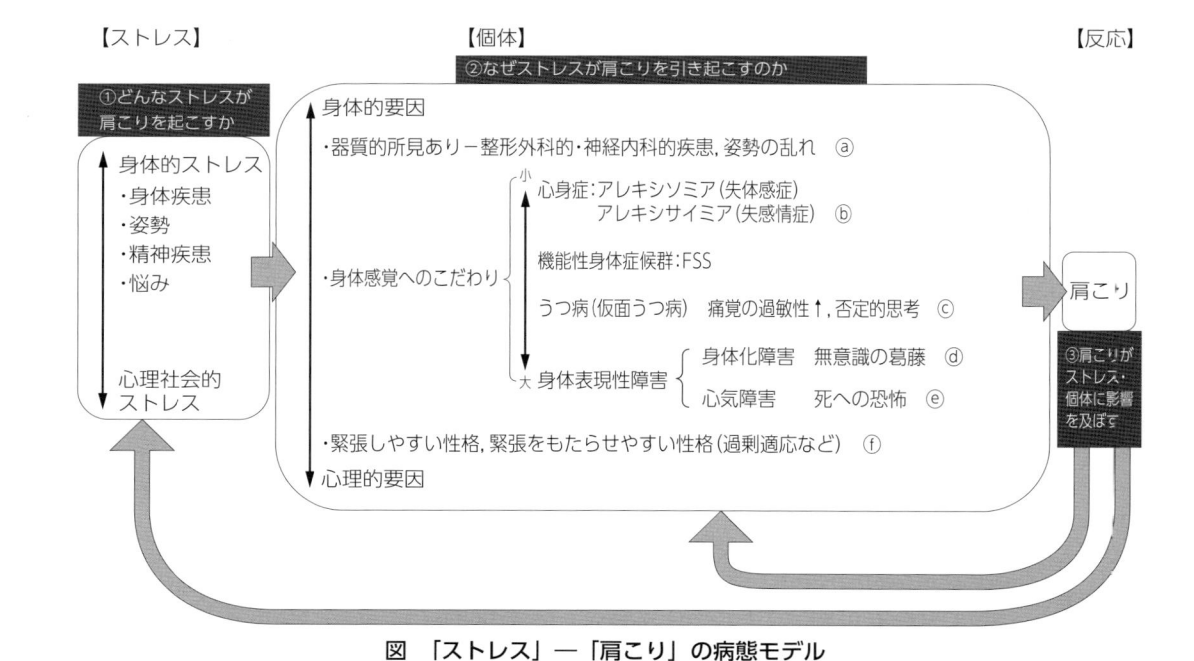

【ストレス】
①どんなストレスが肩こりを起こすか
- 身体的ストレス
  - 身体疾患
  - 姿勢
  - 精神疾患
  - 悩み
- 心理社会的ストレス

【個体】
②なぜストレスが肩こりを引き起こすのか
- 身体的要因
  - 器質的所見あり―整形外科的・神経内科的疾患, 姿勢の乱れ　ⓐ
  - 身体感覚へのこだわり
    - 小　心身症：アレキシソミア（失体感症）
    　　　　　アレキシサイミア（失感情症）　ⓑ
    - 機能性身体症候群：FSS
    - うつ病（仮面うつ病）　痛覚の過敏性↑, 否定的思考　ⓒ
    - 大　身体表現性障害　身体化障害　無意識の葛藤　ⓓ
    　　　　　　　　　心気障害　死への恐怖　ⓔ
- 緊張しやすい性格, 緊張をもたらせやすい性格（過剰適応など）　ⓕ
- 心理的要因

【反応】
③肩こりがストレス・個体に影響を及ぼす
→ 肩こり

表 「ストレス」―「肩こり」の病態モデルから見た対応の基本

対応全般
　・ストレスの軽減を図るのが前提
　・治療の場での不安の軽減：支持的態度, 薬物, リラクセーション
　・随意筋が治療対象：「肩こり」⇒「肩に力が入っている」という認識の変化を目指す
　・アクションメソッド＊：即効性あるものは心理的副作用に注意
個体の心理的要因への対応（図のⓐ～ⓕ）
　ⓐ精神交互作用＊＊に注意
　ⓑ「肩こり」に気づかせる
　ⓒ抗うつ薬以外の薬効？
　ⓓ器質的所見の否定は×
　ⓔ器質的所見の否定は○
　ⓕ医療機関の誰かが配慮を

　＊：身体性を持ち込む心理療法の総称
　　（高良　聖．ブリーフサイコセラピーと身体・動作・行為「ブリーフサイコセラピーとしてのアクションメソッド」．日本ブリーフサイコセラピー研究会編．ブリーフサイコセラピー研究 9．新潟：亀田ブックサービス；2000．S142-6 より引用）
　＊＊：ある感覚に注意を集中すれば, その感覚は鋭敏になり, この感覚刺激はさらにますます注意をそれに固着させ, この感覚と注意とがさらに交互に作用し, ますます感覚を過敏にする
　　（藤田千尋．精神交互作用．新福尚武編．精神医学大事典．東京：講談社；1988．p.505-6 より引用）

しっかり検査をして疾病を否定すれば安心し，身体愁訴は軽減する．訴えの背景にそれらの恐怖があるかどうかを治療者が感じ取ることが重要である．

3）性格

　緊張しやすい性格，緊張をもたらしやすい行動（過剰適応したり，悩みを一人で抱え込みや

すい人）は，肩こりを引き起こしやすい。この性格は，成育歴，生活歴を聴けば，比較的同定されやすい。もしそうであれば，肩こりの治療を丁寧にすることにより得られる受容と共感，すなわち支持的態度で診療することが必要である。医療者の態度で余計に緊張させて，肩こりを悪化させるのは避けたい。忙しい診療活動の中では，実行が難しいかもしれないが，せめて医療機関に所属する誰かが，その方面の配慮ができればよいと思われる。

③ 肩こりそのものがストレスや個体に及ぼす影響

ストレスと個体要因により肩こりが生じるが，この肩こりそのものがストレスを増減したり，個体要因に影響を与えたりしている。例えば，肩こりについて周囲が気を使い，社会的ストレスが軽減した場合，肩こりが持続することもある。それを疾病利得という。あるいは，逆に，肩こりにより学業や仕事の能率が低下し，社会的ストレスがより増すということもある。治療してもなかなか症状が改善しない時は，このような相互作用について見直しをしなければならない。

また，肩こりの存在そのものが姿勢の崩れを悪化させたり，肩こりへの注意の集中を必要以上に増加させ，肩こりを悪化させることもある。

④ 「ストレス」―「肩こり」の病態モデルからみた対応の基本

1）対応全般

ストレスの軽減を図ることを前提として，まず治療の場での不安を小さくする。それには，支持的態度（肩こりを丁寧に診察することで受容と共感が得られる），薬物療法（抗不安薬，抗うつ薬，抗てんかん薬など），リラクセーション（自律訓練法，臨床動作法など）が必要である。これらがまずなされなければ，ほかの治療的アプローチは十分な治療効果を発揮しにくく，症状が慢性化しやすい。また，肩こりの病態がどうであれ，まず痛みをとることで，肩こり増悪の悪循環を断ち切ることが重要であることも多い。次に，肩こりは随意筋で起きているので，「肩こり」を「肩に力が入っている」という認識に進展させることで，自ら「力を抜く」ということを学ぶ過程が重要になる[7]。それには，身体を動かし，身体感覚を意識させ，そこに言語を添えることが重要である。心理療法において身体性を持ちこむと（アクションメソッド：臨床動作法，ダンス療法など），効果は大変迅速に出ることがあるが，逆に，心理的副作用が出現しやすいことに注意が必要である[8]。なぜなら，身体には防衛機制（無意識のうちに不快な感情等を避けることで，心理的な安定状態を得ようとする心理作用）が働きにくいからである。すなわち，身体は嘘をつきにくいので，身体を扱うと過剰表出になりやすく，逆に不安感が増える可能性がある（図，表）。

2）個体への対応

ここでは図のⓐ～ⓕについて順に説明をする。

ⓐ器質的所見を説明するとき，相手に精神交互作用[9]（気にすれば余計に気になるという心理過程）が起きないかどうかに注意が必要である。精神交互作用により，医療者の言葉が，執拗な身体愁訴を引き起こすことがある。病歴を詳しくとれば，あらかじめそのような状況になりやすいのか否かを把握できる。

ⓑ身体感覚が乏しかったり，感情を言語化するのが苦手であることから，身体を動かしながら身体感覚に言葉を添えて「肩こり」の存在に気づかせるようにし，その身体感覚の言語化を援助する。

ⓒ抗うつ薬を服用しなければ症状が改善しないという，診断的治療を経てうつ病と診断がつくこともある。

ⓓ無意識の葛藤が背景にあるので，葛藤が解決するまでは，「今すぐ処置をしなければいけないような心配な所見はない」という説明が必要である。器質的所見の完全否定，完全肯定のどちらもうまくいかない。そのときは，ドク

ターショッピングになることも多い。
　ⓔ死，疾患への恐怖が背景にあることから，しっかりした器質的所見の否定が有効である。恐怖感の存在を医療者が感じ取ることが重要である。
　ⓕ医療機関の誰かが丁寧な声掛けをするといった配慮が必要である。

おわりに

　「ストレスによる肩こり」について，「ストレス」―「肩こり」の病態モデル（図）とその病態モデルから見た対応の基本（表）を解説した。この図は，正確性，厳密性において不十分である。それはこの領域での議論がまだ熟していないからである。今回，個体要因の理解として「身体感覚へのこだわり」という切り口で図を構成してみたが，今後この仮説をさらに修正していく必要がある。また，このモデルは，分かりやすさを優先するため，刺激―反応の直線的モデルをベースにしたが，できるだけ心身一元論に止揚するように工夫をした。

　最後に，肩こりは，「医療者―患者」におけるコミュニケーションを促進する役割を果たしていることを指摘しておく。身体症状や精神症状について語ることは難しくても，肩こりであれば語りやすいということはしばしばある。したがって，診療を行うときには，肩こりを大事に扱いたい。

　肩こりは，心身の状態を直接的，間接的に反映するもなので，全人的医療の手掛かりになる貴重な症状であることを指摘して，この項を終わる。

【引用文献】

1. 清水幸登，大西　勝，仁科舞子，ほか．「精神的不調感」と「肩こり，ねこ背」―定期健康診断問診票を用いた統計的研究―．CAMPUS HEALTH 2006；43（1）：261．
2. 高桑　巧．肩こりに関するアンケート調査．クリニシアン 2002；49：849-57．
3. 清水幸登，植田中子．パニック発作と肩ゆるめ．第10回日本臨床動作学会発表論文集 2002：15．
4. 「うつの痛み」実態調査結果より．「うつの痛み」情報センター　Press Release；2010，11，17．
5. 細井昌子．ワーキングライフにおける痛みと心理．心とからだのオアシス 2010；4：18-21．
6. 喜山克彦．肩こり・痛みに対する心身医学的アプローチ．菅谷啓之編．実践　肩こり・痛みの診かた治しかた．東京：全日本病院出版会；2009．p.76-84．
7. 清水幸登，植田中子，太田順一郎．心身症・神経症の肩凝り：肩凝りの治療が，心身症・神経症の認知行動面にもたらす効果について．心身医 2001；41：645-6．
8. 高良　聖．ブリーフサイコセラピーと身体・動作・行為「ブリーフサイコセラピーとしてのアクションメソッド」．日本ブリーフサイコセラピー研究会編．ブリーフサイコセラピー研究9．新潟：亀田ブックサービス；2000．p.142-6．
9. 藤田千尋．精神交互作用．新福尚武編．精神医学大事典．東京：講談社；1988．p.505-6．

〔清水　幸登，仁科　舞子〕

11 線維筋痛症

はじめに

　線維筋痛症（fibromyalgia：FM）は，1970年代半ばに欧米で提唱され始め，1980年ごろに本邦でも確認された全身に耐えがたい痛みがある疾患である．多様な痛みが主に頸部から肩甲骨周囲や背部に始まり，全身の筋，関節周囲など付着部痛を伴う疾患である．発症当初は，肩こりや軸性疼痛（体幹部中央部の痛み）を訴える患者もいる．特に女性に多く，肩こりの多くが女性であることからも鑑別すべき疾患の一つである．

　米国リウマチ学会が1990年に発表した診断基準[1]では，3カ月以上持続する全身にわたる痛みがあり，18カ所設定されている圧痛点のうち11カ所以上の圧痛点を確認できるものを線維筋痛症と診断する．正式には圧痛計を用いて4 kg/m²の圧力を加えるが，圧痛計のない場合には診察者の母指の爪が白くなる程度の力で指定のポイントを押さえることを基準に行う（表1）．

　2010年には新たな診断予備基準が提唱されている（表2, 3）[2]．新たな診断予備基準では，広範囲疼痛指数（widespread pain index：WPI）と症候重症度（symptom severty：SS）ポイントの合計点を米国リウマチ学会では13ポイントをカットオフ値としている．しかし，Usuiら[3]の研究からは日本人では9もしくは10ポイントがカットオフ値として適切ではないかとしている．痛み以外の随伴症状としては，疲労感，易疲労性，睡眠障害，慢性疼痛，痙攣性大腸炎，腫脹感（こわばり感を含む），しびれ感，不安または緊張による症状の影響，天候による症状の影響，肉体活動による症状の影響が見られる，などである．また，頭痛，抑うつ，疲労，睡眠障害〔入眠障害，熟睡障害（中途覚醒），早期覚醒，むずむず脚症候群（restless legs syndrome），睡眠時無呼吸症候群〕，過敏

表1　米国リウマチ学会のFM診断基準（1990年）

1. 広範囲にわたる疼痛の病歴（3カ月以上）
　上半身，下半身を含めた対側性の広範囲の疼痛と頸椎，前胸部，胸椎，腰椎部の疼痛，いわゆる axial skeletal pain が存在
2. 18カ所の圧痛点のうち11カ所以上に疼痛を認める
　後頭部：後頭骨下部筋付着部（左右）
　下頸部：C5〜7における横突間帯の前部（左右）
　僧帽筋：上側縁の中間点（左右）
　棘上筋：内側縁付近の肩甲棘の上（左右）
　第2肋骨：第2肋骨軟骨接合部，接合部上面のすぐ脇（左右）
　外側上顆：上顆から遠位2 cm（左右）
　殿部：外側に張り出した片側殿部を四分割した上外側（左右）
　大転子：転子窩突起の後部（左右）
　膝：関節線近傍の内側脂肪体（左右）

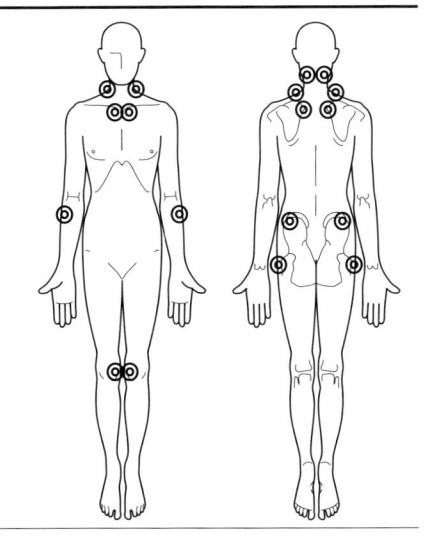

（The American College of Rheumatology 1990 Criteria for the classification of fibromyalgia より改変引用）

表 2　新しい FM 診断（予備）基準①

次の 3 つの条件が当てはまれば，FM の診断基準を満たす
①広範囲の疼痛指標（WPI）と症状の重症度（SS）スコアによる評価が，下記のいずれかである
　　・WPI≧7 カ所，SS スコア≧5
　　・WPI≧3〜6 カ所，SS スコア≧9
②①の症状が少なくとも 3 カ月以上継続
③疼痛を説明するほかの疾患がない

表 3　新しい FM 診断（予備）基準②

【広範囲の疼痛指標（WPI）】
　患者が過去 1 週間以上にわたり，全身 19 カ所のうち痛みが続いている部位と，その数を記入。スコアは 0〜19。
【症状の重症度（SS）スコア】
　SS スコアは，疲労感，起床時にすっきりしない感じ，認知症状の 3 つの重症度スコアと，一般的な身体症状の程度（重症度）の合計。スコアは 0〜12。
●過去 1 週間の疲労感，起床時にすっきりしない感じ，認知症状の 3 点の重症度
　　重症度の判定
　　0＝問題なし
　　1＝やや問題あり，ゆるやかで一時的な程度
　　2＝かなり問題あり，しばしば現れ，中くらいの程度
　　3＝ひどい，広範囲で持続的で，生活上の問題が生じている
●一般的な身体症状
　　重症度の判定
　　0＝症状なし
　　1＝2〜3 の症状あり
　　2＝中等度の症状あり
　　3＝多数の症状あり

FM 診断予備基準（案）であり，確定したものではない。
広範囲の痛みの程度と，症状の重症度の具体的な評価基準である。

性腸症候群，意識消失発作が挙げられるが，これらの症状は不定愁訴とみなされやすいが随伴する症状として診断の際に参考にする。その中でも睡眠障害は，松本ら[4]の全国調査でも 73％と高率であり診察の際に必ず確認すべき項目であり，線維筋痛症発症の原因と示唆されている。また，2004 年の厚生労働省班会議の調査でも，体軸部の痛みは 59.7％，肩関節痛は 63.5％と高い割合を示している。肩こりとの鑑別診断の一つとして，FM を挙げる必要がある。

1 病態

FM では，現在でも病態が明らかになっていない。脳脊髄液中に発痛物質として知られているサブスタンス P が増加し[5]，下降性疼痛抑制系の中心と考えられているセロトニン前駆体やその代謝物の減少[6]が指摘され，痛みに関する情報伝達の異常が FM の原因と考えられている。中枢性感作や，ワインドアップ現象が原因と考える説[7]もある。記憶と認知との関連を調査した研究によると，FM 患者では神経認知障害が示唆され，前頭葉と前帯状回の異常が痛みに関与している可能性が報告[8]されている。最近の脳機能画像の研究[9]からも，FM 患者は健常人なら痛みを感じない刺激でも脳の中で痛みを感じていることがわかってきており，高次脳機能の異常が原因の一つではないかと考えている。また行岡ら[10]の調査では，FM 患者に睡眠

表 4 FM との鑑別が困難な疾患（リウマチ性脊椎炎，ヨーロッパ分類基準）

Ⅰ．炎症性脊椎痛
　現在，炎症性背部痛（腰痛，背部痛，項部痛）があるか，その既往があり，下記の中で少なくとも4項目が合致すること．
　①3カ月以上の持続，②発症が45歳未満，③発症が潜行性，④運動による改善，⑤朝のこわばり

Ⅱ．滑膜炎
　非対称性あるいは下肢に優位な関節炎を認める．あるいはその既往歴．
1. 家族歴：第二度近親者以内の家族に以下のいずれかを認める．
　　①強直性脊椎炎，②乾癬，③急性ぶどう膜炎，④反応性関節炎，⑤炎症性腸疾患
2. 乾癬：医師に診断された乾癬あるいはその既往
3. 炎症性腸疾患：X 線もしくは内視鏡で確認されたクローン病もしくは潰瘍性大腸炎，あるいはその既往
4. 左右交互の殿部痛：左右の殿部に交互に出現する疼痛，もしくはその既往
5. 靱帯炎：アキレス腱か足底腱膜の付着部位の自発痛または圧痛，あるいはその既往
6. 急性下痢症：関節炎発病 1 カ月前
7. 尿道炎，子宮頸管炎：関節炎発症前 1 カ月以内に起きた非淋菌性尿道炎あるいは子宮頸管炎
8. 仙腸関節炎：両側 2〜4 度，もしくは片側 3〜4 度の X 線所見を呈するもの．

X 線所見の段階づけ（0 度：正常，1 度：疑い，2 度：軽度，3 度：中等度，4 度：強直）

リウマチ性脊椎関節炎の鑑別は困難なことがあり，注意が必要である．

障害の一つの閉塞性睡眠時無呼吸症候群の合併が多くあり，Moldolsky ら[11]は FM の患者にノンレム睡眠時のα波干渉の存在をみられることを報告し，健常者に選択的にノンレム睡眠を障害すると疼痛や疲労などの FM にみられる症状が出現することを確認した[12]．

❷ 診断

FM の診断には，鑑別診断がもっとも重要である．まず整形外科的な診察を行い，筋肉，骨，関節，神経などからの痛みを示す疾患を鑑別し，その後にリウマチ科的な鑑別が重要である．全身性エリテマトーデス（systemic lupus erythematosus：SLE），早期関節リウマチも鑑別の対象になる．

一見，一次性と思われる二次性 FM の診断を行う．米国リウマチ学会の 1990 年の FM 診断基準では，一次性，二次性の概念は消失しているが，治療の観点からは二次性の FM は合併している膠原病の治療も合わせて行う必要があり，特にリウマチ性脊椎関節炎（表 4）の鑑別は重要である．Amor の診断基準はやや過剰診断となる傾向があるため，最近ではヨーロッパ診断基準を用いている．リウマチ性脊椎関節炎の初期像は，痛みだけを取り上げると FM と類似している．X 線所見が正常でリウマトイド因子陰性，さらに血沈，C 反応性タンパク（CRP）など炎症所見も陰性の場合，鑑別は難しい．詳細な関節，付着部所見の把握，X 線所見での特に仙腸関節，胸肋鎖骨部の観察が必要である．筆者らは，これらの鑑別に ^{99m}Tc 骨シンチグラフィも行っている．七川，行岡ら[13,14]が強調している多発性付着部炎，胸肋鎖骨異常骨化症の鑑別も重要である．広範囲の痛みを訴える患者を診察する場合には，リウマチ性疾患の知識と経験が必要である．痛みが広範囲であるからといって，即座に FM という診断に至るのは賢明ではない．浦野[15]が指摘するように，疼痛部位の腫脹，皮膚疾患，付着部炎，関節の腫脹，仙腸関節などの炎症性変化，骨硬化変化など X 線所見も精査するべきである．FM の圧痛点は全身にみられるが，多くの患者では軸性疼痛（体幹部を中心とした痛み）がみられることが多い．11 カ所の圧痛点の数のみにこだわることなく，Yunus の小基準にみられる随伴症状なども考慮して診断することが必要である．11 カ所以上の圧痛点があっても身体表現性疼痛障害と診断される患者もあるので，整形外科，リウマチ医のみが鑑別診断すべてを行うことが困難な場合もある．精神科医に対診を依頼する場合も，

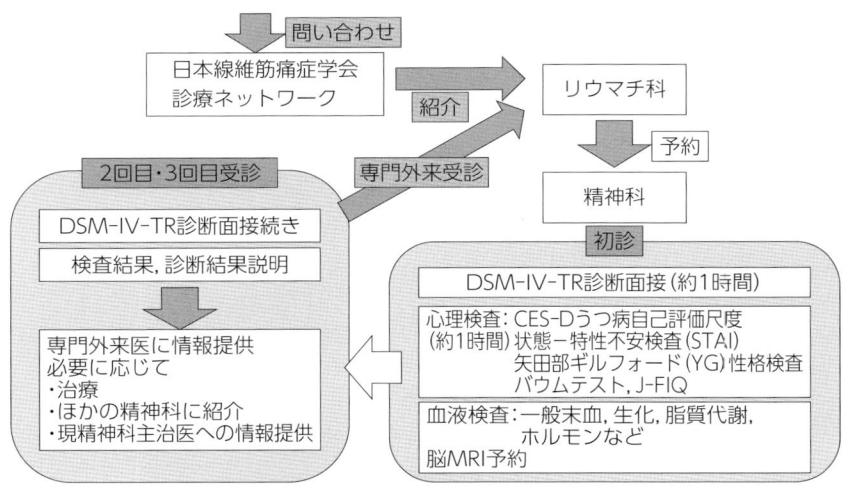

図1 FMの精神医学的評価を含む診療システム

慢性痛を診察対象とする精神科医が少ないことも考慮して，診療体勢を整える必要がある．精神科ではない一般身体科医師にとって，鑑別が困難であるのは心身症，詐病，身体表現性疼痛障害などが挙げられる．このため，慢性痛の治療には学際的なアプローチが必要とされており，多くの診療科の医師などの協力が必要である．筆者は，大阪大学精神科と共同診療を行っている（図1）．慢性痛症とFMの関係は連続的なものであるため，診断基準にある11カ所の圧痛点は絶対的なものではないことに留意する必要がある．病状の変化や病期により，圧痛点数が変化することがよくみられる．FMは，1990年に米国リウマチ学会でその定義がなされているがその程度は非常に個人差がある．重症患者では，ほとんど寝たきりでベッドで自分の腕の重みで激痛がはしる状態から，全身に圧痛はあるが日常生活ができるものまでさまざまである．本邦では，欧米よりも重症患者が多いため，西岡[16]の重症度分類が用いられている．FMは，慢性痛症の一つであり，その病状の程度がさまざまであることから一つの連続性を持つ慢性疼痛疾患の流れの中での疾患群としてとらえることが良いのではないかと思われる（図2）．

❸ 治療

セロトニンの前駆物質であるトリプトファン補充療法が線維筋痛症候群（fibromyalgia syndrome：FMS）の痛みを軽減することが報告[17]され，下行性疼痛抑制系を賦活化するノイロトロピン® が効果的との報告[18]も出されている．ノイロトロピン® は，脊髄のセロトニン受容体やα_2ノルアドレナリン受容体を介する下行性抑制系を活性化することが明らかになり[19,20]，慢性痛症の治療に広く使用されている一次性線維筋痛症の治療には，非ステロイド性抗炎症薬（NSAIDs）が中心ではなく，主に中枢神経に作用するN-メチル-D-アスパラギン酸（N-methyl D-aspartate：NMDA）antagonistやγアミノ酪酸（gamma-aminobutyric acid：GABA）agonistやセロトニン再吸収阻害薬である抗うつ薬，ノイロトロピン（セロトニンおよびノルアドレナリン作動性下行性抑制系賦活化）などの薬物が使われる．しかし，二次性の線維筋痛症の場合は合併する膠原病の治療のためにNSAIDsや抗リウマチ薬（disease modifying antirheumatic drugs：DMARDs）が併用される．プレガバリンはα_2-δリガンドのGABA作動薬であり，線維筋痛症の疼痛のみならず睡眠障害，疲労，身体機能の改善がみられ

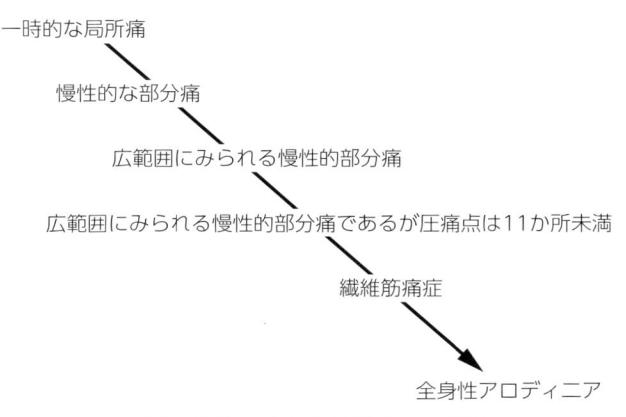

一時的な局所痛
→ 慢性的な部分痛
→ 広範囲にみられる慢性的部分痛
→ 広範囲にみられる慢性的部分痛であるが圧痛点は11か所未満
→ 繊維筋痛症
→ 全身性アロディニア

図2 慢性痛症から線維筋痛症 FM

FMは，連続する慢性痛症の一病態である。
(Bennett RM. Emerging concepts in the neurobiology of chronic pain : Evidence of abnormal sensory processing in fibromyalgia. Mayo Clin Proc 1999；74：385-98 より改変引用)

表5 線維筋痛症診療ガイドライン2011における治療薬（FMの治療薬とその推奨度*）

生物組織抽出物	ノイロトロピン（B）
抗痙攣薬	ガバペンチン（B），プレガバリン（B），カルバマゼピン（C），クロナゼパム（C）
オピオイド	トラマドール（B）
NMDA受容体拮抗薬	デキストロメトルファン（B）
SERM	ラロキシフェン（B）
NSAIDs	ロキソプロフェン，セレコキシブ，エトドラクなど（C）
ステロイド	プレドニゾロンなど（C）
抗リウマチ薬	サラゾスルファピリジン（B）
抗うつ薬	ミルナシプラン（B），デュロキセチン（B），パロキセチン（B），ミルタザピン（B），アミトリプチリン（B），クロミプラミン（B），スルピリド（C）
抗不安薬	アルプラゾラム（C）

NMDA：N-メチル-D-アスパラギン酸，SERM：選択的エストロゲン受容体モジュレータ
＊：推奨度 A：行うよう強く勧められる，B：行うよう勧められる，C：行うよう勧めるだけの根拠が明確でない，D：行わないよう勧められる。
現時点では，FM の治療薬としての特効薬（推奨度A）はない。
2011年7月に，日本線維筋痛症学会から発表された。
(岡 寛．5-4a．薬物療法：神経因性疼痛改善薬と副症状，合併症に対する治療．日本線維筋痛症学会学会編．線維筋痛症診療ガイドライン2011．東京：日本医事新報社；2011：115-20，長田賢一．5-4b．薬物療法：向精神薬などの精神科的治療．日本線維筋痛症学会学会編．線維筋痛症診療ガイドライン2011．東京：日本医事新報社；2011：121-27 より引用)

る。本邦でも，2012年6月に承認を得た。また，付着部の圧痛や腫脹がみられる患者はアザルフィジン®の投与を行う。

『線維筋痛症診療ガイドライン2011』での治療薬を表5に示す。筆者は抗うつ薬は，副作用頻度を考慮して選択的セロトニン再取り込み阻害薬（SSRI），セロトニン・ノルアドレナリン再取り込み阻害薬（SNRI），三環系抗うつ薬（tricyclic antidepressants：TCA）の順に使用することが多い。SSRI であるパキシル®は，痛みが軽度で不安を伴う症例に10 mg 程度より開始し，2週間に10 mg 増量し40 mg まで増加する。通常，30 mg 程度で効果がみられる患者が多い。SNRI であるトレドミン®は，痛み

が中等度の症例に45 mg程度から開始し，2週間に15 mg増量し75 mgまで増加する。通常，50 mg程度で効果がみられる患者が多い。トレドミン®は嘔気の副作用がほぼ全例にみられるので，夕食後2時間の投与が好ましい。以上の2剤を投与しても効果がない場合は，TCAを使用する。トフラニール®は，10 mg程度から開始する。2週間ごとに10 mg増量する。30 mg程度で効果を示すことが多い。眠気と排尿困難は全例にあるので，注意が必要である。抗うつ薬の効果判定には，数週から数カ月の期間が必要であり，頻繁な薬物の変更では治療効果がみられない。抗うつ薬の投与に関しては，ノイロトロピン®や筋弛緩薬との併用はありえるが，抗うつ薬同士の併用については相互作用の観点から好ましくない。また，鎮痛を目的とする抗うつ薬の投与量は，うつ病に対するものよりも少ないことが多い。トラマドールは，最近まで本邦では注射薬しかなかったため，院内製剤のシロップ剤としていた。しかし，2011年7月にトラムセット®が本邦でも認可され，嘔気の副作用に注意すれば比較的使用しやすい。サインバルタ®も2013年4月現在治験が進行中である。クロミプラミン（アナフラニール®）は点滴が可能で，急激な痛み発作の際に25 mg投与すると痛みが落ち着くことが多いので時に使用している。

　ノイロトロピン，抗うつ薬，抗てんかん薬は，現在では広く鎮痛補助薬として使用されている。ノイロトロピンは副作用がほとんどないことからファーストラインとして使用されており，4〜9錠/日まで使用されているが，保険適応は4錠/日である。また，抗うつ薬は一般的に「持続的にしびれたような痛み」「灼けるような痛み（灼熱痛）」「締め付けられるような痛み」が抗うつ薬に効果があるとされており，「knife-like：刃物でえぐられるような」「shooting：ピリッと走るような」「sawing：ギリギリと切られるような」「stinging：しみる」「lancinating：貫かれるような」「sticking/piercing：細い針が通るような」「tingling：びりびりするような（しびれ痛み）」「electric shock-like：電撃がは

しるような」「freezing (painful cold)：凍てつくような」「pricking：チクチクするような」「burning (painful hot)/scalding：焼け付くような」などの表現で表される痛みは，exteroceptive sensation（皮膚外受容感覚）による痛みと理解されており，抗てんかん薬の治療の対象になりうるとされている。しかし，鎮痛補助薬の選択は効果のみならず，副作用に対する忍容性も考慮して行われている。院外薬局での無用な誤解を避けるために鎮痛補助薬として使用する抗うつ薬，抗てんかん薬であることをあらかじめ説明しておく必要がある。抗うつ薬の効果は，即日現れるものではなく数週単位で評価してゆくものである。すぐに効果が現れないことを患者に理解させることも重要である。抗うつ薬の中でSSRIの投与に関する副作用として医師が念頭に置かねばならないものは，中止後症候群とセロトニン症候群である。抗てんかん薬の副作用は主に眠気，ふらつき，めまいである。原則として，自動車などの運転は禁止すべきである。

　治療効果の判定は，本人の訴えのみを主軸にしてはならない。特にまだ信頼関係のない初診患者では痛みに対する表現が誇張される傾向があり，医師がそれに惑わされ薬物を増量，変更することがみられている。治療効果の判定には最低1カ月，通常3カ月はかけている。痛みの程度は人それぞれであるが，関節リウマチでの朝のこわばりのように早朝に痛みが増加するばかりではなく，夕方や夜間に痛みが増加する患者もみられる。痛みのあまり意識消失発作がみられる患者をときに見ることがあるが，バイタルサインが正常であれば特に治療は要しない。このような場合は，コンピュータ断層撮影（頭部CT），頭部MRI，脳波，心電図，心エコーなど脳や心疾患の鑑別を行っておき，その心配がなければ，意識消失発作の際の対処方法を家族に指導しておくと，そのたびに慌てずに対処できる。急激で激烈な痛みの際に投与できる薬物を患者に求められることが多いが，そのような効果のある鎮痛薬は存在しない。医療機関において，アナフラニール®25 mgと生理食塩液

100 ml やノイロトロピン®1〜2A と生理食塩液 100 ml の点滴静脈注射を行うことも可能であるが，患者が自宅で投与できるものではない。ときに痛み発作時に精神安定薬を内服する患者がいるが，短期的な鎮痛効果が見られるものの長期的には依存的になることが多く，勧められないことを明示する必要がある。筆者は自験例から 2 年以上経過観察した患者では約 80〜90％で痛みのコントロールは可能となっており，FM 患者すべてが難治性ではないことを知らせたうえで治療を行っている。

4 診断書など書類の発行について

　FM が自覚症状が多い疾患である性格上，診断書の記載をめぐって問題点があると線維筋痛症学会でも論議された。痛みは自覚症状であり，その存在，程度を医師が決定するのは困難であることを医師が自覚したうえで，診断書に記載しなければならない。日本線維筋痛症学会は，傷病手当，身体障害者等級，障害年金の診断書発行についての委員会において『線維筋痛症ガイドライン 2011』[21]に注意点を記載している。「線維筋痛症の病態は，現時点では研究途上でありはっきりと病態が示されていない。しかし，診断書の発行という行政上，司法上の<u>正確な判断</u>を求められる際に，主な症状が<u>自覚的</u>なもので<u>他覚所見</u>が乏しい状況で医師としては<u>不確定な判断</u>を示すことは適切ではないと考えられる。以下のような考え方において書類を記載すべきと考えられる。

　線維筋痛症は運動療法などが勧められており，就労自体が運動療法の一環でもある患者も多く軽症の傷病手当の申請で休職することについて十分な裏づけとなる病態の評価が必要であり，安易に診断書を作成することは勧めない。

　「身体障害者等級，障害年金はいずれの認定も本人の<u>自覚的</u>な「痛み」のみでは適応されない。永続的な障害の存在の証明には，専門医による当該関節周囲の X 線写真上明らかな骨萎縮，または MRI 検査や超音波検査による明らかな筋萎縮などの<u>他覚的</u>な証明が必要である。原因が明らかでない障害については，専門領域を異にする複数の専門医での合議による判定が必要である」。交通事故，労災事故など第三者行為の後に線維筋痛症様の痛みを訴える患者も散見されるが，労災事故後の痛みが後日詐病とはっきりした患者が報告[22]されており，自覚症状である痛みのみにより後遺障害として認定することは医師として痛みを測定することができず，疼痛（顕示）行動のみを測定できるという点からも慎むべきである。しかし，痛みのために関節の拘縮，筋萎縮，骨萎縮などがあれば当然，X 線撮影，MRI などで明らかにすることができる。補償があれば痛みが強いとの研究[23]があり，例えば頸椎捻挫は日本では多い疾患であるが，頸椎捻挫に対して補償がない国では疾患概念自体がないなど慢性痛は生物学的なものではなく社会的な存在であることを医師は念頭に置く必要がある。

　線維筋痛症は，現時点でも研究途上の疾患概念であるが，体幹部のいわゆる軸性疼痛を主訴とすることが多く，肩こりを訴える患者との鑑別も必要である。また自覚症状である痛みを主訴とするため，疾患の診断，治療に精通した医師でないと，精神科疾患やリウマチ性疾患，詐病など診断に迷うこともある。単独の診療科ではなく，学際的な診療アプローチが必要である。

【引用文献】

1. Wolfe F, Smythe HA, Yunus MB, et al. The American College of Rheumatology 1990 Criteria for the classification of fibromyalgia : Report of the Mulitcenter Criteria Committee. Arthritis Rheum 1990 ; 33 : 160-72.
2. Wolfe F, Clauw D, Fitzcharles M, et al. The American College of Rheumatology Preliminary Diagnostic Criteria for Fibromyalgia and Measurement of Symptom Severity. Arthritis Care Res 2010 ; 62 : 600-10.
3. Usui C, Hatta K, Aratani S, et al. The Japanese version of the modified ACR Preliminary Diagnostic Criteria for Fibromyalgia and the Fibromyalgia Symptom Scale : reliability and validity. Mod Rheumatol 2012 [Epub ahead

4. 松本美冨士. 線維筋痛症の疫学. 西岡久寿樹編著. 線維筋痛症ハンドブック. 東京：日本医事新報社；2007. p.56-69.
5. Russell IJ, Orr MD, Littman B, et al. Elevated cerebrospinal fluid levels of substance P in patients with the fibromyalgia syndrome. Arthritis Rheum 1994；37：1593-601.
6. Russell IJ, Vaeroy H, Javors M, et al. Cerebrospainal fluid biogenic amine metabolites in fiberomyalgia/fibrositis syndrome and rheumatoid arthritis. Arthritis Rheum 1992；35：550-6.
7. 行岡正雄, 三木健司. 線維筋痛症の病態の把握. 西岡久寿樹編. 線維筋痛症ハンドブック. 東京：日本医事新報社；2007. p.70-81.
8. Luerding R, Weigand T, Bogdahn U, et al. Working memory performance is correlated with local brain morphology in the medial frontal and anterior cingulate cortex in fibromyalgia patients：Structural correlates of pain-cognition interaction. Brain 2008；131：3222-31.
9. Williams DA, Gracelyl RH. Biology and therapy of fibromyalgia：Functional magnetic resonance imaging findings in fibromyalgia. Arthritis Res Ther 2006；8：224-32.
10. 行岡正雄, 行岡千佳子, 三木健司. 線維筋痛症と睡眠障害. ねむりと医療 2010；3：15-8.
11. Moldofsky H, Scarisbrick P, England R, et al. Musculosketal symptoms and non-REM sleep disturbance in patients with "fibrositis syndrome" and healthy subjects. Psychosom Med 1975；37：341-51.
12. Moldofsky H, Scarisbrick P. Induction of neurasthenic musculoskeletal pain syndrome by selective sleep stage deprivation. Psychosom Med 1976；38：35-44.
13. 行岡正雄, 七川歓次, 久米田靖郎, ほか. 99mTc で胸肋鎖骨部に異常集積を認める fibromyalgia syndrome の 1 例. 臨リウマチ 2001；13：144-50.
14. 行岡正雄. 多発性付着部炎と線維筋痛症：七川歓次先生のご業績を語る. 日脊椎関節炎会誌 2011；3：145-50.
15. 浦野房三. 臨床医のための線維筋痛症. 東京：新興医学出版社；2009.
16. 西岡真樹子, 秋本美津子, 臼井千恵, ほか. 線維筋痛症の病態と疾患概念. 医事新報 2004；4177：10-14.
17. Russell IJ, Michalek JE, Vipraio GA, et al. Platelet 3H-Imipramine uptake receptor density and serum serotonin levels in patients with fibromyalgia/fibrositis syndrome. J Rheumatol 1992；19：104-9.
18. Nishioka M. Clinical effect of novel compound to Fibromyalgia-Neurotropin. International symposium of Fibromyalgia Tokyo, 2004.
19. Kawamura M, Ohara H, Go K, et al. Neurotropin induces antinociceptive effect by enhancing descending pain inhibitory systems involving 5-HT3 and noradrenergic alpha2 receptors in spinal dorsal horn. Life Sci 1998；62：2181-90.
20. Suzuki T, Li YH, Mashimo T. The antiallodynic and antihyperalgesic effects of Neurotoropin in mice with spinal nerve ligation. Aresth Analg 2005；101：793-79.
21. 三木健司, 松原博明, 行岡正雄. 線維筋痛症における傷病手当, 身体障害者等級, 障害年金の診断書の発行についての基本的な考えかた. 線維筋痛症ガイドライン 2011. 東京：日本医事新報社；2011. p.172-3.
22. 坂上学. 経過観察中の過剰な訴えが詐病によるものと判明した CRPS の一症例 第 44 回日本ペインクリニック学会発表.
23. Haydena JA, Chou R, Hogg-Johnson S, et al. Systematic reviews of low back pain prognosis had variable methods and results：guidance for future prognosis reviews. J Clin Epidemiol 2009；62：781-96.

〔三木　健司, 行岡　正雄〕

12 その他の疾患による肩こり

はじめに

肩こりは，さまざまな疾患でみられる。本項では，その頻度が特に高い胸郭出口症候群（thoracic outlet syndrome：TOS），そのほか，パンコースト腫瘍，関節リウマチ（rheumatoid arthritis：RA），リウマチ性多発筋痛症（polymyalgia rheumatica：PMR），多発筋炎（polymyositis：PM），皮膚筋炎（dermatomyositis：DM）について紹介する。

1 胸郭出口症候群（TOS）

TOSでは，高頻度に肩こりを生じ症状が多岐にわたることから，ドクターショッピングを繰り返す患者も珍しくはない。

胸郭出口とは，胸郭の最上部から上肢の最近位部に至る部分を指し，鎖骨，第一肋骨，前中斜角筋，小胸筋などから構成されており，この部位を通過する鎖骨下動静脈や腕神経叢が傷害されることでさまざまな症状を呈する。

TOSは，1956年にPeetら[1]によって頸肋症候群，斜角筋症候群，肋鎖圧迫症候群など，胸郭出口部の狭い空間で神経，血管が圧迫されて起こる疾患群の総称として提唱された。現在では，腕神経叢が胸郭出口部で圧迫や牽引刺激を受けることで神経過敏状態を生じて，頸，肩，上肢の痛みやしびれを引き起こす疾患群とされている[2]。

胸郭出口部の中でTOSの発症に主に関与する部位は，①斜角筋三角（前・中斜角筋，第一肋骨のそれぞれを一辺とする三角部位であり，この部位での狭窄は斜角筋症候群と呼ばれる），②肋鎖間隙（上方に鎖骨と鎖骨下筋，後方に第一肋骨と中斜角筋，前縁には肋鎖靱帯が存在する。この部位での狭窄は肋鎖症候群と呼ばれる），③小胸筋下間隙（烏口突起下で，前面は小胸筋，後上方は肩甲下筋，後下面は前胸壁に囲まれる間隙で，この部位での狭窄は上肢の過外転で生じやすく，小胸筋症候群ないしは過外転症候群と呼ばれる）の3カ所がある[3]。

障害を受けている組織や状態別に，さまざまな分類が試みられている。障害組織別では血管性TOSと神経性TOSに分けられるが，多くは神経性TOSである[2]。血管性TOSは，さらに動脈系と静脈系に分類される。いずれも血栓による症状であり，血管外からの圧迫は本態ではないとされる[2]。このことは，鎖骨下動脈の狭窄を誘発する各種試験の意義は少ないことを示す。一方で，神経性TOSは腕神経叢造影により圧迫型と牽引型，それらの混合型に分類され[4]，片岡[5]は圧迫型が18.5%，牽引型が6.1%，混合型が75.4%であったと報告している。腕神経叢造影では，圧迫型TOSは圧迫所見を，牽引型TOSは腕神経叢の牽引所見を見る。首が長く，なで肩の患者では腕神経叢が胸郭出口部を鋭角的な角度で通過するために，腕神経叢は張り詰めた状態となる[6]。

発症要因別では，先天的要因と後天的要因に分類される。先天的要因には頸肋，第1肋骨異常，異常索状物などがある。しかし，先天的な異常があっても大部分は無症状とされており，これに後天的要因が加わると発症の危険が高まる。後天的要因には外傷性要因と非外傷性要因があり，外傷性要因では，交通事故による鞭打ち損傷やスポーツ外傷，さらに上肢や首を繰り返し動かす作業を行う職業性のものなどがある。非外傷性要因では，腫瘍や炎症によるものなどがあるが，明らかな原因が見当たらないことも多い。

1）症状と診断法

主に頸肩上肢の局所症状が主体となるが，自

律神経の異常などを伴い，全身に不定愁訴を訴えることも多い。

局所では，肩こり，後頸部痛，上肢痛，しびれ，肩甲部痛，前胸部痛，肩関節挙上困難，手指冷感，異常発汗などを訴える。肩こりの合併頻度は非常に高く，100%とする報告[6,7]もある。また，肩こりを主訴に受診した患者のうち，その原因疾患の50%以上が本症候群であったとの報告[8]もある。

全身では，頭痛，倦怠感，微熱，嘔気，眼症状（眼の奥の痛み，かすみ），耳鳴り，不眠，集中力低下，動悸，胃腸障害などを訴える。

詳細な現病歴，既往歴の聴取，身体所見，画像より診断を行う。問診では性別，年齢，体型（身長，体重），職業，スポーツ歴，外傷歴，発症状況，局所症状の部位と性質，既往歴，全身症状などを詳細に聴取する。一般に，性別では1：1.5〜4で女性に多く，発症年齢は20〜60歳代である。体型では，やせ型でなで肩の女性は牽引型TOS，男性の怒り肩は圧迫型TOSが多いとされている。海外の報告では外傷性が多いとされているが，本邦では生活様式や環境などにより非外傷性のものが多い[6]。

症状誘発試験では，アドソンテスト（Adson test），アレンテスト（Allen test），ライトテスト（Wright test）などの脈管テストが教科書に記載されているが，前述のように診断的意義をもたず，現在ではあまり行わない[9]。ルーステスト（Roos test）[10]やモーレイテスト（Moley test）[11]が有用とされているが，偽陽性や偽陰性となることもあり複数の誘発試験や検査，臨床症状から総合的に診断すべきである。ジャクソンテスト，スパーリングテストが陽性になることもあり，頸椎疾患との鑑別を要する。また，手術が必要であった患者での陽性率が高いとの報告[12]もある。腱反射は低下，消失することもある。握力，徒手筋力試験も低下することがあるが軽度のことが多く，著明な筋力低下，筋萎縮がある場合には頸椎疾患などほかの疾患を疑うべきである。

画像検査ではまず，単純X線撮影を行う。正面像で頸肋や長いまたは大きい第7頸椎横突起の存在，第1肋骨，鎖骨の異常などを確認する。通常側面像では，T1上縁までの観察にとどまるが，側面中間位ではT1椎体下縁以下が観察され，なで肩の評価が可能となる[13]。磁気共鳴画像（MRI）は，頸椎疾患の診断に有用である。しかし，頸椎疾患があったとしても本疾患が除外されたわけではない。

腕神経叢造影を行うにあたっては，鎖骨上窩より造影剤とともに局所麻酔薬を注入する。前述のように造影所見により圧迫型，牽引型，混合型に分類される[5]。この造影所見とともに腕神経叢ブロックによる効果も診断の一助となるが，腕神経叢ブロックで症状が改善するものの造影で異常が観察されないこともある。なお，血管外からの圧迫によるTOSは非常にまれであり，血管造影の有用性は疑問視されている。しかし，圧迫部位確認のための術前検査としては有用との報告[14]もある。

電気生理学的検査のうち，針筋電図，神経伝達速度では異常所見はほとんど得られないが，前者は頸椎疾患，後者は手根管症候群，肘部管症候群などの鑑別診断に有用である[14]。体性感覚誘発電位では，患側の正中神経，尺骨神経を手関節部で電気刺激し，記録電極を鎖骨上窩，頸椎，頭皮上に設置して誘発波を記録する。これをライトテスト（負荷）肢位と下垂位で記録し比較した場合，本症では負荷肢位での振幅低下，潜時の延長が見られる。

なお，ある神経線維が近位で障害を受けると，その遠位で障害を受けやすくなるが，これを二重挫滅症候群（double crush syndrome）[15]と呼ぶ。TOSでは頸椎症性神経根症，肘部管症候群，手根管症候群の合併が多く[16]，これらの疾患も見逃さないようにしなければならない。

2）治療法

さまざまな保存療法が施行されているが，治療効果は一定の見解を得ていないのが現状である。

薬物治療としては，非ステロイド性抗炎症薬（NSAIDs），抗不安薬（特にエチゾラム），抗う

つ薬，ノイロトロピン，筋弛緩薬，漢方薬などを用いるが，NSAIDs や筋弛緩薬は無効のことが多い．

神経ブロック療法としては，星状神経節ブロック，斜角筋ブロック，腕神経叢ブロック，トリガーポイント注射，胸部交感神経節ブロックなどを施行する．侵襲の小さなものから始め，症状に応じて侵襲の大きなものを施行するべきである．

理学療法としては，運動療法，装具療法，物理療法などがある．運動療法では，下垂しやすい肩甲帯を安定させるために肩甲帯筋群のストレッチ，筋力強化を行う[17]．また，上半身だけでなく下半身の筋力も強化することで全身のバランスを保つ．装具療法としては，牽引型 TOS に肩甲帯装具である Kumamoto scapular (KS) バンド[18]が有効なことがある．装具により姿勢不良を改善し，腕神経叢の牽引を緩和する．物理療法では，頸部〜肩の温熱療法や電気刺激療法などを施行する．適度な運動，規則正しい生活を指導し，仕事や生活動作など症状悪化の原因が明らかである場合には無理をしないように，また腕神経叢が牽引されないよう工夫することを指導する．長時間の同一姿勢は症状を悪化させることがあり，一定間隔でのストレッチや，不良姿勢の矯正なども行う．

手術療法としては，頸肋切除術，第一肋骨切除術，斜角筋切離術，小胸筋切離術，鎖骨骨切り術，大胸筋切離術などを単独で，またはいくつかを組み合わせて施行する．一般的には，保存療法を施行しても無効な血管性 TOS や圧迫型 TOS に施行される．牽引型 TOS で適応となることは少ない．

❷ パンコースト腫瘍

パンコースト腫瘍では，癌細胞が第2，3肋骨，椎体，腕神経叢，星状神経節などに浸潤し，片側の肩や上肢の痛み，筋萎縮，ホルネル症候群などを呈する．その頻度は肺癌全体の 2.5〜3.5％であり[19]，本邦における組織型は扁平上皮癌 35.4％，腺癌 40.4％と報告[20]されている．診断の早さが本症の予後を左右することから，見逃してはならない疾患である[21]．

1）症状と診断法

初期より呼吸器症状を訴えることは少なく，上肢痛を初発症状とすることが多い[21]．そのために，頸椎症や頸部椎間板ヘルニア，肩関節周囲炎と診断されて発見が遅れることがある．頸椎症では頸部から上肢に放散する痛みを主訴とするが，本症では手指，特に環指，小指，前腕尺側，上肢内側に痛みを訴える[22]．また，特徴として持続性と進行性が挙げられる．癌の浸潤に伴い，神経根症状としての上肢尺側の痛み，肩甲部や前胸部への関連痛[23]から始まり，やがて筋萎縮，筋力低下が出現し，癌が交感神経幹，星状神経節に及ぶとホルネル徴候（縮瞳，上眼瞼下垂，眼球陥凹，無汗症，皮膚温上昇など）をみる[22]．このホルネル徴候は，肩甲部，上肢の痛みが出現してから 9〜15 カ月後に出現する[22]．臥位や夜間での痛みの増強，保存的治療への抵抗性なども特徴である[21]．

胸部単純 X 線撮影で，肺尖部に明らかな腫瘍を見ることもあるが，28〜55％が肺尖胸膜の肥厚のみを呈すると報告[22]されている．症状や胸部単純 X 線写真から本症を疑う場合，肺尖部撮影や超音波検査が行われる[24]が，現在ではコンピュータ断層撮影（CT）や MRI が選択されている．胸部 CT，MRI では，腫瘍の胸膜や腕神経叢，血管，骨への浸潤を評価できる．また，骨浸潤や転移の評価のためにはシンチグラフィを施行する．最近ではポジトロン断層撮影（PET）が施行されることもあり，交感神経の障害の評価にはサーモグラフィが有用である．

血液検査では，腫瘍マーカを測定する．喀痰細胞診や気管支鏡検査が行われるが，病変が末梢に存在するために確定診断は得にくい．したがって，X 線透視下や CT ガイド下での針生検が行われており[23]，開胸生検やリンパ節生検が必要なこともある．

表1 ACR/EULARによるRAの新分類基準

1関節以上の腫脹があり，RA以外の疾患を鑑別
X線評価でびらんなどのRAの変化があればRAと診断する
X線変化がない症例はスコアを算出し各項目の合計が6点以上をRAとする

- A. 関節病変＊（腫脹または圧痛）

1個以下	大関節	0
2～10個	大関節	1
1～3個	小関節	2
4～10個	小関節	3
10個以上	関節（小関節を1つ以上含む）	5

- B. 血清学的検査

RF，抗CCP抗体の両方が陰性	0
RF，抗CCP抗体のどちらかが低値陽性（基準値上限の3倍以下）	2
RF，抗CCP抗体のどちらかが高値陽性（基準値上限の3倍を超す）	3

- C. 急性炎症反応

CRP，赤沈値がともに正常	0
CRPまたは赤沈値が高値	1

- D. 滑膜炎の持続

6週未満	0
6週以上	1

＊：大関節：肩，肘，股，膝，足関節。小関節：手関節，PIP，IP，MCP，MTP（2～5趾）。
(Aletaha D, Neogi T, Silman AJ, et al. 2010 rheumatoid arthritis classification criteria : An American College of Rheumatology/European League Against Rheumatism collaborative initiative. Ann Rheum Dis 2010；69：1580-8より引用)

2）治療法

原疾患に対する治療としては，可能であれば外科的切除を行うが，症状が出現した段階でかなり進行していることが多く，適応にならないこともある。通常は，放射線化学療法の後に手術を行う。手術不能症例に対しては，放射線化学療法もしくは放射線療法が選択される。

癌の浸潤に伴って進行性に症状が悪化するために，痛みのコントロールに難渋することが多い。治療方針としては，通常のがん性痛に対するものと同様に，NSAIDs，医療用麻薬を使用する。腕神経叢浸潤などによる神経障害性疼痛に対しては，抗痙攣薬，抗うつ薬，抗不整脈薬などが有用である。神経ブロック療法を施行するにあたっては，穿刺部位に癌細胞が存在することがあり注意を要する。硬膜外ブロック，神経根ブロック（局所麻酔薬，神経破壊薬の使用や高周波熱凝固による），腕神経叢ブロック，くも膜下フェノールブロック，経皮的コルドトミーなどを選択する。そのほか，脊髄減圧術や放射線療法が有用なこともある。

3 関節リウマチ（RA）

RAは，多発性，対称性に生じる関節滑膜の炎症を特徴とする全身性の慢性炎症疾患である。骨や軟骨の破壊により関節変形，強直などを生じる。遺伝的要因，後天的要因の関与が考えられている自己免疫疾患であり，本邦での有病率は0.5～1％と推定されている[25]。肩関節や頸椎椎間関節に炎症が生じると，肩の痛みや頸部痛，背部痛といった一般に肩こりとして表現される症状が出現する。

1）症状と診断法

関節症状として，朝のこわばりを生じる。手指の小関節（近位指節間や中手指節関節）に生じやすく，炎症が強くなると熱感，腫脹，痛みなどが出現する。炎症を繰り返して関節破壊が進行すると，スワンネック変形やボタン穴変形

表2 BirdらによるPMRの診断基準

1. 両肩の痛みとこわばりの両方，またはいずれか一方
2. 2週間以内の急性発症
3. 赤沈値の亢進（40 mm/時以上）
4. 1時間以上持続する朝のこわばり
5. 年齢が65歳以上
6. 抑うつ症状と体重減少の両方，またはいずれか一方
7. 両側上腕筋の圧痛

上記7項目中3項目以上，または1項目以上で臨床的，病理学的な側頭動脈の異常⇒疑診症例。PMRに特異的な所見はなく除外診断が必要。疑診症例では，プレドニゾロンが有効であれば確診症例。
(Bird HA, Esselinckx W, Dixon AS, et al. An evaluation of criteria for polymyalgia rheumatica. Ann Rheum Dis 1979；38：434-9より引用)

表3 本邦PMR研究会の診断基準

1. 赤沈値の亢進（40 mm/時以上）
2. 両側大腿部筋痛
3. 食欲減退，体重減少
4. 発熱（37℃以上）
5. 全身倦怠
6. 朝のこわばり
7. 両側上腕部筋痛

60歳以上，上記7項目中3項目以上で確定とする。
(加藤賢一，野嵜美幸，吉田俊治．リウマチ性多発筋痛症．炎症と免疫 2011；19：86-91 より引用)

を生じる。

関節以外の全身症状としては，全身倦怠，発熱，食欲低下，体重減少などがあり，活動期には貧血，血小板増多，白血球増多を生じる。リウマトイド結節と呼ばれる皮下結節がみられ，胸膜炎や間質性肺炎などの呼吸器合併症を生じることもある。神経障害としては，環軸椎亜脱臼による脊髄障害，関節変形による手根管症候群などの絞扼性神経障害，多発性単神経炎などがある。アミロイドーシスの合併により，腎障害を生じることもある。

血液検査では，リウマチ因子（rheumatoid factor：RF），抗環状シトルリン化ペプチド抗体（cyclic citrullinated peptide antibodies：抗CCP抗体），抗核抗体が陽性となる。このRFは本疾患の約80％で陽性となるが，健常人やほかの疾患などでも陽性となることがあり，これのみで診断を確定することはできない。抗CCP抗体は特異度の高い自己抗体として用いられるようになったが，その感度は67％[25]である。活動性の判定にはC反応性タンパク（CRP）や赤沈値が有用である。画像検査としては，単純X線撮影，MRI，関節エコーを用いる。

2010年に米国リウマチ学会（American College of Rheumatology：ACR），欧州リウマチ学会（European League Against Rheumatism：EULAR）が発表した診断基準が広く用いられている[26]（表1）。この基準は，早期に診断し治療を開始することによって，関節破壊を抑える目的で作製されたが，膠原病などの偽陽性症例が含まれる可能性が高く，鑑別診断を慎重に行う必要がある[27]。

2）治療法

薬物療法が中心となる。メトトレキサートなど低分子抗リウマチ薬（DMARDs）や，トシリズマブなど生物学的製剤が主に使用される。副腎皮質ステロイド薬も広く用いられており，消炎鎮痛目的でNSAIDsを使用する。

関節の痛みに対しては，ヒアルロン酸ナトリウムや副腎皮質ステロイド薬，局所麻酔薬の関節内注射，そのほかの痛みにはトリガーポイント注射，各種神経ブロックを施行する。

薬物療法が奏効せず，関節破壊により機能障害を来した場合には，滑膜切除術や人工関節置換術などの手術療法を考慮する。

4 リウマチ性多発筋痛症（PMR）

PMRは，高齢者に好発し，頸部，肩，腰部など全身のこわばりや痛みを主訴とする原因不明の疾患である。近位筋の症状が多く，頸部，肩，肩甲部痛などを訴える頻度が高い。アジア系人種に少なく，男女比は1：1.5〜2と女性，

表4 PM/DMの診断基準

1. 四肢近位筋，頸部屈筋の対称性筋力低下
2. 筋原性酵素の上昇（CK，アルドラーゼ，AST，LDH）
3. 定型的筋電図所見（筋原性変化）
4. 定型的筋病理組織所見（筋線維の変性・壊死・再生像，炎症細胞浸潤）
5. 定型的皮膚症状（ヘリオトロープ皮疹，ゴットロン徴候，鱗屑性紅斑）

判定
　difinite：4項目以上（DMは5を含む）
　probable：3項目以上（DMは5を含む）
　possible：2項目以上（DMは5を含む）

〔Bohan A, Peter JB. Polymyositis and dermatomyositis (first of two parts). N Engl J Med 1975；292：344-7 より引用〕

表5 PM/DMの改訂診断基準（1992年）

診断基準項目
1. 皮膚症状
　a．ヘリオトロープ疹：両側または片側の眼瞼部の紫紅色浮腫性紅斑
　b．ゴットロン徴候：手指関節背側面の角質増殖や皮膚萎縮を伴う紫紅色紅斑
　c．四肢伸側の紅斑：肘，膝関節などの背面の軽度隆起性の紫紅色紅斑
2. 上肢または下肢の近位筋の筋力低下
3. 筋肉の自発痛または把握痛
4. 血清中筋原性酵素（クレアチンキナーゼまたはアルドラーゼ）の上昇
5. 筋電図の筋原性変化
6. 骨破壊を伴わない関節炎または関節痛
7. 全身性炎症所見（発熱，CRP上昇，または赤沈亢進）
8. 抗Jo-1抗体陽性
9. 筋生検で筋炎の病理所見：筋線維の変性および細胞浸潤

診断基準判定
　皮膚筋炎：1の皮膚症状のa～cの1項目以上を満たし，かつ経過中に2～9の項目中4項目以上を満たすもの
　多発筋炎：2～9の項目中4項目以上を満たすもの

鑑別診断を要する疾患
　感染による筋炎，薬物性ミオパチー，内分泌異常に基づくミオパチー，筋ジストロフィー，そのほかの先天性筋疾患

（狩野庄吾．厚生省特定疾患自己免疫疾患調査研究班．平成4年度研究報告書．1993．p.5-10より引用）

大半の患者が65歳以上とされている。

1）症状と診断法

初発症状として，発熱や全身倦怠をみることがある。肩，上腕，腰背部，殿部，大腿などの近位筋のこわばりや痛みが出現する。起床時や動作開始時に多く，通常左右対称で1カ月以上続くが圧痛は軽度であり，筋力低下，筋萎縮は伴わない。関節痛を伴うこともあるが，一般に軽度で大関節が中心となる。側頭動脈炎の合併が本症の10～30%でみられ，また側頭動脈炎患者の30～60%で本症がみられる[28]。側頭動脈炎を合併した場合，側頭部の頭痛，側頭動脈の怒張，拍動低下，圧痛，眼痛，視力低下などをみる。

特徴的な検査はなく，赤沈値の亢進，CRP上昇などがみられる。クレアチンホスホキナーゼ（creatine phosphokinase：CPK）の上昇はなく，RFや抗核抗体の陽性率は健常者と同等である。

診断基準としては，Birdら[29]によるもの（表2）や本邦のPMR研究会[28]によるもの（表3）

が用いられているが，これらは非特異的所見であることから，確定診断には至らず，ほかの疾患の除外診断が必要となる．RA, remitting seronegative symmetrical synovitis with pitting edema（RS3PE）症候群[30]，ほかの膠原病などの炎症性筋疾患，悪性腫瘍，感染症などとの鑑別を要する．副腎皮質ステロイド薬投与による診断的治療が有用なこともある．

2）治療法

少量の副腎皮質ステロイド薬（プレドニゾロン 10〜20 mg）が奏効する．症状や炎症反応の改善をみながら漸減する．側頭動脈炎を合併する場合には，ステロイド大量療法が必要となる．ステロイド抵抗性や再燃を繰り返す場合には，免疫抑制薬を併用する．

痛みに対しては，NSAIDs の投与やトリガーポイント注射，神経ブロックなどを行う．

5 多発筋炎（PM），皮膚筋炎（DM）

PM は近位の対称性筋力低下を来す慢性炎症性筋疾患であり，うち特徴的な皮膚症状を呈するものをDMと呼ぶ．筋力低下が主な症状であるが，筋肉痛も出現し，肩こりを訴える．

本邦での年間発病率は 5〜10/1,000,000 人，有病率は 2〜5/100,000 人で，成人では 1：2 で女性に多く，小児での性差はない．すべての年齢層で発症するが，小児期（5〜14 歳）と成人期（35〜64 歳）にピークがある二峰性分布を示す[31]．

分類としては，Bohan の分類（Wortmann による改定分類）[31] が広く用いられている．

1）症状と診断法

四肢近位筋，頸部屈筋，咽頭，喉頭筋の筋力低下を来し，階段昇降，歩行障害，上肢挙上困難，嚥下障害，構音障害などを生じる．重症では，横隔膜，肋間筋の障害により呼吸不全を生じる．緩徐に発症，進展するために，初期では筋力低下が明らかでないこともある[32]．多くの患者で筋の自発痛，運動時痛，圧痛を生じる．

皮膚にはヘリオトロープ疹（上眼瞼の淡紫紅色の浮腫性紅斑），ゴットロン徴候（手指関節背面の紫紅色の角化性紅斑），V 徴候（前胸部の紅斑），ショール徴候（上背部の紅斑）などが見られる．約30％で多発関節痛，関節炎やレイノー現象がみられるが，比較的軽度である．そのほか，間質性肺炎，心電図異常，消化器症状，悪性腫瘍などを伴うことがある．

血液検査では血清クレアチンキナーゼ，アルドラーゼ，乳酸脱水素酵素，グルコース酸化酵素検査（GOT），グルタミン酸-ピルビン酸トランスアミナーゼ（GPT）などが上昇し，抗 Jo-1 抗体などの抗核抗体陽性をみる．そのほか，筋電図，MRI，筋生検などが確定診断のために行われる．

表 4[33]，5[34] に診断基準を示す[31]．

2）治療法

急性期は安静を保持し，筋力回復を目的として徐々に理学療法を開始する．薬物療法としては副腎皮質ステロイド薬，免疫抑制薬，γグロブリンなどを使用する．皮膚症状に対しては遮光を徹底させる[35]．

【引用文献】

1. Peet RM, Henriksen JD, Anderson TP, et al. Thoracic-outlet syndrome：Evaluation of a therapeutic exercise program. Proc Staff Meet Mayo Clin 1956；31：281-7.
2. 落合直之. 胸郭出口症候群：最新の考え方ならびに dogma. 神経内科 2009；70：560-5.
3. Demondion X, Herbinet P, Van Sint Jan S, et al. Imaging assessment of thoracic outlet syndrome. Radiographics 2006；26：1735-50.
4. Ide J, Kataoka Y, Yamaga M, et al. Compression and stretching of the brachial plexus in thoracic outlet syndrome：Correlation between neuroradiographic findings and symptoms and signs produced by provocation manoeuvres. J Hand Surg Br 2003；28：218-23.
5. 片岡泰文. 胸郭出口症候群の病態：腕神経叢造影を

用いて．日整会誌 1994；68：357-66.
6. 北村歳男, 高木克公. 胸郭出口症候群とは. J Clin Rehabil 1997；6：227-34.
7. 山鹿眞紀夫, 高木克公, 井出淳二, ほか. 外傷性胸郭出口症候群に対する漢方治療経験. 痛みと漢方 1996；6：55-60.
8. 西田 淳, 荒木信吾, 青木 裕, ほか. 肩凝り（頸肩腕症候群を含む）を診る 肩凝りの原因・診断 肩凝りと胸郭出口症候群（TOS），特に症状誘発試験に関して. Pharm Med 1994；12：23-7.
9. 永田見生, 後藤博史, 高木久雄. 頸肩腕症候群の診断 狭義と広義の頸肩腕症候群. Orthopaedics 2000；13：1-9.
10. 川崎洋二, 高島孝之. 胸郭出口症候群に対する的確・迅速な臨床推論のポイント. 理学療法 2011；28：38-44.
11. 柴田陽三, 南川博道, 竹下 満. 胸郭出口症候群の臨床症状及び理学所見. Orthopaedics 1998；11：7-10.
12. 尾鷲和也. TOS の診断 臨床症状, 理学所見, および腕神経叢ブロック 脊椎外科医としての観点より. 関節外科 2007；26：32-9.
13. 甲斐之尋, 諸岡正明, 原田 洋, ほか. 胸郭出口症候群の診断基準：神経性を中心に. 整外と災外 2005；54：343-7.
14. 齋藤貴徳. 上肢のしびれ 胸郭出口症候群. 綜合臨 2006；55：2237-42.
15. Upton AR, McComas AJ. The double crush in nerve entrapment syndromes. Lancet 1973；18：359-62.
16. Narakas A, Bonnard C, Egloff DV. The cervico-thoracic outlet compression syndrome. Analysis of surgical treatment. Ann Chir Main 1986；5：195-207.
17. 山鹿眞紀夫. TOS の保存療法. 関節外科 2007；26：54-62.
18. 山鹿眞紀夫. 「肩こり」に対する装具療法 KS バンド. 治療 1998；80：2581-3.
19. Van Houtte P, MacLennan I, Poulter C, et al. External radiation in management of superior sulcus tumor. Cancer 1984；54：223-7.
20. 正岡昭和, 丹羽 宏, 水野武郎, ほか. 肺尖胸壁浸潤肺癌切除例に関する全国集計. 日胸外会誌 1984；32：162-73.
21. 小沼賢治, 小林明正, 中澤俊之, ほか. 上肢症状を主訴とした Pancoast 腫瘍. 整形外科 2005；56：1663-6.
22. 澤田宣子, 宮崎東洋, 井関雅子, ほか. 頸椎疾患として加療されていた Pancoast tumor の 3 例. ペインクリニック 1998；19：424-8.
23. 土屋了介. パンコースト症候群の病態, 診断, 治療. がん看護 1999；4：192-4.
24. 東澤知輝, 比嘉夫, 眞鍋治彦, ほか. パンコースト症候群の 1 例. ペインクリニック 1991；12：795-9.
25. 萩野 昇. 頻度の高い膠原病関連疾患. Medicina 2008；45：12-9.
26. Aletaha D, Neogi T, Silman AJ, et al. 2010 rheumatoid arthritis classification criteria：An American College of Rheumatology/European League Against Rheumatism collaborative initiative. Ann Rheum Dis 2010；69：1580-8.
27. 宗圓 聰. 全身の症候 こわばり. 綜合臨 2011；60：884-7.
28. 加藤賢一, 野嵜美幸, 吉田俊治. リウマチ性多発筋痛症. 炎症と免疫 2011；19：86-91.
29. Bird HA, Esselinckx W, Dixon AS, et al. An evaluation of criteria for polymyalgia rheumatica. Ann Rheum Dis 1979；38：434-9.
30. McCarty DJ, O'Duffy JD, Pearson L, et al. Remitting seronegative symmetrical synovitis with pitting edema：RS3PE syndrome. JAMA 1985；254：2763-7.
31. 平形道人. 多発筋炎・皮膚筋炎の診断と治療. 医のあゆみ 2009；230：737-45.
32. 木村直樹, 上坂 等. 専門医へのコンサルト―私のタイミングとコツ 筋痛. 内科 2009；104：1176-81.
33. Bohan A, Peter JB. Polymyositis and dermatomyositis（first of two parts）. N Engl J Med 1975；292：344-7, 403-7.
34. 狩野庄吾. 厚生省特定疾患自己免疫疾患調査研究班, 平成 4 年度研究報告書. 1993. p.5-10.
35. 室 慶直. 皮膚筋炎. 日皮会誌 2009；119：1817-21.

〔打田 智久〕

13 不良姿勢，作業に起因する肩こり

はじめに

　肩こりの定義に，明確なものはない。しかし，肩こりは症状名であるため，不良姿勢や作業に起因した項頸部の愁訴と考えると比較的理解しやすい。

　不良姿勢とは，頸部が伸展（上向き）されたままの状態や俯きの姿勢，あるいは左右どちらかの方向に頸部が制限された状態である。このことにより，筋の伸展や緊張状態の持続，左右のアンバランスが起こる。

　作業に起因する肩こりで，代表的なのはvisual display terminal（VDT）作業によるものである。作業負荷に不良姿勢も加わり，症状が増悪する。VDTとは，表示画面をもつ情報端末機を見ながらする作業である。キーパンチャー業務における上肢障害が，以前は一部の作業者に問題であったが，現在のIT環境の急速な普及は，ほとんどの事務作業者が対象となる。平成20年度「技術革新と労働に関する実態調査」によれば，コンピュータ機器を使用している事業所の割合は97.0%である。仕事でのVDT作業で，身体的な疲労や症状を感じている労働者の割合は68.6%となっており，内容（複数回答）をみると，「目の疲れ，痛み」が90.8%ともっとも多く，「首，肩のこり，痛み」は74.8%と第2位である。以下，VDT作業を例に，作業関連性肩こりを考察する。

1 VDT作業の種類と作業区分

　「VDT作業の労働衛生管理—その現状と問題点—」（1988年，中央労働災害防止協会）によると，1日の作業時間が1時間，4時間，9時間以上の作業者では，「肩に関する自覚症状」は33%，42%，54%と愁訴率が多くなる傾向があった。

　VDT作業は，単純入力，拘束，対話，技術，監視，そのほかの6型に分類され，その作業時間の組み合わせにより，作業区分がA，B，Cに分けられる。A（もっとも負荷が多い作業），B（次に負荷が多い作業）の作業区分に該当するものは，VDT健康診断を受けなければならない。

　作業の種類によっても，訴えに差があることが知られている。単純入力型と拘束型では，1日の作業時間が4～5時間を超えると中枢神経系の疲れを訴える作業者が増大し，筋骨格系の疲労が蓄積するといわれている（表1）[1,2]。

2 作業管理

　1日の作業時間は，作業区分A，Bに常時従事するものについては，視覚負担をはじめとする心身の負担を軽減するため，ディスプレイ画面を注視する時間やキーを操作する時間をできるだけ短くすることが望ましく，ほかの作業を組み込むこと，またはほかの作業とのローテーションを実施することなどにより，1日の連続VDT作業時間が短くなるように配慮する。

　「単純入力型」および「拘束型」に該当する作業に従事する者については，一連続作業時間が1時間を超えないようにし，次の連続作業までの間に10～15分の作業休止時間を設け，かつ，一連続作業時間内において1～2回程度の小休止を設ける。また，それ以外の型に該当する作業に従事する者については，同様に作業休止時間および小休止を設けるよう指導することが必要である。

　作業者の疲労の蓄積を防止するため，個々の作業者の特性を十分に配慮した無理のない適度な業務量となるよう配慮する。

表1 VDT作業の種類と作業区分

区分	作業の種類	作業時間	作業の例	作業の概要
A	単純入力型	1日4時間以上	データ，文章などの入力	資料，伝票，原稿などからデータ，文章などを入力する（CADへの単純入力を含む）
A	拘束型	1日4時間以上	受注，予約，照会などの業務	コールセンターなどにおいて受注，予約，照会などの業務を行う
B	単純入力型	1日2時間以上4時間未満	単純入力型の業務	単純入力型の業務を行う
B	拘束型	1日2時間以上4時間未満	拘束型の業務	拘束型の業務を行う
B	対話型	1日4時間以上	文章，表などの作成，編集，修正など	作業者自身の考えにより，文章の作成，編集，修正などを行う
B	対話型	1日4時間以上	データの検索，照合，追加，修正	データの検索，照合，追加，修正をする
B	対話型	1日4時間以上	電子メールの受信，送信	電子メールの受信，送信などを行う
B	対話型	1日4時間以上	金銭出納業務	窓口などで金銭の出納を行う
B	技術型	1日4時間以上	プログラミング業務	コンピュータのプログラムの作成，修正などを行う
B	技術型	1日4時間以上	CAD業務	コンピュータの支援により設計，製図を行う（CADへの単純入力を除く）
B	監視型	1日4時間以上	監視業務	交通などの監視を行う
B	そのほかの型	1日4時間以上	携帯情報端末の操作，画像診断検査など	携帯情報端末の操作，画像診断検査などを行う
C	単純入力型	1日2時間未満	単純入力型の業務	単純入力型の業務を行う
C	拘束型	1日2時間未満	拘束型の業務	拘束型の業務を行う
C	対話型	1日4時間未満	対話型の業務	対話型の業務を行う
C	技術型	1日4時間未満	技術型の業務	技術型の業務を行う
C	監視型	1日4時間未満	監視型の業務	監視型の業務を行う
C	そのほかの型	1日4時間未満	そのほかの型の業務	そのほかの型の業務を行う

1．各「作業の例」および「作業の概要」は，作業を分類する場合の目安となるよう，現在行われている典型的な作業について示したものであり，これ以外の作業の場合は，職場の作業実態に応じ，もっとも類似の作業の種類に分類し，労働衛生管理を進めること．
2．単純入力型とは，すでに作成されている資料，伝票，原稿などを機械的に入力していく作業をいう．
3．拘束型とは，コールセンターなどにおける受注，予約，照会などの業務のように，一定時間，作業場所に在席するよう拘束され，自由に席を立つことが難しい作業をいう．
4．対話型とは，作業者自身の考えにより，文章，表などを作り上げていく作業などをいい，単に入力作業のみを行う者は含まない．
5．技術型とは，作業者の技術などにより，コンピュータを用い，プログラムの作成，設計，製図などを行う作業をいい，CAD業務などにおいて，主に機械的に入力する作業を行う場合は，単純入力作業型に分類すること．
6．監視型とは，交通などの監視の業務のように，常にディスプレイに表示された事項，画像などを監視する必要のある作業をいう．
7．そのほかの型とは，携帯情報端末の操作，画像診断検査などの業務のように，ディスプレイを備えた機器を操作する必要のある各種の作業をいう．
8．監視業務，携帯情報端末の操作，画像診断検査およびディスプレイを備えた機器を使用するそのほかの業務については事務所以外の場所で行われる場合が多いが，その場合であってもできるかぎりガイドラインに準じて労働衛生管理を行うことが望ましいこと．
9．作業区分に際して，一人の作業者が複数の種類の作業を行う場合は，それぞれの作業時間を合計した時間がどの作業区分に該当するかにより判断すること．なお，一人の作業者が，「単純入力型」と「対話型」のように，作業区分の分類を決定する作業時間が異なる複数の作業を行う場合は，行う作業時間が多い方の作業の種類で判断すること．
10．1日のVDT作業時間が時期により変動する場合は，平均値をとり平均時間がどの作業区分に該当するかにより判断すること．
（城内 博，斉藤 進：DVT作業の健康障害予防対策：「VDT作業における労働衛生管理のためのガイドライン」の活用．産業保健21 2002；30：4-12より引用）

表2　作業環境管理

光環境
(1) 照明・採光
　イ　室内はできるだけ明暗対照が著しくなく，眩しさを生じさせないようにすること
　ロ　ディスプレイ画面上の照度500ルクス以下，書類・キーボード面照度は300ルクス以上
　　　画面・書類・キーボード面の明るさと周辺の明るさの差はなるべく小さくすること
　ハ　直接・間接的に太陽光が入射する場合，ブラインド・カーテンなどで適切な明るさとすること
(2) グレア防止
　必要に応じ，ディスプレイ画面の位置・前後の傾き，左右の向きなどの調整，グレア防止用照明器具の使用，反射防止型ディスプレイ使用などを用いること

ワークステーション
(1) 椅子
　安定しており，容易に移動できること
　床からの座面の高さは，作業者の体形に合わせて，適切な状態に調整可能なこと
　複数の作業者が交替で同一の椅子を使用する場合には，高さの調整が容易であり，調整中に座面が落下しない構造であること
　適当な背もたれ・肘掛けのあるもの（背もたれは，傾きを調整できることが望ましい）
(2) 机・作業台
　作業面は，キーボード・書類・書見台そのほかVDT作業に必要なものが適切に配置できる広さであること
　脚周りの空間は作業中窮屈でない広さであること
　机・作業台の床からの高さは作業者の体形に調整できること

その他
(1) 騒音低減措置（プリンターなどから不快な騒音が発生する場合）
(2) 換気，温湿度調整，空気調和，静電気除去，休憩などのための設備などにつき事務所衛生基準規則等に基づく措置をとること

（城内　博，斉藤　進：DVT作業の健康障害予防対策：「VDT作業における労働衛生管理のためのガイドライン」の活用．産業保健21 2002；30：4-12より改変引用）

f 直接太陽光が入射する窓にはブラインドやカーテンなどを設ける

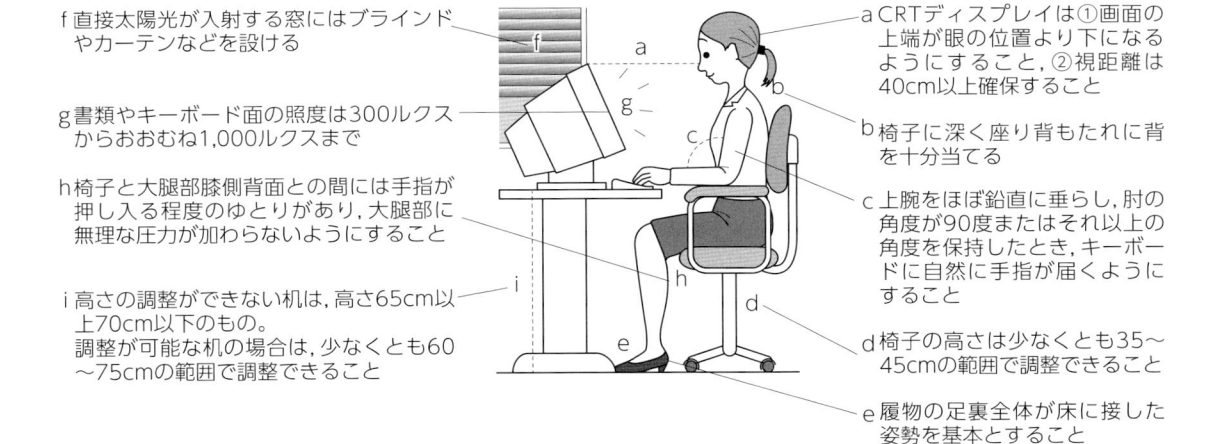

g 書類やキーボード面の照度は300ルクスからおおむね1,000ルクスまで

h 椅子と大腿部膝側背面との間には手指が押し入る程度のゆとりがあり，大腿部に無理な圧力が加わらないようにすること

i 高さの調整ができない机は，高さ65cm以上70cm以下のもの。調整が可能な机の場合は，少なくとも60〜75cmの範囲で調整できること

a CRTディスプレイは①画面の上端が眼の位置より下になるようにすること，②視距離は40cm以上確保すること

b 椅子に深く座り背もたれに背を十分当てる

c 上腕をほぼ鉛直に垂らし，肘の角度が90度またはそれ以上の角度を保持したとき，キーボードに自然に手指が届くようにすること

d 椅子の高さは少なくとも35〜45cmの範囲で調整できること

e 履物の足裏全体が床に接した姿勢を基本とすること

図1　健康管理

（城内　博，斉藤　進：DVT作業の健康障害予防対策：「VDT作業における労働衛生管理のためのガイドライン」の活用．産業保健21 2002；30：4-12より引用）

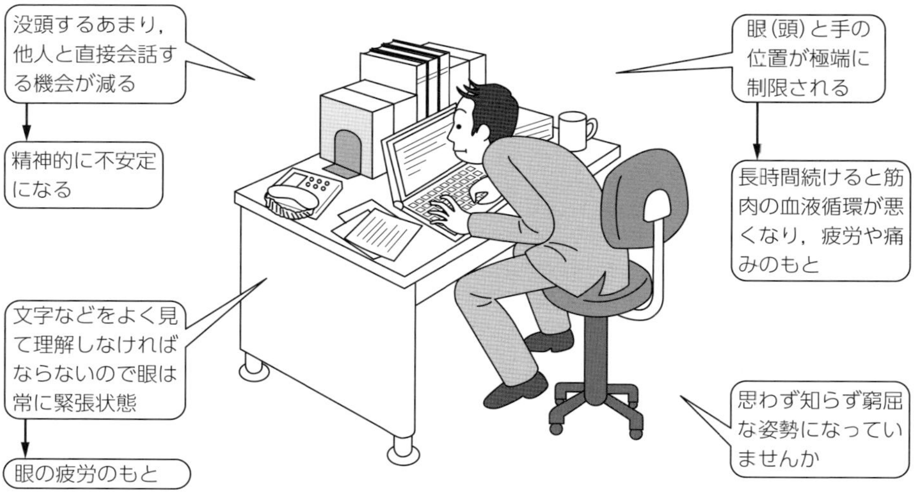

図2 パソコン作業の特徴
(城内 博,斉藤 進:DVT作業の健康障害予防対策:「VDT作業における労働衛生管理のためのガイドライン」の活用.産業保健21 2002;30:4-12より改変引用)

3 作業環境管理

眼疲労を予防するための照明,採光の調節とグレアの防止,筋骨格系疲労を予防するためのワークステーションの整備,精神的疲労を考慮した騒音対策や環境対策がガイドラインで示されている(表2)[1,2]。

4 健康管理

愁訴先行型健康障害であることから,問診による業務歴,既往歴,自覚症状調査が重要である(図1)[2]。

眼科的調査では,視力,屈折,眼位,調節機能検査が必要であり,これは専門医に依頼しなければならない。

筋骨格系検査では,いわゆる症候性・心因性の肩こりを鑑別する必要がある。

おわりに

肩こりについては,最初に述べた通り,明確な定義がない。VDT作業による健康障害には,眼科や心療内科的な要素も多く含まれている(図2)[2]。しかし,症候性・心因性の肩こりが除外されれば,本態性肩こりが抽出できる。

VDT作業による本態性肩こりの実態を明らかにすることで,定義づけができると考える。

【引用文献】

1. 厚生労働省.新しい「VDT作業における労働衛生管理のためのガイドライン」の策定について.http://www.mhlw.go.jp/houdou/2002/04/h0405-4.html
2. 城内 博,斉藤 進:DVT作業の健康障害予防対策:「VDT作業における労働衛生管理のためのガイドライン」の活用.産業保健21 2002;30:4-12.

〔萱岡 道泰〕

IV 評価法

はじめに

肩こりとは,「後頭部から肩,および肩甲部にかけての筋肉の緊張を中心とする不快感,違和感,鈍痛などの症状,愁訴」と定義[1,2]されている。この定義からは,さまざまな原因による筋緊張が肩の血流不全を招来し,筋硬結を形成して,鈍痛や筋肉の張りとして出現するものと考えられる。

この肩こりの評価項目としては,島田ら[3]が問診や触診,視診,理学所見,検査所見など表1に示すものを挙げているが,明らかな基礎疾患が見出されない場合,肩こりを客観的に評価することはきわめて難しい。しかし,肩こりを訴える患者ではトリガーポイントを見出すことが多く,筋硬結の存在が大きな判断材料となる[4]。

なお,矢吹ら[5]は,脊椎疾患に関連した肩こりの評価項目として,頸椎の他動運動によりなんらかの症状が誘発される所見があること,僧帽筋の筋硬度の増加,上肢牽引によりなんらかの症状が誘発されることを有意な項目として挙げている。また金井ら[6]は,肩こりの治療効果の判定にサーモグラフィや筋血流計を使用している。

表1に示した客観的評価法のうち,画像,理学所見は他項に譲り,本項では筋硬度計,サーモグラフィ,筋血流量計について紹介する。

1 筋硬度計

筋肉の硬度はさまざまな条件で変化する。主に,筋肉の収縮や他動的な伸張などによって硬度は高まる。なお,筋疲労時には筋活動に伴って生成された乳酸の蓄積によって筋硬度が上昇

表1　肩こりの客観的評価項目

問診	痛みの部位	頸椎,肩関節,筋など痛みの部位や種類の確認
	現病歴	急性,慢性など,活動制限の有無
	既往歴	高血圧,脳梗塞,心疾患,内臓疾患
	社会背景	スポーツ,ストレス,生活環境
	家族歴	遺伝性疾患の有無
触診・視診	姿勢	脊椎アライメントの異常,なで肩,いかり肩
	脚長差	脚長不等
	形態	筋肥大や萎縮,硬さ
	皮膚	皮膚緊張（筋硬度計）,皮下腫瘤
	筋腱靱帯	頭板状筋,頸板状筋,胸鎖乳突筋,僧帽筋,肩甲挙筋,小菱形筋,棘上筋,大菱形筋,棘下筋,小円筋,大円筋,三角筋,広背筋など
	滑液包	肩峰下滑液包の腫れ
	骨・関節	腫脹や発赤,突出
	神経血管	腫脹や血流（サーモグラフィ,筋血流量計）
理学所見	症状誘発検査	ジャクソンテスト,スパーリングテスト,インピンジメントテスト,ライトテスト,モーレイテスト,アドソンテスト,ティネルテスト（Tinel test）など
	運動機能検査	可動域制限や肩甲上腕リズムの解離,不安定性
	髄節筋検査	筋力
	反射	上下肢腱反射,病的反射
	感覚	温痛覚,触覚,深部覚
検査所見	画像	X線・MRI・エコーでの変性,椎間板ヘルニア,滑液包炎などの確認
	生化学	内臓由来酵素,クレアチンキナーゼ,CRP,赤沈
	生検	筋生検,骨生検
	電気生理学検査	絞扼性神経障害

（島田洋一．肩こりの客観的評価．Mod Physician 2010；30：240-3 より一部改変引用）

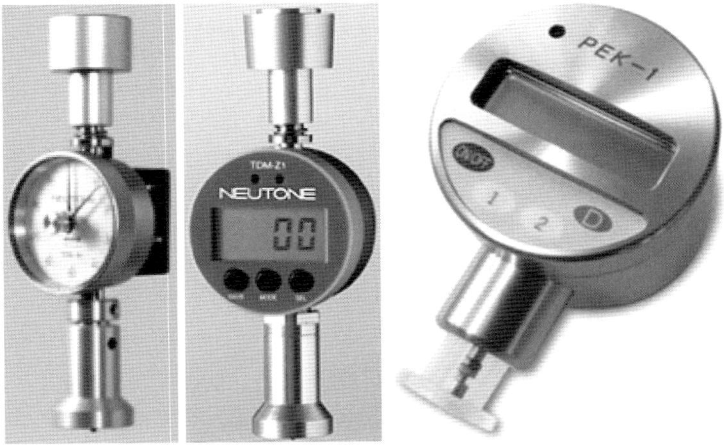

(a) NEUTONE TDM-NA1（TRY-ALL 製）　(b) NEUTONE TDM-Z1（TRY-ALL 製）　(c) PEK-1（井元製作所製）

図1　筋硬度計

すると考えられていたが，乳酸はエネルギーとして使用された後に数分で代謝され，筋肉から排出されるために，乳酸の蓄積は関連しない。この点に関して水村[7]は，乳酸が筋肉の痛みにかかわっているとするならば虚血下での運動時に生じる急性痛であるとしている。

この筋硬結の形成に関して，最近では，筋肉の運動終板からのアセチルコリンの過剰分泌により限局した筋線維が過度に収縮することで硬結として触知するとの運動終板機能亢進-筋固縮説[8]や，ポリモダール受容器の感作とそれに伴う深部組織の浮腫によるとの説[9]，さらには，交感神経緊張による酸素需要の低下から筋肉がエネルギー不足に陥り，カルシウムが細胞外に流出し筋拘縮が持続するとの説[10]などが提唱されている。

この筋肉の硬度を評価する筋硬度計には，NEUTONE TDM-NA1・Z1（TRY-ALL 製，千葉，以下，NEUTONE）や PEK-1（井元製作所製，京都）がある（図1）。平田ら[11]は，NEUTONE には再現性と信憑性はあるが，機器の特徴を理解し，測定技術を高める必要があるとしている。また天野ら[12]は，測定技術が確立していれば，NEUTONE の信頼性が高いとしている。

しかし，この筋硬度計による評価に関して古後ら[13]は，筋疲労と筋硬度には相関性がないことを報告している。さらに森本ら[14]は，筋硬結を有する筋筋膜性疼痛（myofascial pain syndrome：MPS）において，筋硬度計を用いての評価を行っているが，筋肉の痛みと筋硬度との相関性は低いとしている。福本ら[15]は，「肩こりは，筋硬度計の絶対値よりその左右差に依存する」と仮定し，筋硬度によって左右差を計測したところ，左右差の減少に伴って肩こりの程度が減少したことから，肩こりは筋硬度によらず自律神経の対称性の乱れから生じるとしている。

以上より，筋硬度計は筋疲労や筋の痛みを評価する指標としては有用性が低く，肩こりの客観的指標として用いることは難しいと考えられる。しかし，なんらかの治療前後での肩の筋肉の柔らかさの変化を観察するには有用と考えられる。

❷ サーモグラフィ

肩こりに関連する筋群（図2）[16]は，頭部を支え，上肢を体幹に繋いでいる。この中で中心的

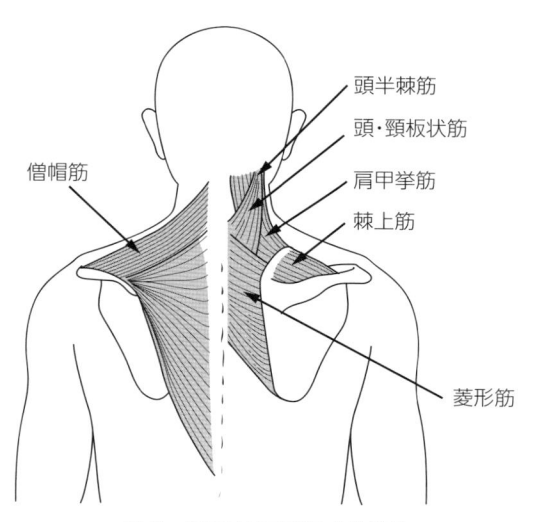

図2 肩こりに関与する筋肉
(矢吹省治．肩こりの病態と解剖．JIM 2009；19：258-60 より引用)

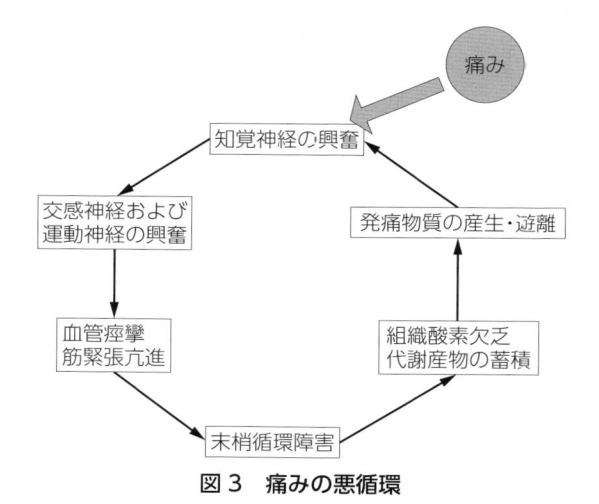

ラベル：僧帽筋、頭半棘筋、頭・頸板状筋、肩甲挙筋、棘上筋、菱形筋

図3 痛みの悪循環
〔宮崎東洋．1．神経ブロック療法 1）神経ブロック概論．森本昌宏編．ペインクリニックと東洋医学．東京：真興交易医書出版部；2004．p.42-51 より引用〕

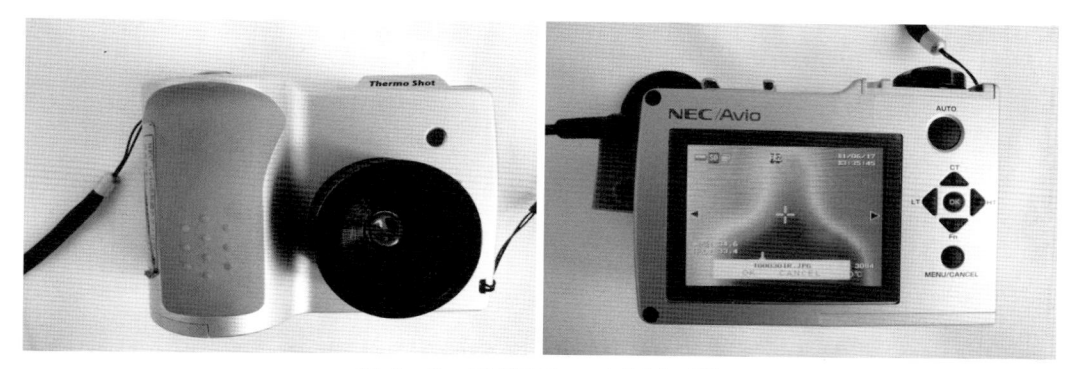

図4 サーモグラフィ デジカメ型
体表温度スクリーニングサーモグラフィ ThermoShot F30IS（NEC Avio 赤外線テクノロジー製，東京）。

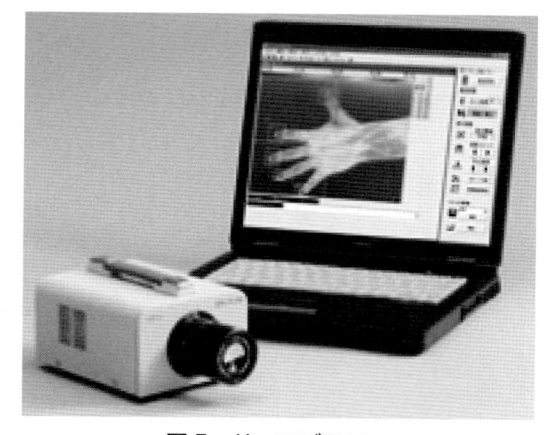

図5 サーモグラフィ
インフラアイ 3000（富士通特機システム製，川崎）。

な役割を担っている僧帽筋は，頭頸部から上背部の広い範囲に広がっているが，この筋肉の裏面に存在する静脈は，①動脈と伴走しないものがあり，②静脈の合流点の数は動脈の分岐点の数の1.5倍に達し，③さらに静脈弁が欠落していることから血流不全になりやすいとの特徴をもつ。このことからも，肩の筋肉は虚血を生じやすく低温域になりやすいといえる。

肩こりにも，いわゆる痛みの悪循環がかかわっている（図3）[17]。解剖学的に虚血を生じやすい肩では，血流不全が交感・運動神経の興奮を招来し，痛みの悪循環を形成する。また，この悪循環が肩の低温域を一層助長する。

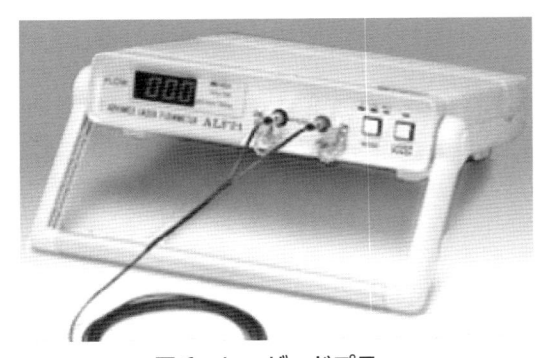

図6 レーザードプラー
ALF21（ADVANCE製）。

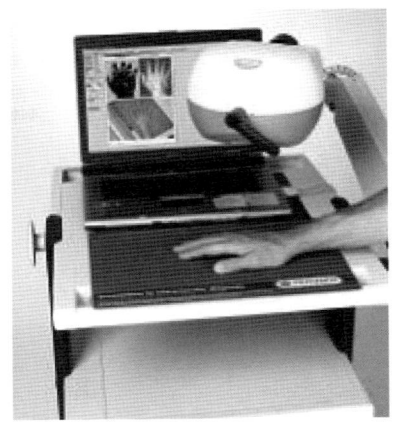

図7 レーザードプラー血流画像化装置
PeriScanPIMⅢ（Perimed製，米国）。

　サーモグラフィ（図4，5）とは，体表面から放射される赤外線を感知し，皮膚温の分布を画像化する検査機械である。皮膚温は，発汗や振戦が起きない一定の環境下（20〜30℃：交感神経管理領域），および筋組織からの熱産生が起きない安静状態では，主に皮膚の血流量に支配され，皮膚血流は交感神経に支配されている。よって，一定の環境下および安静時のサーモグラフィは自律神経検査法である[18]。

　皮膚温の測定にあたって，もっとも注意しなければならないのは環境温である。空調設備，一定の室温設定などサーモグラフィ検査専用の検査室が必要となる。また，患者が衣服をまとっているときには，5〜10分間，環境温に放置してから測定しないと判断を誤る可能性がある。通常は，肩こりの程度に左右差のある場合には左右を比較し，左右差のない場合には治療前後の経時的変化を比較評価する。

　前述のように，肩の筋肉は虚血に陥りやすいが，サーモグラフィで測定すると肩こりを生じている部位は健側よりも高温であるとの報告[19〜21]もあり，統一した見解は得られていない。金井ら[6]の研究では，肩こりを訴える患者では罹病期間が長いほどこりの強い部位が健側と比べて低温であり，発症から1週間以内であればむしろ高温であることが有意に多いとしている。これは，肩こりが長期間続いている場合は，筋肉の長期の収縮によって局所の血流不全が誘発され虚血に陥り，結果的に熱産生低下を引き起こして，皮膚温度の低下をもたらすと考えられる。逆に罹病時間が短い場合には，炎症性の病態の存在によって高温を示すと推測している。

❸ 筋血流量計

　サーモグラフィによる計測は，体表面温度いわゆる皮膚温を組織酸素化の状態から間接的に反映しているに過ぎず，組織のどの部分を測定しているかが不明瞭で，動態的な計測は不可能である。だが，血流量計では深部の筋組織自体の組織血流を鋭敏にしかも動態的に計測できることから，血流量の低下を確認し，肩こりの程度を判断しようとする試みが広く行われている。

　血流量計としては，レーザードプラー血流量計であるALF21（アドバンス製，東京），PIMⅢ（インテグラル製，東京）が広く使用されている（図6，7）。赤血球上で散乱した光はドプラー効果による周波数の変調を生じるが，これから赤血球の量と速度に比例した成分を抽出し相対値として出力する。接触型機器であるALF21は，プローブを固定することで1 mm^{3}の小さな皮膚組織内血流をモニターし，脈波や血管運動の周期も記録できる。一方PIMⅢは，血流分布を画像化する非接触方式である。

　中西ら[22]は，Na$_{131}$Iクリアランス法を用い

表2 血流連続測定時の基本的変動パターン

平坦型	心拍出に伴う血流変動のみ基線変動がほとんどない
スパイク型	スパイク状高血流波が出現
徐波型	徐波型の基線変動
基線変動型	基線が不安定に変動
混合型	上記2～4型の混在型

(平泉 裕, 藤巻悦夫. 頸部愁訴 (特に肩凝り) を訴える患者の皮膚・筋組織血流に対するワクシニアウイルス接種家兎炎症皮膚抽出液 (ノイロトロピン) の効果. 薬理と治療 1997；25：1121-5より引用)

て肩こりが存在する筋肉の血流を測定し，結果，局所の虚血変化とそれに惹起される物質が肩こりに影響するとしている。

また表2に示すように，平泉ら[23]は，血流量計による血流連続測定時の筋血流変動パターンを5つに分類している。健常者に多い心拍出に伴う血流変動のみで基線変動がほとんど見られない平坦型と，頸部の強い痛みに由来すると考えられるスパイク上の高血流波を呈するスパイク型，自律神経の過緊張状態を反映すると考えられる徐波型，感情的な不安定状態が基礎にあると考えられる基線変動型，ならびに混合型に分類し，診断や効果判定に役立てている。

❹ その他

肩こりを訴える患者では，胸鎖乳突筋と前斜角筋の筋活動が低下しているとする報告[24]があることから，その評価には筋電図も有用であると考えられる。また，ほかの疾患との鑑別診断のためには，診断的神経ブロック，筋生検なども有用である。

【引用文献】

1. 伊藤達夫. 肩こりの診断ポイント. クリニシアン 1997；44：495-8.
2. 森本昌宏. 肩こりの臨床：適切な診断と治療のために. 近畿大医誌 2010；35：151-6.
3. 島田洋一, 粕川雄司, 石川慶紀. 肩こりの客観的評価. Mod Physician 2010；30：240-3.
4. 森本昌宏. トリガーポイントとは. 森本昌宏編. トリガーポイント—その基礎と臨床応用. 東京：真興交易医書出版部；2004. p.17-25.
5. 矢吹省司. 肩こりの病態. 臨整外 2001；36：1241-6.
6. 金井成行, 岡野英幸, 織田真智子, ほか. 肩こりに対する磁気による治療効果の検討. 日ペインクリニック会誌 1996；3：393-9.
7. 水村和江. 筋性疼痛研究の最近の進歩. 現代医 2009；57：59-67.
8. Mense S. Neurobiological basis for the use of botulinum toxin in pain therapy. J Neurol 2004；251 Suppl 1：11-7.
9. Itoh K, Okada K, Kawakita K. A proposed experimental model of myofascial trigger points in human muscle after slow eccentric exercise. Acupunct Med 2004；22：2-12.
10. Johansson H, Windhorst U, Djupsjobacka M, et al. Chronic work-related pain. Gavle：Gavle University Press. 2003.
11. 平田大勝, 矢倉千昭, 緒方 彩, ほか. 2種類の筋硬度計を用いた下肢の筋光度測定. 国際医療福大福岡リハ福岡看紀 2009；5：55-9.
12. 天野幸代, 肥田朋子. Muscle Meter による筋の硬さ測定. 名古屋学院大論集 人文自然科 2011；47：83-9.
13. 古後晴基, 黒澤和生, 長谷川敦子, ほか. 筋硬度の定量化ならびに筋硬結における筋疼痛と筋硬度との関連性. 理療科 2010；25：41-4.
14. 森本昌宏. 筋・筋膜性疼痛①分類・病態・診断. 森本昌宏編. ペインクリニックと東洋医学. 東京：真

15. 福本一郎. 左右平衡医学の基礎研究. 東方医 2010;26:47-54.
16. 矢吹省治. 肩こりの病態と解剖. JIM 2009;19:258-60.
17. 宮崎東洋. 神経ブロック療法 1)神経ブロック概論. 森本昌宏編. ペインクリニックと東洋医学. 東京:真興交易医書出版部;2004. p.42-51.
18. 平野勝介. 痛みの客観的診断—サーモグラフィの応用. 宮崎東洋編. 痛み診療のこつと落とし穴. 東京:中山書店;2007. p.28-30.
19. 藤正 巌. 痛みとサーモグラフィ. 医・生物サーモグラフィ 1985;5:1-6.
20. 小谷貢一. 整形外科疾患へのサーモグラフィーの応用. 通信医 1988;40:190-1.
21. 満淵邦彦, 米沢卓実, 本村喜代二, ほか. 神経・筋疾患における体表温と深部温の比較検討. Biomed Thermol 1988;8:123-6.
22. 中西忠行, 野末 洋, 有馬 亨. いわゆる肩こりの筋虚血因子について Na131I クリアランス法を用いて. 医療 1975;29:188.
23. 平泉 裕, 藤巻悦夫. 頸部愁訴(特に肩凝り)を訴える患者の皮膚・筋組織血流に対するワクシニアウイルス接種家兎炎症皮膚抽出液(ノイロトロピン)の効果. 薬理と治療 1997;25:1121-5.
24. Falla D, Rainoldi A, Merletti R, et al. Myoelectric manifestations of sternocleidomastoid and anterior scalene muscle fatigue in chronic neck pain patients. Clin Neurophysiol 2003;114:488-95.

〔岩元 辰篤〕

V 診断法

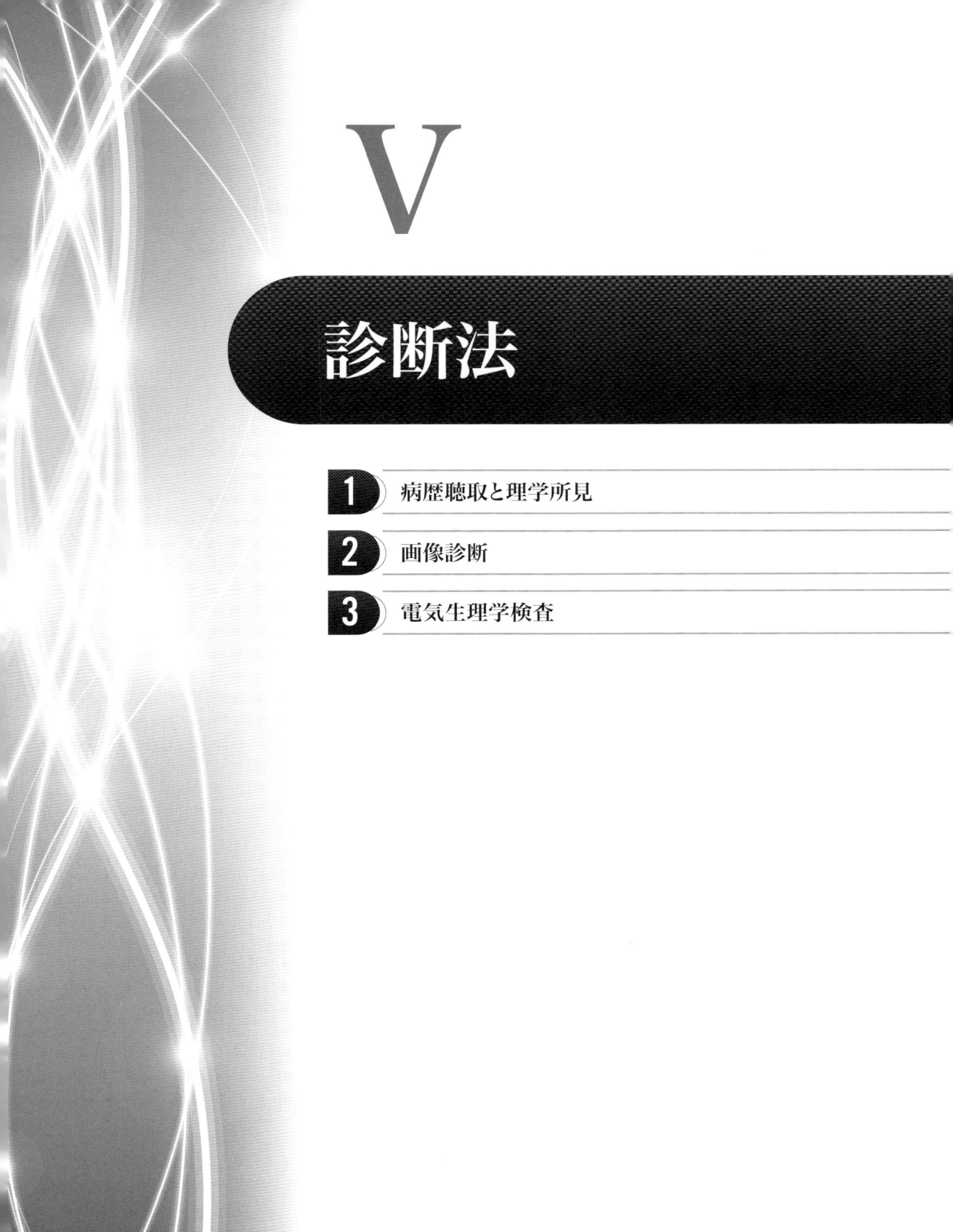

1. 病歴聴取と理学所見
2. 画像診断
3. 電気生理学検査

1 病歴聴取と理学所見

はじめに

　肩こりは，本態性肩こり，原因疾患を確定しうる症候性肩こり，心因性肩こりに大別される．本態性肩こりとは，原疾患が明らかでないものを指すが，ねこ背，長時間のコンピュータ作業など不良姿勢，運動不足による筋力低下，不適切な運動，過労，寒冷，ストレス，加齢などがその原因として挙げられる[1]．

　症候性肩こりは，整形外科，ペインクリニック疾患をはじめ各科臨床領域で扱う身体疾患に起因する．なかでも頸椎疾患，肩関節の機能障害，これらの周辺の筋群の異常によるものが多い[2]．

　ほかの慢性痛と同様に心因性の因子も肩こりの発症に関連し，これらを心因性肩こりとしてとらえる．精神神経科領域では，心身症やうつ病，パニック障害で肩こりを訴えるものが少なくないと報告[3]されている．病歴を聴取するにあたっては，これら3つのものを念頭に置くことが肝要である．

1 問診

　問診は適切な診断や治療を行ううえで重要であり，疾患によっては問診だけで診断がつくこともある[4]．症状の部位，性状，程度，症状発生の日時，誘因，生活への影響，利き腕，外傷の有無について聴取する．

　若年女性の場合では本態性肩こり，胸郭出口症候群，動揺性肩関節症などをまず疑うべきであり，デスクワークや立ち仕事など筋疲労を起こしやすい職業，作業内容，症状の増悪する姿勢，和らぐ姿勢，睡眠やスポーツなどの生活習慣，社会活動，ストレスの状況などを詳細に問診する．中高齢者では症候性肩こりの頻度が高くなり，肩こり以外の症状や既往歴が診断上重要である．頸椎由来のものでは頸部脊柱に沿って肩こりを訴え，頸椎の運動により痛みが誘発されることが多い．頸部神経根由来のものは，頸部後屈で肩あるいは肩甲部から上腕に痛みが放散する．肩関節由来のものは，関節の運動で上腕中枢から外側中央部に痛みが放散することが多い[5]．また，緊張型頭痛患者では肩こりを訴えることが多く，頭痛についての問診も必要である[2]．

2 視診

　基本的には立位で行う．表情や栄養状態，体型（男性では筋肉質，いかり肩，女性ではやせ，首なが，なで肩など），姿勢（猫背などの不良姿勢，脊柱後彎側彎）など，全身を前後左右から観察する[2,4,6]．表1に示すように，3方向からの視診を行う．

3 触診

　基本は患者を坐位とし，左右同時に触診を行う[7]．局所の腫脹や熱感，変形，圧痛，筋弛緩，異常可動性の有無などについて観察する．健側と比較して明らかに強い圧痛がある場合には，局所の炎症の存在が示唆され，病態を把握する有用な情報となる[4,8]．

1）前方からの触診

　胸鎖・肩鎖関節，鎖骨，鎖骨上窩を触診する．症候性肩こりの原因として上腕二頭筋長頭腱の断裂が疑われる場合には，検者の肘頭を患者の手掌で持ち上げさせて，上腕二頭筋筋腹の上端部を触診する[7]．

表1　視診

1. 前方からの視診
   ① 僧帽筋，胸鎖乳突筋，三角筋，大胸筋から上腕，前腕，手の筋萎縮の有無
   ② 鎖骨の左右対称性，鎖骨上窩の凹み
   ③ 胸鎖関節の変形や同部の発赤の有無
   ④ 肩鎖関節の突出，変形の有無
   ⑤ 両肩峰の高さ，肩峰下の陥凹
2. 後方からの視診
   ① 脊椎側彎の有無，色素沈着など皮膚異常の有無
   ② 僧帽筋，菱形筋，三角筋，広背筋，棘上筋，棘下筋などの筋委縮の有無
   ③ 肩甲骨の位置異常（左右差，翼状肩甲骨など）
3. 側方からの視診
   ① 頸椎から腰椎に至る脊柱のアライメント
   ② 肩甲骨の位置や上腕骨頭との位置関係

〔三原研一．診断の進め方．昭和大学藤が丘リハビリテーション病院編．これだけは知っておこう　肩の診かた治しかた．東京：メジカルビュー社；2004．p.2-31，菊池臣一．診察手順とポイント―重篤な疾患や外傷を見逃さないために．菊池臣一編．頸部・肩の痛み．東京：南江堂；2010．p.51-64，信原克哉．肩の診察．信原克哉編．肩　その機能と臨床．第3版．東京：医学書院；2001．p.89-100，玉井和哉．診察と診断．越智隆弘編．最新整形外科大系　13　肩関節・肩甲骨．東京：中山書店；2006．p.22-38，皆川洋至，井樋栄二．診断法総説　肩関節・肩甲帯の診察と評価．高岸憲二編．図説　新肩の臨床．東京：メジカルビュー社；2006．p.18-32 より引用〕

表2　徒手筋力テスト評価法

5	正常	強い抵抗を加えてもなお重力に打ち勝って完全に動く
4	優	いくらか抵抗を加えてもなお重力に打ち勝って完全に動く
3	良	抵抗を加えなければ重力に打ち勝って完全に動く
2	可	重力を除けば完全に動く
1	不可	関節は動かないが筋収縮がみられる
0	ゼロ	筋収縮がまったくみられない

表3　頸椎のテスト

誘発テスト	手技，陽性所見
レルミット徴候 (Lhermitte sign)	頸椎の前屈によって四肢や体幹に電撃痛が誘発される場合，脊髄視床路・後索障害（多発性硬化症，頸髄症，髄膜炎）の可能性がある。
ジャクソンテスト	坐位で患者の頸椎を健側に屈曲させ，患側の肩に検者の手を置き頭部をさらに健側へ押さえたときに上肢の放散痛が誘発されれば陽性である。
スパーリングテスト	坐位で患者の頸椎を患側に屈曲させ，検者の両手で頭部をやや後屈位で下方へ押さえたときに上肢の放散痛が誘発されれば陽性である。
イートンテスト (Eaton test)	坐位で患者の頸椎を健側に屈曲させ患側上肢を下方に引いたときに上肢の放散痛が誘発されれば陽性である。

〔菊池臣一．診察手順とポイント―重篤な疾患や外傷を見逃さないために．菊池臣一編．頸部・肩の痛み．東京：南江堂；2010．p.51-64，岡田　弘．肩関節周囲の痛み　分類・病態・診断．森本昌宏編．ペインクリニックと東洋医学．東京：真興交易医書出版部；2004．p.389-93，石田健司，谷　俊一．頸部（肩こり）．総合リハ2007；35：217-22 より引用〕

表4　肩不安定性と動揺性のテスト

誘発テスト	手技，陽性所見
サルカスサイン	坐位で患者の上肢を下方に牽引し肩峰と上腕骨の間に陥凹ができた場合は下方動揺性陽性であり，腱板疎部の開大を疑う。
過外転テスト	患者を坐位とし肩甲骨を回転しないように押さえながら他動的に肩関節を外転する。正常は90°までだが，下関節上腕靱帯が弛んでいると105°以上外転できる。
前方不安感テスト（anterior apprehension test）	患者の背後に立ち徐々に肩関節を外転，外旋させる。脱臼に対する不安感が生じれば陽性，痛みのみの場合は陰性とする。
後方不安定テスト（jerk test）	患側肩関節を90°屈曲内旋位とする。肘を屈曲させて検者は両手で患者の肩甲骨と肘頭を保持し肘から上腕骨に軸圧を加えながら水平伸展させ，骨頭が後方に逸脱すれば陽性とする。

（三原研一．診断の進め方．昭和大学藤が丘リハビリテーション病院編．これだけは知っておこう　肩の診かた治しかた．東京：メジカルビュー社；2004．p.2-31，菊池臣一．診察手順とポイント―重篤な疾患や外傷を見逃さないために．菊池臣一編．頸部・肩の痛み．東京：南江堂；2010．p.51-64，信原克哉．肩の診察．信原克哉編．肩　その機能と臨床．第3版．東京：医学書院；2001．p.89-100，玉井和哉．診察と診断．越智隆弘編．最新整形外科大系　13　肩関節・肩甲骨．東京：中山書店；2006．p.22-38，高岸憲二．11　肩甲帯の疾患　肩関節診察．国分正一，岩谷力，落合直之ほか編．今日の整形外科治療指針．第6版．東京：医学書院1；2010．p.373-6　より引用）

表5　腱板のテスト

誘発テスト	手技，陽性所見
有痛弧（painful arc）	肩関節外転70～140°で誘発される肩峰下機構有痛弧と140～170°で誘発される肩鎖関節有痛弧がある。前者は腱板炎，腱板損傷，肩峰下滑液包炎，インピンジメント症候群などで，後者は肩鎖関節関節症でみられる。
インピンジメント徴候	ニアーの手技では，肩甲骨を押さえて内旋位にした上肢を他動的に屈曲すると痛みが生じる場合に陽性である。フォーキンスの手技では，肩90°屈曲位で上腕を外旋位から内旋させると痛みを生じる。いずれも腱板あるいは肩峰下滑液包を烏口肩峰アーチに衝突させて，痛みを誘発するテストである。
ドロップアームサイン	上肢を他動的に約90°外転し検者が手を離すと，保持できずに患肢が下降する。
ドロッピングサイン	肩関節下垂位で他動的に最大外旋位とし保持させ，検者が手を離すと内旋してしまう場合，外旋筋力の低下があり，棘下筋腱の断裂を疑う。
リフトオフテスト	手を腰の後ろに回し，腰から手を離すように肩を内旋させる。肩甲下筋腱断裂では筋力低下のため身体から手を離すことができない。

（三原研一．診断の進め方．昭和大学藤が丘リハビリテーション病院編．これだけは知っておこう　肩の診かた治しかた．東京：メジカルビュー社；2004．p.2-31，菊池臣一．診察手順とポイント―重篤な疾患や外傷を見逃さないために．菊池臣一編．頸部・肩の痛み．東京：南江堂；2010．p.51-64，玉井和哉．診察と診断．越智隆弘編．最新整形外科大系　13　肩関節・肩甲骨．東京：中山書店；2006．p.22-38，岡田弘．肩関節周囲の痛み　分類・病態・診断．森本昌宏編．ペインクリニックと東洋医学．東京：真興交易医書出版部；2004．p.389-93，高岸憲二．11　肩甲帯の疾患　肩関節診察．国分正一，岩谷力，落合直之ほか編．今日の整形外科治療指針．第6版．東京：医学書院；2010．p.373-6　より引用）

2）後方からの触診

　頸椎を触診し，脊柱アラインメントの異常や側彎の有無を確認する。棘突起や傍脊柱筋の圧痛，叩打痛の有無をみる[5]。

　肩から肩甲帯，上肢については，患者の後方に立ち，手掌で肩を包むようにして示指または中指で触診する。烏口突起，前方関節裂隙，小結節，結節間溝，上腕二頭筋長頭腱，大結節，後方関節裂隙，肩峰，肩鎖関節の順に触診し，必要に応じて肩甲骨，僧帽筋，棘下筋などを触診する[7]。

表6　上腕二頭筋長頭腱のテスト

誘発テスト	手技，陽性所見
ヤーガソンテスト	患者の肘を90°屈曲，前腕回内位で患者の手首を保持した検者の抵抗に逆らって回外させ，結節間溝付近に痛みを生じれば陽性とする。
スピードテスト	検者の抵抗に逆らって肘関節伸展位で肩関節を屈曲させると結節間溝付近に痛みを生じれば陽性とする。

（三原研一. 診断の進め方. 昭和大学藤が丘リハビリテーション病院編. これだけは知っておこう　肩の診かた治しかた. 東京：メジカルビュー社；2004. p.2-31，菊池臣一. 診察手順とポイント―重篤な疾患や外傷を見逃さないために. 菊池臣一編. 頸部・肩の痛み. 東京：南江堂；2010. p.51-64，玉井和哉. 診察と診断. 越智隆弘編. 最新整形外科大系　13　肩関節・肩甲骨. 東京：中山書店；2006. p.22-38，高岸憲二. 11　肩甲帯の疾患　肩関節診察. 国分正一，岩谷　力，落合直之ほか編. 今日の整形外科治療指針. 第6版. 東京：医学書院；2010. p.373-6 より引用）

表7　胸郭出口症候群のテスト

誘発テスト	手技，陽性所見
アドソンテスト	頸部を患側に回旋伸展させ，深呼吸させたときの橈骨動脈の脈拍の減弱や消失の有無を調べる。
アレンテスト	患側上肢を外し水平に挙上し肘を直角に屈曲し，頸部を健側に回旋させ橈骨動脈の脈拍の減弱や消失の有無を調べる。
ライトテスト	橈骨動脈の脈拍を触知しながら，上肢を過外転させたときの，脈拍の減弱や消失の有無を調べる。タイム　ライトテスト：ライトテストと同様の肢位を1分間保ち，愁訴が再現されれば陽性とする。脈拍の変化は問題としない。
エデンテスト（Eden test）	患側上肢を後下方に牽引し，橈骨動脈の脈拍減弱や消失の有無を調べる。タイム　エデンテスト：エデンテストと同様の肢位を最長1分間保ち，愁訴が再現されれば陽性とする。脈拍の変化は問題としない。
ルーステスト（three minutes test）	上肢を過外転した状態で手を握ったり開いたりする。3分間行うとしているが，本疾患である場合30秒～1分以内で症状が出る場合が多い。
モーレイテスト	鎖骨上窩の斜角筋三角部（腕神経叢）に圧迫を加え，局所の圧痛や上肢への放散痛を誘発する。頸椎疾患でも陽性となることがある。
上肢下方牽引テスト	座位や立位で患者の手関節を把持し上肢を下方に牽引する。肩甲帯や上肢に愁訴が誘発されれば陽性とする。このとき検者が，他方の手で鎖骨上窩の腕神経叢を触知しながら行うと，牽引操作で腕神経叢が緊張することが確認できる。

〔西田　淳，荒木信吾，青木　裕ほか. 肩凝り（頸肩腕症候群を含む）を診る　肩凝りの原因・診断　肩凝りと胸郭出口症候群（TOS），特に症状誘発試験に関して. Pharma Medica 1994；12：23-7，川崎洋二，高島孝之. 胸郭出口症候群に対する的確・迅速な臨床推論のポイント. 理学療法 2011；28：38-44，渡辺公三. 胸郭出口症候群の原因・診断・治療. 医道の日本 2009；68：24-33 より引用〕

また，肩峰滑液包の浮動感，大結節部の陥凹は腱板断裂で特徴的であり，症候性肩こりの鑑別に有用である。陥凹部を押しながら他動的に患肢を挙上，内外旋すると指先に腱板断端が引っかかった後にすり抜けて動く際に軋音が聴取できる[8]。

4　可動域試験，徒手筋力テスト，神経学的検査

1）可動域試験

肩の関節可動域を測定することで障害の程度を判定でき，症候性肩こりの鑑別診断として有用である[9,10]。日本整形外科学会および日本リハビリテーション学会制定の関節可動域制限測

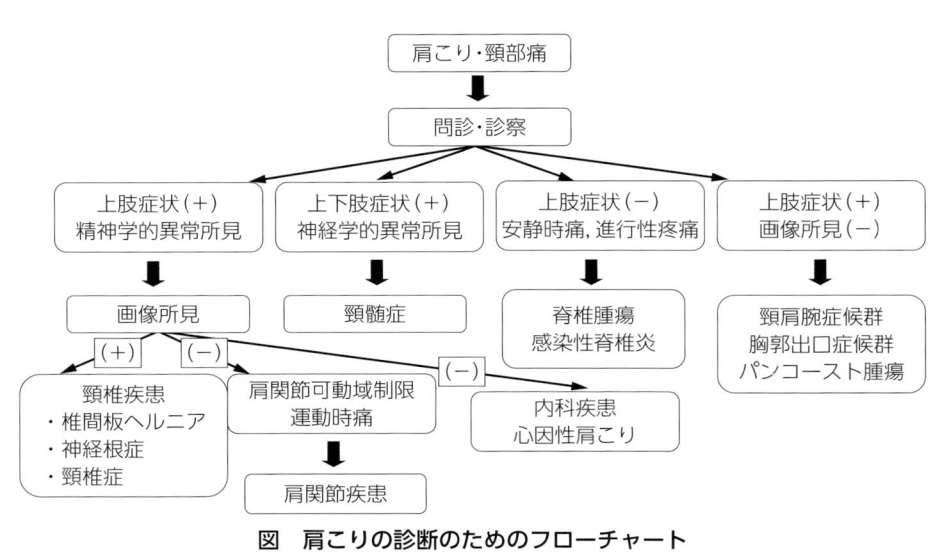

```
                    ┌─────────────┐
                    │ 肩こり・頸部痛 │
                    └──────┬──────┘
                           │
                    ┌──────┴──────┐
                    │  問診・診察  │
                    └──────┬──────┘
         ┌─────────────┬───┴────┬─────────────┐
   上肢症状（＋）   上下肢症状（＋）  上肢症状（−）   上肢症状（＋）
   精神学的異常所見  神経学的異常所見  安静時痛,進行性疼痛  画像所見（−）
```

図　肩こりの診断のためのフローチャート

（細野　昇．頸肩腕症候の鑑別　頸部痛，肩こりの診断．Mod Physician 2010；30：235-9，元文芳和，伊藤博元．症状・症候から診断・治療へ　婦人科編　肩こり．産婦人科治療 2007；94：293-6，川口善治，阿部由美子．頸椎由来の肩こり・痛み．菅谷啓之編．実践　肩のこり・痛みの診かた治しかた．東京：全日本病院出版会；2008．p.15-9 より引用）

定法に従い，自動運動および他動運動の可動域を測定する．肩関節では，屈曲，伸展，内転，外旋，内旋，水平屈曲，水平伸展が対象である．内外旋は，90°外転位，90°屈曲位でも測定する．可動域の測定に際しては，運動痛や軋音の有無にも注意する[7]．

さらに，自動関節可動域試験をスクリーニングで行う．アプレー・スクラッチテスト（Apley scratch test）では，外転と外旋，内転と内旋のテストを行う．肩関節外転テストでは，肩関節を手掌が合わさるまで外転させる．他動関節域が自動関節域を上回れば，可動域の制限が筋力低下由来であり，一致するならば，骨・軟部組織による制限が推察される[9]．

2）徒手筋力テスト

肩関節の屈曲，外転，外旋，内旋の筋力を測定し，表2に示すように0～5の6段階で評価する．外転および外旋筋力は重要である[10]．

3）神経学的検査

症候性肩こりの原因として頸椎由来のものが疑われる場合には，神経学的検査から責任レベルの推定が可能である．運動，深部腱反射，感覚について検査する．神経根障害では，責任レベルに一致した筋力低下と筋委縮が出現することがある[11]．深部腱反射の低下や亢進，左右差をみる．C5神経根障害では上腕二頭筋反射が，C6神経根障害では腕頭骨筋反射が，C7神経根障害では上腕三頭筋反射が障害される．感覚の評価は，末梢神経の皮膚知覚分節に基づいて行う．感覚低下，感覚麻痺のほか感覚異常，アロディニアがみられる場合には，脊髄細胞の可塑性変化が生じていることがある[12,13]．

5 運動診

運動診は，疾患もしくは疾患群に特異的な検査が多い[7,10]．ただし，安静時でも神経学的に異常がみられる場合には，過度の診察により神経損傷を助長するおそれがあるため注意が必要である[12]．頸椎のテスト，肩不安定性と動揺性のテスト，腱板のテスト，上腕二頭筋長頭腱のテスト，胸郭出口症候群のテストをおのおの表3～7に示す[4～7,9,10,14～17]．

6 診断のためのフローチャート

　以上の問診，診察に加えて画像所見などから肩こりの診断を進めていく．ポイントは，症候性肩こりを鑑別することである．

　上肢痛，しびれ，筋力低下があり頚椎の動きによって痛みが誘発され，神経学的に異常を認める場合には，頚椎疾患（椎間板ヘルニア，神経根症，頚椎症）による症状を疑う[11]．上肢の症状に加え，歩行障害やしびれなど下肢症状もある場合には頚髄症を疑う．頚部痛，上肢症状があるが，画像上椎間孔狭窄がない場合には頚肩腕症候群，胸郭出口症候群，パンコースト腫瘍などを疑い，さらに診断を進める[18]．

　頚部痛が強く進行性の場合には，腫瘍や感染症を疑う．肩関節の可動域制限があり，関節の動きに伴って痛みを生じる場合は肩関節疾患を疑う．

　原疾患の増悪に伴う肩こりの増強がみられるときは内臓，血管疾患の関連痛として診断を進める[19]．図に肩こりの診断のためのフローチャートを示す[18~20]．

【引用文献】

1. 森本昌宏．肩こりの臨床：適切な診断と治療のために．近畿大医誌 2010；35：151-6．
2. 松崎雅彦，内尾祐司．肩こりの診断．Orthopaedics 2006；19：7-14．
3. 清水幸登，植田中子，太田純一郎．心身症・神経症の肩凝り：肩凝りの治療が心身症・神経症の認知行動面にもたらす効果について．心身医 2001；41：645-6．
4. 三原研一．診断の進め方．昭和大学藤が丘リハビリテーション病院編．これだけは知っておこう　肩の診かた治しかた．東京：メジカルビュー社；2004．p.2-31．
5. 菊池臣一．診察手順とポイント：重篤な疾患や外傷を見逃さないために．菊池臣一編．頚部・肩の痛み．東京：南江堂；2010．p.51-64．
6. 信原克哉．肩の診察．信原克哉編．肩　その機能と臨床．第3版．東京：医学書院；2001．p.89-100．
7. 玉井和哉．診察と診断．越智隆弘編．最新整形外科大系 13 肩関節・肩甲骨．東京：中山書店；2006．p.22-38．
8. 皆川洋至，井樋栄二．診断法総論　肩関節・肩甲帯の診察と評価．高岸憲二編．図説　新肩の臨床．東京：メジカルビュー社；2006．p.18-32．
9. 岡田　弘．肩関節周囲の痛み　分類・病態・診断．森本昌宏編．ペインクリニックと東洋医学．東京：真興交易医書出版部；2004．p.389-93．
10. 高岸憲二．11 肩甲帯の疾患　肩関節診察．国分正一，岩谷　力，落合直之，ほか編．今日の整形外科治療指針．第6版．東京：医学書院；2010．p.373-6．
11. 衛藤正雄，岩崎勝郎．整形外科領域における肩凝り．臨と研 1994；71：1781-5．
12. 池本竜則，牛田享宏．後頚部痛の診断の進め方．Orthopaedics 2006；19：31-8．
13. Hoppenfeld S. 上肢神経根障害の診断．津山直一監訳．整形外科医のための神経学図説．第20版．東京：南江堂；1999．p.4-36．
14. 石田健司，谷　俊一．頚部（肩こり）．総合リハ 2007；35：217-22．
15. 西田　淳，荒木信吾，青木　裕，ほか．肩凝り（頚肩腕症候群を含む）を診る　肩凝りの原因・診断　肩凝りと胸郭出口症候群（TOS），特に症状誘発試験に関して．Pharm Med 1994；12：23-7．
16. 川崎洋二，高島孝之．胸郭出口症候群に対する的確・迅速な臨床推論のポイント．理学療法 2011；28：38-44．
17. 渡辺公三．胸郭出口症候群の原因・診断・治療．医道の日本 2009；68：24-33．
18. 細野　昇．頚肩腕症候の鑑別　頚部痛，肩こりの診断．Mod Physician 2010；30：235-9．
19. 元文芳和，伊藤博元．症状・症候から診断・治療へ　婦人科編　肩こり．産婦治療 2007；94：293-6．
20. 川口善治，阿部由美子．頚椎由来の肩こり・痛み．菅谷啓之編．実践　肩のこり・痛みの診かた治しかた．東京：全日本病院出版会；2008．p.15-9．

〔柴　麻由佳〕

2 画像診断

はじめに

肩こりの病因は，内臓疾患や精神疾患を含め多岐にわたるが，本項においては，主に整形外科関連疾患を中心に概説する。解剖学的に肩関節遠位部，肩関節領域，腕神経叢領域，頸椎領域に分けて，各部位における代表的疾患の画像提示および解説を進めていきたい。

1 序説

整形外科疾患においては，磁気共鳴画像（MRI）は大きな役割を担っている。序説として，使用頻度の高い撮像パラメータにおいて正常構造がどのような信号強度に描出されるか概要したい。

1）スピンエコー法 T1 強調画像

Short repetition time（TR），short echo time（TE）からなるこのパラメータは，解剖学的構造の同定にすぐれ，正常関節液や髄液は低信号に，筋肉は中等度信号に，脂肪や黄色髄に富む骨髄は高信号に描出する。なお，腱，靱帯，骨皮質などのいわゆる固い組織は，特殊な撮像パラメータを除けば，ほぼすべてのパラメータで低信号を示す（図1）。

2）スピンエコー法 T2 強調画像

Long TR, long TE からなるこのパラメータは，組織の水分含有量をよく反映し，正常関節液や髄液は高信号に，筋肉は中等度信号に，腱，靱帯，骨皮質などは低信号に描出する。正常脂肪組織も高信号に描出するが，大部分の病変も高信号となる。このため，脂肪組織内や骨髄内の病変は，後述の脂肪抑制T2強調像の方が評価しやすい。

3）脂肪抑制 T2 強調画像

T2強調像同様組織の水分含有量をよく反映するが，脂肪は低信号となるので，病変の検出には優れている。ただし画質が低下し，解剖学的構造の同定が困難になるという欠点がある。なお，脂肪抑制法として，選択的脂肪抑制法と非選択的脂肪抑制法（short-inversion-time inversion recovery：STIR）の二つがある（図2）。

4）グラディエントエコー法 T2*強調像

T2強調像類似画像であり，短い撮像時間や廉価な低磁場装置で撮影しても画質劣化が少ないという利点がある。ほかの特徴として，磁場の不均一性に鋭敏であるので，小出血，石灰化などの低信号が強調され，これらの病変の検出には有用である。

2 肩関節遠位部上肢疾患

1）手根管症候群

正中神経は求心性の放散痛もまれではないため，中年以降の手のしびれを伴う肩こりが，手根管症候群に起因することはよくある。本疾患の診断には，画像よりも電気生理学が優先されるが，MRI所見としては，手根管近位部（豆状骨レベル）での正中神経の腫大，手根管遠位部（有鉤骨鉤レベル）での正中神経の扁平化（縦横比3以上），屈筋支帯の掌側への膨隆などがある。ただし画像診断の主な役目は，腫瘍や腱鞘炎などの原因疾患の検索である（図3，4）[1]。

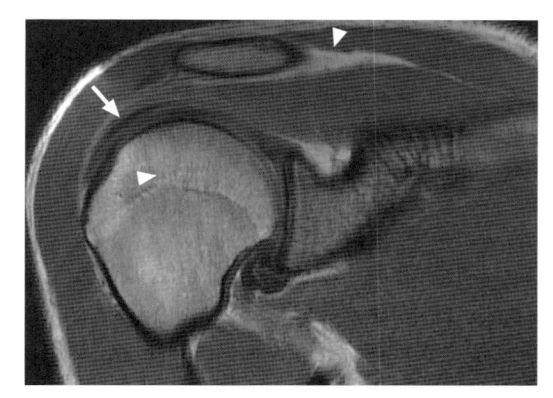

V 診断法

図1　正常肩関節
T1強調像斜位（棘上筋に沿った）冠状断像；腱は低信号（矢印）に、骨髄や筋間部脂肪組織は高信号（矢頭）に描出されている。

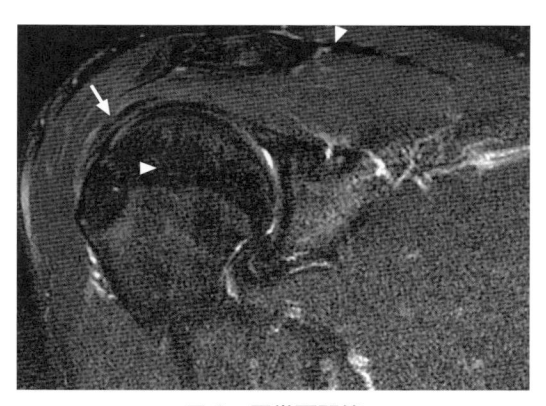

図2　正常肩関節
脂肪抑制T2強調（STIR法）斜位冠状断像；腱（矢印）および骨髄や筋間部脂肪組織（矢頭）は、ともに低信号に描出されている。

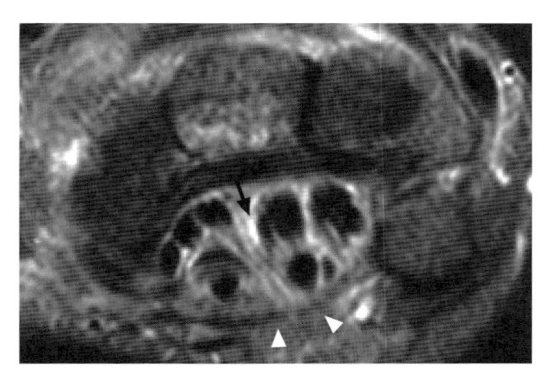

図3　手根幹症候群（67歳女性）
脂肪抑制T2強調（STIR法）有鉤骨部横断像；屈筋腱鞘内は高信号を示し（矢印）、屈筋支帯（矢頭）は、掌側へ膨隆している。

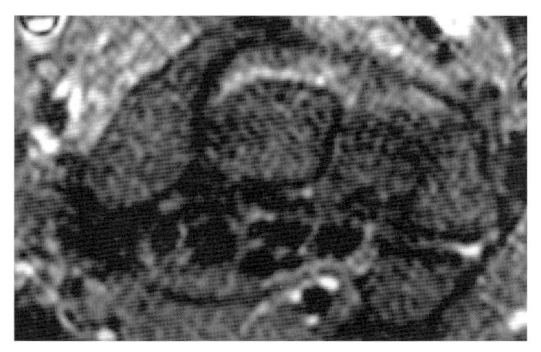

図4　正常対照症例
脂肪抑制T2強調像（STIR法）有鉤骨部横断像

3 肩関節および近傍軟部組織

1）肩関節包炎，肩周囲滑液包炎

感染やリウマチなどの自己免疫性いずれでも起こりうる。画像所見としては、両者とも、関節貯留、滑膜肥厚、内部の米粒体の存在などであるが、特異的所見に欠くことが多い。このためMRIは、病勢や炎症の進展範囲の評価が主な役割である（図5）。

2）腱板損傷

腱板は、肩関節包を外から補強する腱構成体

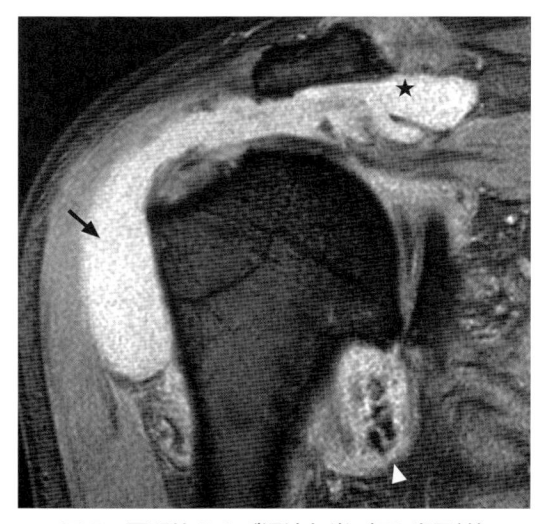

図5　肩関節および滑液包炎（73歳男性）
MRI T2*強調像冠状断像；三角筋下滑液包（矢印）肩峰下滑液包（星印）、肩関節包腋窩陥凹（矢頭）などに液貯留を認める。腋窩陥凹内の低信号は米粒体と推定される。

であり，棘上筋腱，棘下筋腱，小円筋腱肩甲下筋腱からなる。この中でもっとも重要な働きをするのが棘上筋腱であり，本腱の損傷により痛みや上肢の挙上困難が起こる。MRIは，この棘上筋腱を低信号の線状影として直接描出可能であり（図1，2），T2強調像で高信号を呈する際には損傷と診断できる。ただし完全断裂においても，約10%程度はT2強調像（または脂肪抑制T2強調像）で高信号を示さないと報告されており，これは腱の瘢痕性変化によると考えられている。この際は棘上筋の退縮や腱の不連続性といった関接所見を見落とさないことが必要である[2]）。関節造影は，MRIより簡便ではないが，副腎皮質ステロイド薬や抗炎症薬投与などの治療を兼ねることもできる。肩峰下滑液包側（頭側寄り）の部分断裂の描出は不可能であるが，造影剤の腱内流入や腱の貫通などの異常が同定できた場合は，信頼度の高い検査である（図6，7）。

3）筋損傷

筋損傷の評価も，コントラスト分解能に優れるMRIが非常に有用である。筋損傷は，外力による筋挫傷（muscle contusion）と自家力による筋ストレイン（muscle strain）とに分けられる。MRIの信号変化はその重症度に依存し，両者の相違はない。ただし後者は筋腱移行部に生じる傾向にある。軽度の場合は，筋肉や筋膜の浮腫を示唆するT2強調像や脂肪抑制T2強調像での信号上昇があり，重度になるにつれて筋

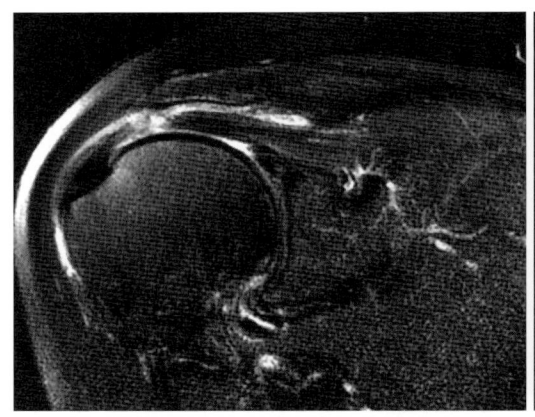

(a) 脂肪抑制T2強調（STIR法）斜位冠状断像
上腕骨大結節部で棘上筋腱の正常の低信号が消失し，液性信号に置換されている。

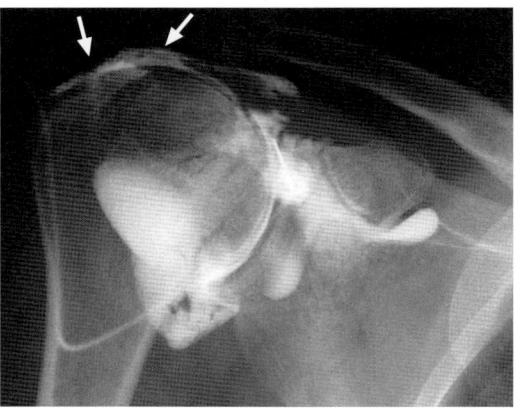

(b) 関節造影
肩関節内へ注入された造影剤が，棘上筋腱断裂部を通り，肩峰下滑液包（矢印）へ流出している。

図6 棘上筋腱全層断裂

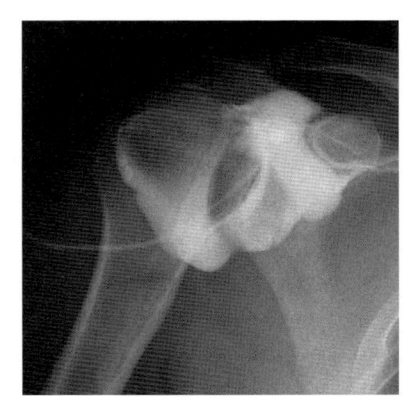

図7 正常対照関節造影

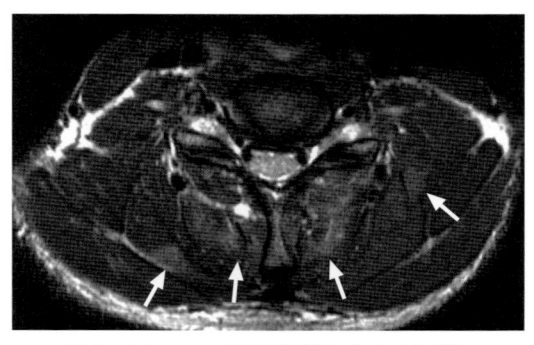

図8 マッサージ後筋挫傷（44歳男性）
T2強調横断像では，傍脊柱筋の信号が上昇している。筋肉内浮腫を示唆する所見である。

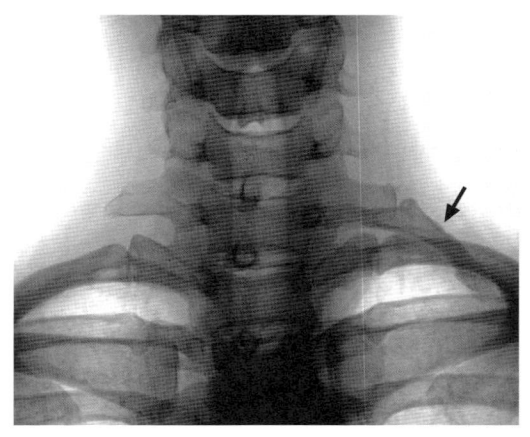

図9　C7左横突起と関節を形成する肋骨（頸肋）

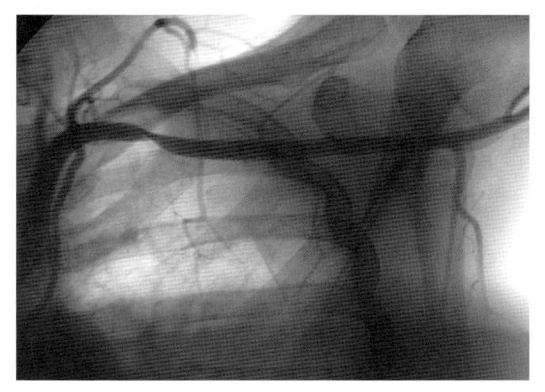

図10　胸郭出口症候群（30歳男性）
上肢挙上位（外転位）左鎖骨下動脈造影；肋鎖骨間隙部での鎖骨下動脈造影圧排が同定できる。本症例は上肢内転位の左鎖骨下動脈造影では異常がなかった。

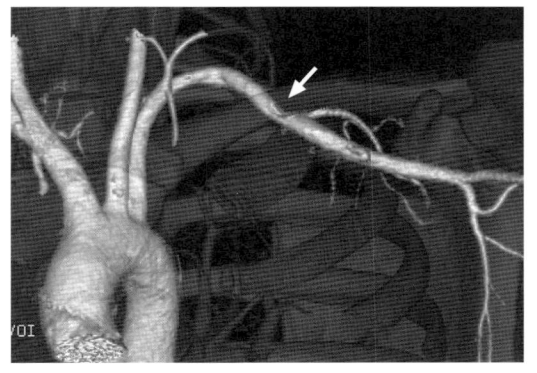

図11　胸郭出口症候群（28歳女性）
CTA再構成画像；左鎖骨下動脈は，肋鎖骨間隙で，頭側から圧排されている（矢印）。

内血腫や筋線維断裂が確認できるようになる[3]（図8）。

4　腕神経叢部

1）胸郭出口症候群

胸郭出口部での，腕神経叢や鎖骨下動静脈の圧排により起こる症候群である。胸郭出口部は，内側から，斜角筋間隙（腹側に前斜角筋，背側に中斜角筋），肋鎖間隙（腹側に鎖骨，背尾側に第一肋骨），後小胸筋間隙（腹側に小胸筋，背側に肩甲下筋）の三部位に分けられる。圧迫部位としては，肋鎖間隙がもっとも多く，つい で斜角筋間隙である。後小胸筋間隙が原因部位となるのはまれである。画像では，神経の圧迫を直接描出するのは困難であるため，原因構造物の同定，鎖骨下動脈圧排の有無の検索などが主な役割である。胸郭出口部での鎖骨下静脈圧排は，正常人でも一般的な所見であるので，静脈内血栓などが存在した場合のみに異常と解釈する[4]。

a. 原因構造物の同定

原因になりうる骨の正常変異である頸肋はコンピュータ断層撮影（CT）や単純X線写真で同定できる。頸肋に連続する線維束や，筋過形成（前鋸筋など）などは，MRIやCTの矢状断像での評価がよい（図9）。

b. 鎖骨下動脈圧迫の有無

以前は血管造影が用いられていたが，CTやMR装置の進歩した現在では，コンピュータ断層血管撮影（CTA）や磁気共鳴血管造影（MRA）で診断するのが適当であろう。ただしその際の注意事項として，症状が誘発される肢位（通常上肢挙上）で，左右比較するのが重要である（図10, 11）。

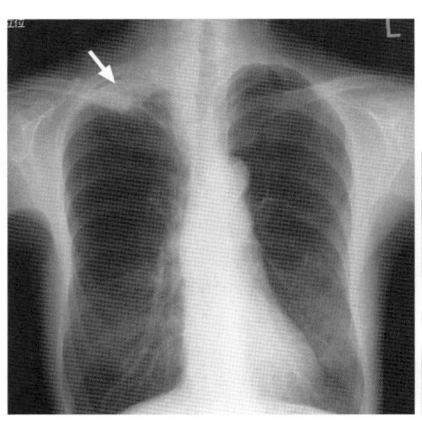

(a) 胸部単純X線写真正面像
右肺尖部の含気低下を認める（矢印）。

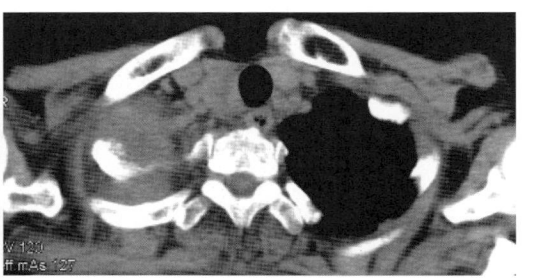

(b) 胸部CT
右肺尖部を充満する軟部腫瘤影を認める。

図12 パンコースト腫瘍（59歳男性）

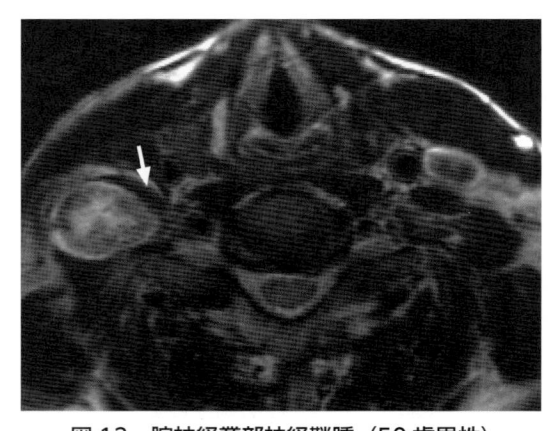

図13 腕神経叢部神経鞘腫（50歳男性）
T2強調横断像；紡錘状の腫瘤は前斜角筋（矢印）のすぐ後方に存在し，腕神経叢由来の腫瘍であることが推測できる。

2）胸壁腫瘍の腕神経叢浸潤（パンコースト腫瘍）

胸壁腫瘍の腕神経叢浸潤の初発症状が肩こりのこともありうる。頻度としては，肺尖部肺癌の胸壁浸潤がもっとも多く，ほかに転移性肋骨腫瘍や胸壁原発腫瘍などのこともある。日常診療において，胸部単純X線写真で，肺尖部含気の左右差や第一肋骨融解像がないかのチェックを欠かさないことが大事である（図12）。

3）腕神経叢由来腫瘍

神経原性腫瘍のほとんどは良性の神経鞘腫であり，発生神経との連続性が同定できた場合は特異度の高い所見である。神経との連続が同定できなくても，腫瘤の存在部位（前斜角筋—中斜角筋間や椎間孔部への連続）が診断の手掛かりとなる。形態は，境界明瞭な紡錘状形態であることが多く，MRIでターゲットサインと呼ばれる層状構造を示した場合は，本腫瘍を強く疑うことができる[5]。古い神経鞘腫は，出血，壊死などにより，内部信号が不均一になる[6]。良性だが，2-フルオロ-2-デオキシグルコースポジトロン断層撮影（FDG-PET）で集積を来す。ごくまれに悪性神経原性腫瘍も生じるが，画像での良悪の鑑別は困難であり，急速な増大や安静時痛などの臨床症状を示す場合に悪性を疑う（図13）。

5 頸椎部

1）頸椎椎間板ヘルニア

腰椎椎間板ヘルニアより，好発年齢がやや高く40代である。腰椎同様大きく二つのタイプに分けられ，線維輪と中心部の髄核が一緒に後

V　診断法

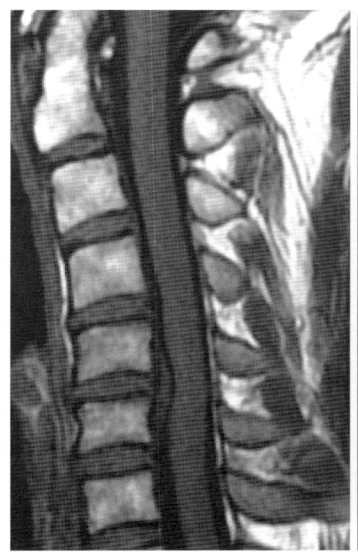

(a) 発症時 T1 強調矢状断像
C5-6 椎間板レベルを中心に脊柱管内に張り出す軟部組織陰影を認める。

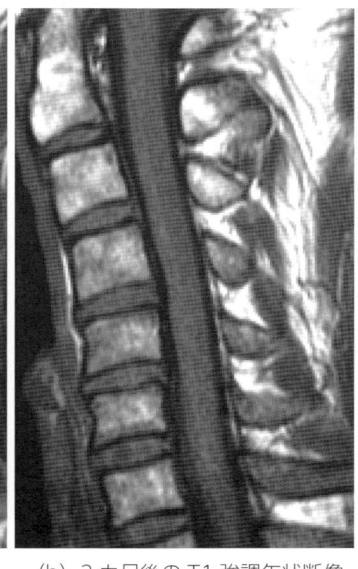

(b) 3 カ月後の T1 強調矢状断像
症状が消失した 3 カ月後では，画像上でもヘルニア塊はほとんど同定できなくなっている。

図 14　頸椎椎間板ヘルニア（44 歳男性）

方に張り出す突出型（protrusion type）と軟骨組織である髄核が線維輪を破った脱出型（extrusion type）がある。後者は，後縦靭帯を超えない靭帯下型（subligamentous type），後縦靭帯を超えた経靭帯型（transligamentous type），遊離型（sequestration type）の三つに分けられる。経靭帯型と遊離型は，ヘルニア塊が硬膜外腔に露出されるため，免疫機序が働き自然吸収される場合が多い[7]（図 14）。

2）頸椎症

　頸椎構成各要素の変形性変化の包括的な名称である。加齢や慢性機械的ストレスに伴う変化であり，椎間板の後方突出，椎体外側のルシュカ関節（鉤椎関節）や後方のファセット関節（椎間関節）の骨棘形成，黄色靭帯や後縦靭帯の肥厚などが主な変化である。神経症状は，直接圧迫のほか，動脈虚血，静脈うっ帯などのさまざまな因子の複合的な結果で生じるため，画像と一致しないことが多く，臨床所見や神経学的所見を重視すべきである（図 15，16）。

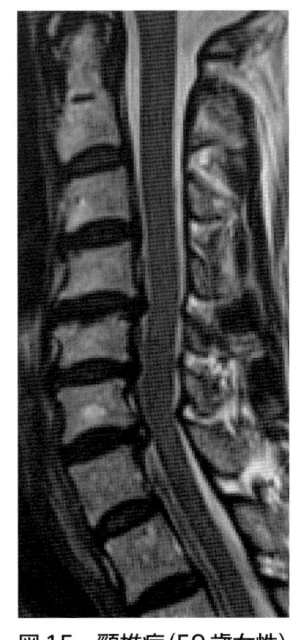

図 15　頸椎症（59 歳女性）
T2 強調矢状断像；頸椎の正常の前彎が消失しており，C4-5, 5-6, 6-7 の各椎間板の軽度の後方膨隆など，くも膜下腔狭小化や脊髄の軽度の圧排がある。

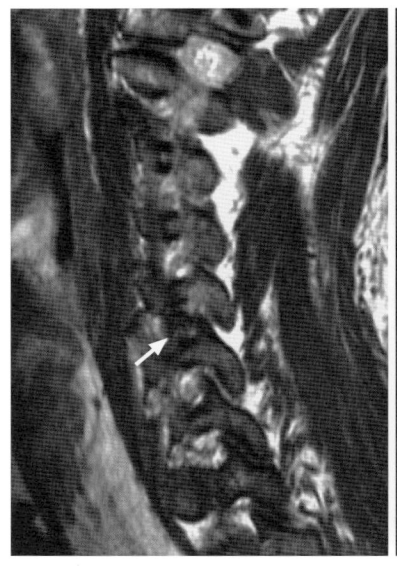

(a) T2強調矢状断像
右C5-6椎間部孔部が，低信号陰影で置換されている（矢印）。

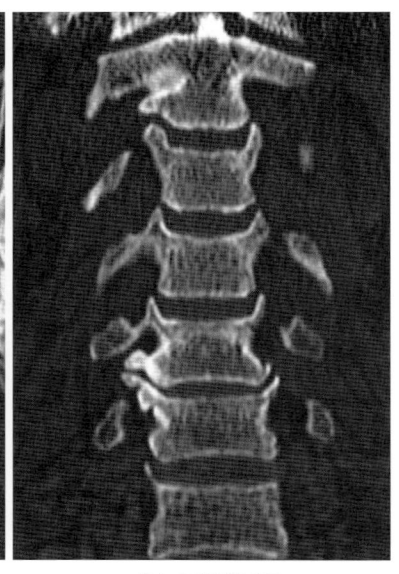

(b) 冠状断CT
ルシュカ関節部の骨棘形成による右C5-6椎間孔の狭小化。

図16　ルシュカ関節骨棘形成による椎間孔狭窄（58歳男性）

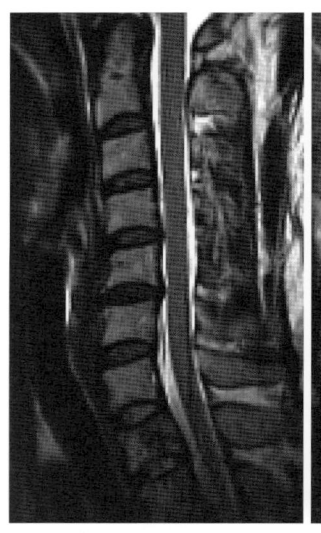

(a) T2強調矢状断
T1は，やや不均一な信号強度を示す。

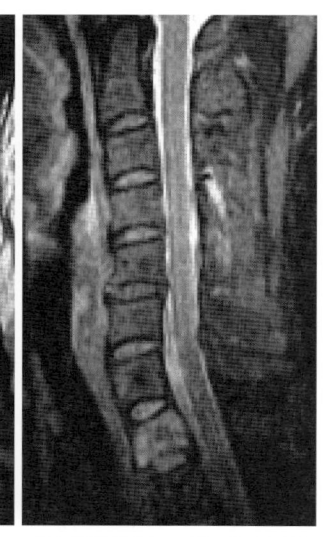

(b) 脂肪抑制T2強調矢状断像
T1は，明瞭な高信号を示す。

図17　乳癌からの転移性頸椎腫瘍（46歳女性）

3）頸椎腫瘍

通常無症状の血管腫を除くと，中高年者においては転移性腫瘍の頻度がもっとも高く，単発性であっても常に念頭に置く必要がある。MRIは，骨破壊がなくても，病変を鋭敏に描出しうり，第一選択の画像診断である。ただし通常のT2強調像では，腫瘍と骨髄が同程度の信号強度になることがまれではないので，脂肪抑制T2強調像で診断するのが推奨される。転移性

椎体腫瘍との鑑別が必要な形質細胞腫又は多発性骨髄腫は，骨シンチで集積なく，FDG-PETで高集積になる代表的な疾患である（図17）。

本項の執筆にあたりご指導いただいた，よしだ整形外科，吉田竹志先生に深く感謝の意を表します。

【 引用文献 】

1. Bordalo-Rodorigues M, Amin P, Rosenberg ZS. MR imaging of common entrapment neuropathies at the wrist. Magn Reson Imaging Clin N Am 2004；12：265-79.
2. Kassarjian A, Bencardino JT, Palmer WE. MR imaging of the rotator cuff. Magn Reson Imaging Clin N Am 2004；12：39-60.
3. Shelly MJ, Hodnett PA, Macmahon PJ, et al. MR imaging of muscle injury. Magn Reson Imaging Clin N Am 2009；17：757-73.
4. Demomdion X, Herbinet P, Van Sint Jan S, et al. Imaging assesment of the thoratic outlet syndrome. Radiographics 2006；26：1735-50.
5. Murphy MD, Smith WS, Smith SE, et al. From the archives of the AFIP：imaging of musclo-skeltal neurogenic tumors：radiologic-pathologic correlation. Radiographics 1999；19：1253-80.
6. Isobe k, Shimizu T, Akahane T, et al. Imaging of ancient schwannoma. AJR Am J Roentgenol 2004；183：331-6.
7. Kobayashi N, Asamoto S, Doi H, et al. Spontaneous regression of herniated cervical disc. Spine J 2003；3：171-3.

〔柏木　伸夫，村上　卓道〕

3 電気生理学検査

はじめに

慢性の頸肩痛は，僧帽筋筋痛症（trapezius myalgia）と表記されている。この trapezius myalgia を引き起こす疾患として，線維筋痛症，むちうち症，そして就労に関する頸肩痛（work induced musculoskeletal pain）が挙げられ，うち就労に関する頸肩痛の罹患率は勤労者の 30％とされている[1]。なお，chronic trapezius myalgia が日本での「肩こり」の病態により近いと思われる。

肩こりの定義を「肩から項・肩甲間部にかけて，自覚的には張るような不快感ないしは痛みを感じ，他覚的には筋硬結を認める状態」とすると[2]，診療者による触診のほかに，なんらかの筋肉の評価が診断に有用となる可能性がある。この筋肉の評価としての電気生理学検査では，筋電図や筋血流の測定などに関する報告が散見される。末梢神経障害性疼痛での病的神経の同定や筋肉そのものの疾患が疑われる場合には，神経伝導検査が有用であるが[3]，ここでは頸椎症，肩関節症などほかの疾患が除外された慢性の頸肩部の痛みについて，電気生理学検査との関係につき述べる。

1 諸家の電気生理学検査に関する報告

慢性の頸肩痛のある患者と健常人を対象として，Falla ら[4]は，僧帽筋上部での筋伝導速度と，筋運動によって経時的に筋電図がどのように変化するかを調べている。慢性痛のある群では筋伝導速度は平均的に速く，上肢を挙上する負荷をかけると健常人より筋伝導速度が有意に遅くなることから，僧帽筋の筋膜での上肢運動による変化が，健常人と慢性痛群では異なり，組織形態学上なんらかの異常があるとしている。

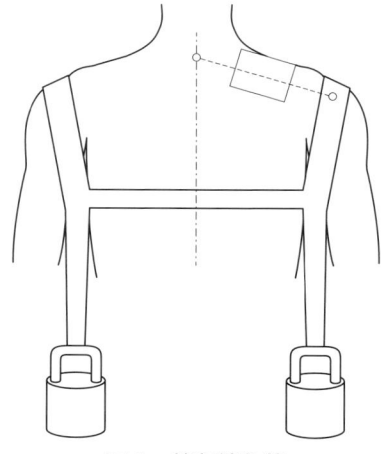

図 1　筋収縮負荷
□は筋電図位置。脊椎から肩峰に向かう 10 個の筋電図電極がある。
（Gardle B, Gronlund C, Karlsson SJ, et al. Altered neuromuscular control mechanisms of the trapezius muscle in fibromyalgia. BMC Musculoskelet Disord 2010；11：42 より引用）

また Elert ら[5]は，むちうち症や線維筋痛症など慢性の頸肩痛患者では，僧帽筋の筋電図上安静時にも筋緊張が高く，リラックスしにくいと報告している。このことから，神経筋のコントロール異常と慢性痛，筋肉疲労になんらかの関連があると推察している[6]。

Gerdie ら[7]は，慢性の僧帽筋筋肉痛のある患者，特に線維筋痛症患者で，負荷の少ない運動により筋形態の変化や痛み，疲労を引き起こすことを表面筋電図で調べている。図 1 は 1 kg の負荷を 3 分かけている様子で，図 2 はそのときの筋電図の変化である。線維筋痛症患者では筋収縮による僧帽筋の反応が健常人より低いことが示されている。

また Sjors ら[8]は，慢性的に僧帽筋筋肉痛のある女性での筋電図変化をみている。図 3 に示す黒印は慢性筋（肉）痛群（myalgia group）で，白印は健常人である。上段は 2 kg のダンベ

図2 負荷時の筋電図

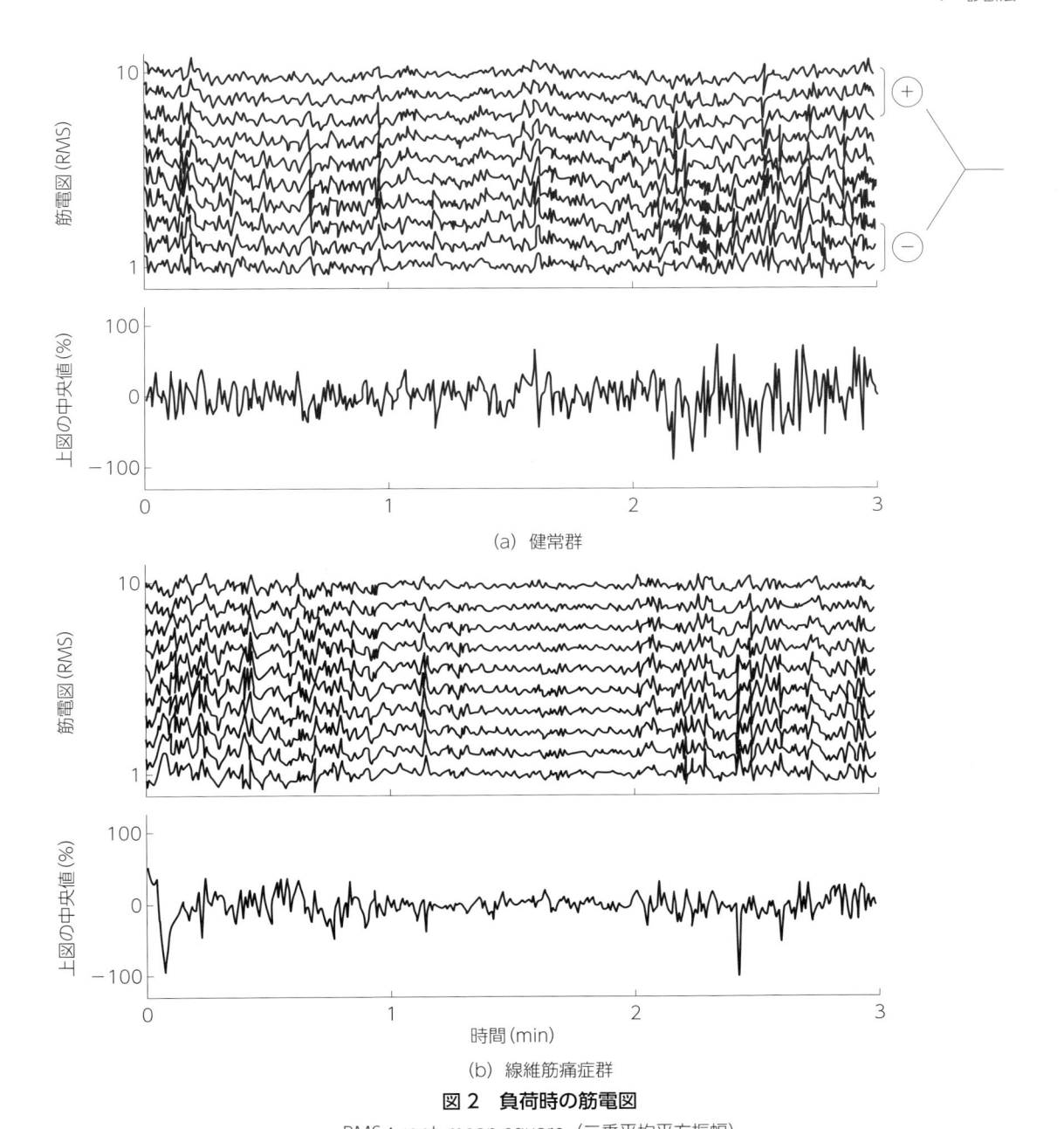

RMS：root-mean square（二乗平均平方振幅）
(Gerdle B, Gronlund C, karlsson SJ, et al. Altered neuromuscular control mechanisms of the trapezius muscle in fibromyalgia. BMC Musculoskelet Disord 2010；11：42 より引用)

ルを持ち上肢を90度まで挙上したときの僧帽筋（左図），三角筋（右図）の筋電図変化であるが，健常人と慢性痛群で有意な差は見られない．下段は，ベルトコンベアーの仕事をしているときの筋電図変化である．左は僧帽筋筋電図であるが，慢性痛群では有意に仕事前から活性が高く，仕事終了後も高い状態が持続している[8]．右は三角筋筋電図であり，慢性痛群と健常人群に差がないことが分かる．筋運動は慢性痛群も健常人群と同様にできるが，仕事が関与すると僧帽筋において差が現れるのは興味深い．

Lundberg ら[9]は，スーパーマーケットのレ

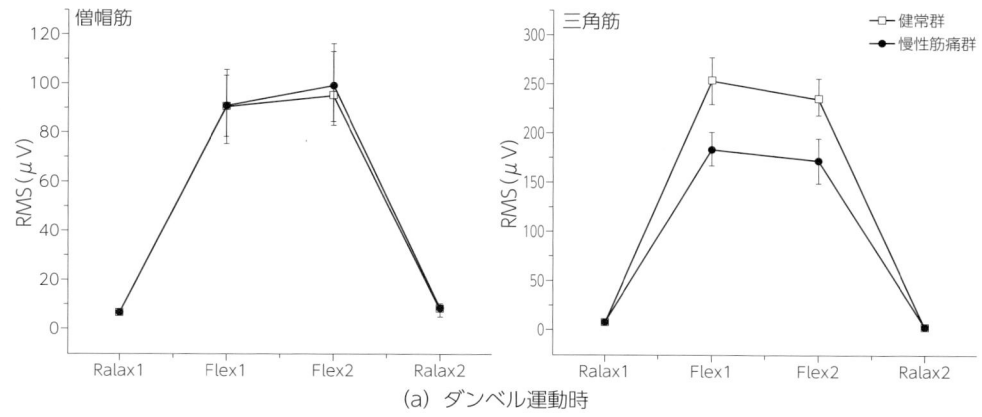

(a) ダンベル運動時
Ralax1：挙上前，Flex：2 kg ダンベル挙上時，Flex2：挙上後

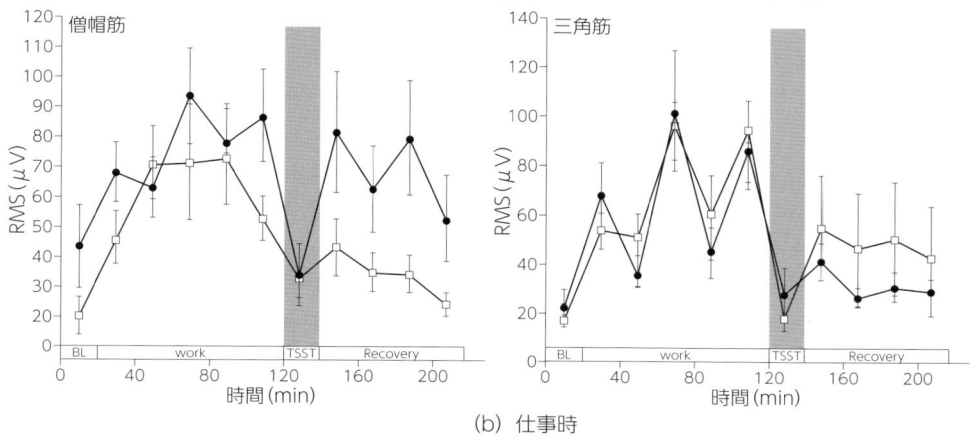

(b) 仕事時
BL：base line，TSST：trier social stress test（心理社会的ストレステスト）

図3　ダンベル運動時と仕事時の筋電図の経時的変化

(Sjörs A, Larsson B, Darlman J, et al. Physiological responses to low-force work and psychosocial stress in women with chronic trapezius myalgia. BMC Musculoskelet Disord 2009；10：63 より引用)

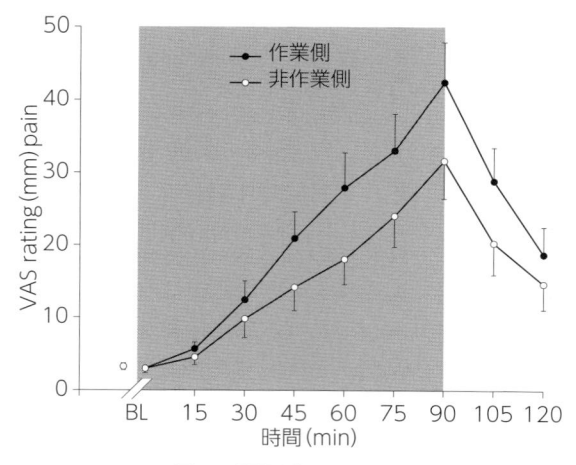

図4　頸肩痛のVAS変化

影部分は仕事負荷中。利き手のみでパソコン作業をしている。
(Strøm V, Knardahl S, Stanghelle JK, et al. Pain induced by a single simulated office-work session：Time course and association with muscle blood flux and muscle activity. Eur J Pain 2009；13：843-52 より引用)

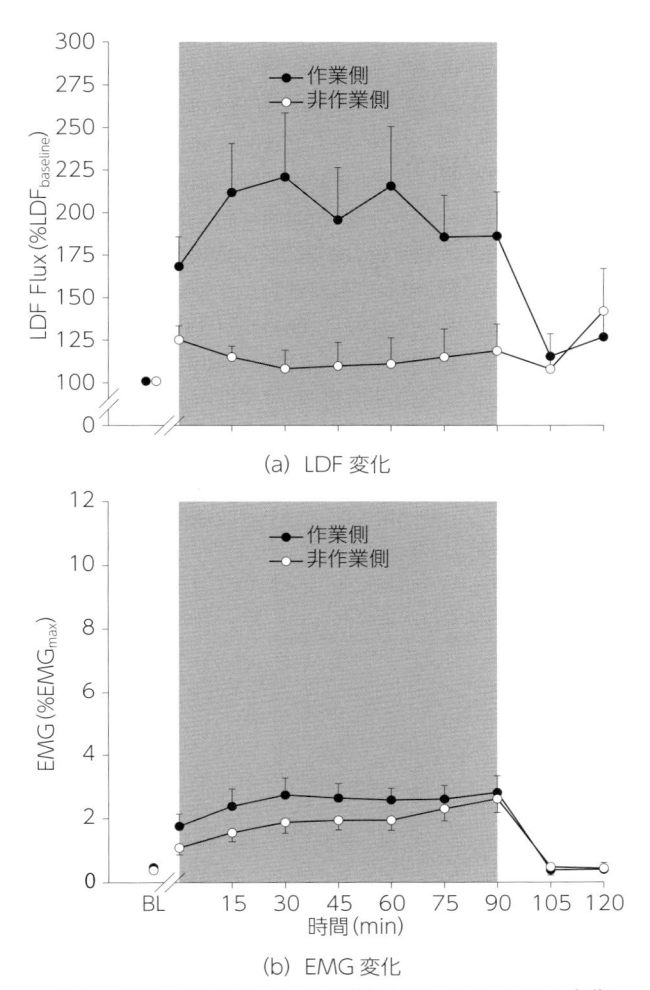

図5 仕事（影部分）による僧帽筋のLDF，EMG変化
(Strøm V, Knardahl S, Stanghelle JK, et al. Pain induced by a single simulated office-work session：Time course and association with muscle blood flux and muscle activity. Eur J Pain 2009；13：843-52より引用)

ジ係の女性労働者の70％は慢性的に頸肩部の痛みを自覚しており，筋電図上筋活動がより高いレベルであったとしている．また，精神的ストレスによる筋活動亢進の関与を指摘している．

仕事に関した頸肩部の筋肉痛の有病率は30％以上であるが，パソコン作業など軽作業に関する筋肉痛は10％ほどといわれている[3]．健常人も，長時間のパソコン作業により肩や首の痛みを自覚する．

この点に関して，Stromら[10]は，健常人でのパソコン作業により引き起こされる僧帽筋筋肉痛がどのような病態なのかを研究している．正確さと時間を要求されるストレスフルなパソコン作業90分で，痛み，眼性疲労を作業前・中・後に問診し，僧帽筋内血流をレーザードプラー・フローメトリ（lazer doppler flowmetry：LDF），筋活動を僧帽筋の表面筋電図（electromyography：EMG）で測定している．**図4**は肩，首の視覚的評価尺度（visual analog scale：VAS）値の変化であり，90分後をピークとして痛みを感じていることが分かる．**図5**は僧帽筋血流と筋電図の変化であり，EMG上筋活動の変化は著明ではないが，LDF上血流が増加しているのが示されている．肩の痛みと僧

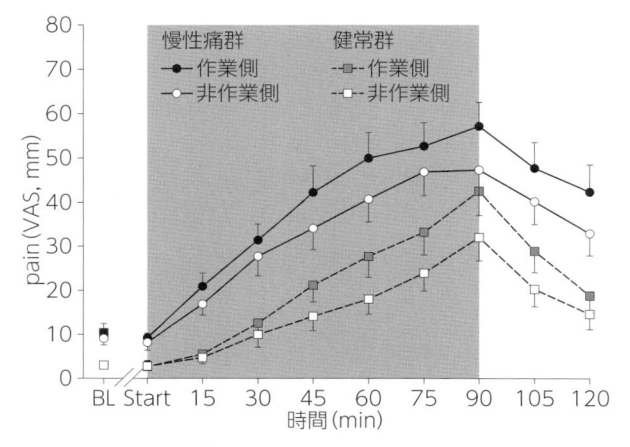

図6 仕事による頸肩痛のVAS変化

(Strøm V, Røe C, Knardahl S. Work-induced pain, trapezius blood flux, and muscle activity in workers with chronic shoulder and neck pain. Pain 2009；144：147-55 より引用)

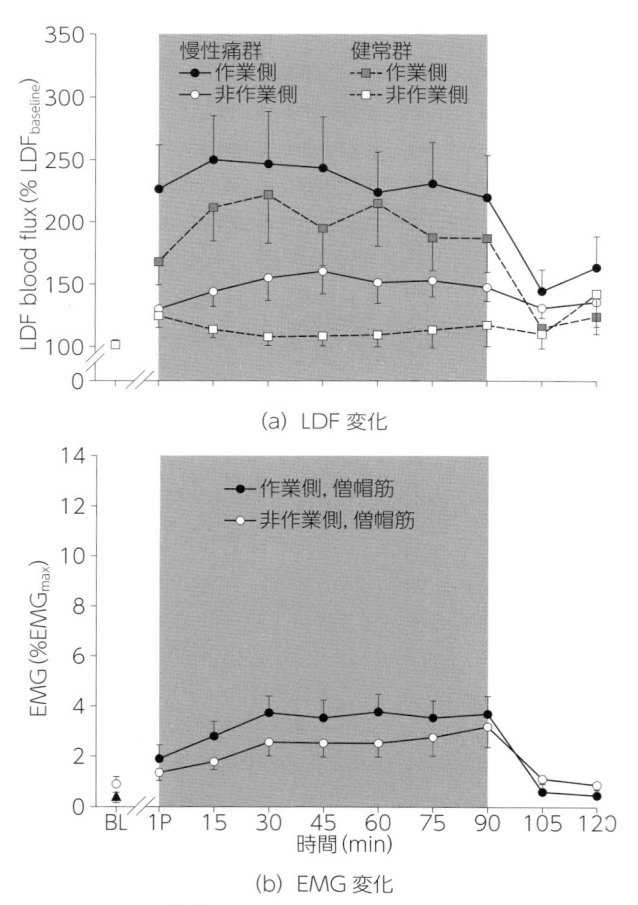

(a) LDF変化

(b) EMG変化

図7 仕事による頸肩痛のLDF，EMG変化

(Strøm V, Røe C, Knardahl S. Work-induced pain, trapezius blood flux, and muscle activity in workers with chronic shoulder and neck pain. Pain 2009；144：147-55 より改変引用)

帽筋血流の相関関係が示唆されている。健常人では，90分の作業後の休憩15分で，血流や筋電図変化は作業前に戻っている。

Strom ら[1]は，慢性痛群，すなわち僧帽筋の上部にトリガーポイントを有している群で同様の研究を行い，健常人と比較している。図6は健常人と慢性痛群の痛みのVAS値の比較で，図7はLDF上の血流変化，EMG上の筋活動変化である。慢性痛群では，作業前から作業終了後休憩中でも痛みのVAS値は健常群より有意に高く（図6），作業中の血流の増加は健常人と同様であるが，休憩により健常人ほど回復しないことが示されている（図7）。筋電図に関し慢性痛群（図7下図）と健常群（図5下図）を比較しても両群で有意差はなく，筋活動が低くても慢性痛群の痛みはより増悪することが示されている。結果，慢性痛群は僧帽筋血流の作業による増加が健常人ほどすみやかに回復しないことが痛みに関連するのではないか，と結論づけられている。このことより，筋活動の低いパソコン作業で痛みが起こるのは筋収縮の異常というよりは，筋血管調節や微小循環に関する要因が侵害受容器を活性化しているのではないか，と仮説している。

おわりに

以上，諸説はあるものの，慢性の筋骨格の痛みがどのように始まり，なぜ続くのかについてのメカニズムはいまだ解明されていない。慢性痛患者では，運動負荷のない状態でも筋電図上筋の過活動があり，筋運動は健常人と同様の筋収縮を行うが，筋弛緩またはリラックスが障害されているのかもしれない。線維筋痛症では筋収縮の低下があるかもしれないが，慢性の頸肩痛では筋収縮は障害されていないと思われる。だが，筋血流になんらかの障害があって，負荷終了後の筋回復が異常となり，慢性の痛みが続くのかもしれない。

肩こり，慢性の頸肩痛は一般的な症状であることからも，病態の解明は今後の研究に期待したい。

【引用文献】

1. Strøm V, Røe C, Knardahl S. Work-induced pain, trapezius blood flux, and muscle activity in workers with chronic shoulder and neck pain. Pain 2009 ; 144 : 147-55.
2. 篠崎哲也，堤 智史，大沢敏久，ほか．海外文献でみる肩凝り・頸部痛のEBM．ペインクリニック 2007 ; 28 : 174-8.
3. Sethi RK, Thompson LL（白井康正，小林千秋訳）．ベッドサイドの筋電図ハンドブック：診断の要点と手技．第2版．メディカル・サイエンス・インターナショナル，1990．
4. Falla D, Farina D. Muscle fiber conduction velocity of the upper trapezius muscle during dynamic contraction of the upper limb in patients with chronic neck pain. Pain 2005 ; 116 : 138-45.
5. Elert J, Kendall SA, Larsson B, et al. Chronic pain and difficulty in relaxing postural muscles in patients with fibromyalgia and chronic whiplash associated disorders. J Rheumatol 2001 ; 28 : 1361-8.
6. Falla D, Bilenkij G, Jull G. Patients with chronic neck pain demonstrate altered patterns of muscle activation during performance of a functional upper limb task. Spine 2004 ; 29 : 1436-40.
7. Gerdle B, Gronlund C, karlsson SJ, et al. Altered neuromuscular control mechanisms of the trapezius muscle in fibromyalgia. BMC Musculoskelet Disord 2010 ; 11 : 42.
8. Sjörs A, Larsson B, Darlman J, et al. Physiological responses to low-force work and psychosocial stress in women with chronic trapezius myalgia. BMC Musculoskelet Disord 2009 ; 10 : 63.
9. Lundberg U, Dohns IE, Melin B, et al. Psychophysiological stress responses, muscle tension, and neck and shoulder pain among supermarket cashiers. J Occup Health Psychol 1999 ; 4 : 245-55.
10. Strøm V, Knardahl S, Stanghelle JK, et al. Pain induced by a single simulated office-work session : Time course and association with muscle blood flux and muscle activity. Eur J Pain 2009 ; 13 : 843-52.

［米本　紀子］

VI 治療法

1 ペインクリニックからのアプローチ

- **A** 薬物療法
- **B** 神経ブロック療法
- **C** トリガーポイント注射
- **D** ボツリヌス毒素注入療法
- **E** 光線療法
- **F** 刺激鎮痛法と圧粒子療法

2 整形外科・脳神経外科からのアプローチ

- **A** 手術療法
- **B** リハビリテーション 1 物理療法／2 運動療法

3 神経内科からのアプローチ

4 心身医学的アプローチ

5 東洋医学からのアプローチ

- **A** 漢方薬
- **B** 鍼灸治療

1 ペインクリニックからのアプローチ

A 薬物療法

はじめに

肩こりは単に「肩が張っている感じ」だけのこともあれば、強い痛みを伴うこともある。また、顔面の三叉神経領域の痛み、頭痛、嘔気などの多彩な症状を伴い、大後頭三叉神経痛、筋緊張型頭痛のような病態を呈してくる場合もある。これらの痛みに対し、薬物療法は一般的に行われる治療手段である。使用される薬物は、非ステロイド性抗炎症薬（NSAIDs）、中枢性筋弛緩薬、抗不安薬、抗うつ薬、各種外用薬などである。

本項では、肩こりの治療に使用される薬物の作用機序、使用方法などについて解説する。

1 非ステロイド性抗炎症薬（NSAIDs）

肩こりは変形性頸椎症、頸椎捻挫、頸肩腕症候群、肩関節周囲炎などから2次的に起こることもあり、強い痛みを伴っている場合には鎮痛目的にNSAIDsの投与が必要となってくる。しかしながら、本邦で汎用されている消化性潰瘍の発現が少ないとされていたロキソプロフェンのようなプロドラッグであっても、消化管穿孔に関する添付文書への記載が通知されたこと[1]を考慮すれば、NSAIDsを長期にわたり漫然と投与すべきではないと考える。

1) NSAIDsの作用機序

NSAIDsはプロスタグランジン（prostaglandin：PG）の産生に必要なシクロオキシゲナーゼ（cyclooxygenase：COX）の作用を阻害する結果、そこから先の炎症の発現に関与する物質の産性を抑制し、抗炎症作用を発揮する。

COXにはCOX-1、COX-2があり、前者は胃粘膜の保護、腎血流量の維持など生体内の恒常性を保つためにも必要なPGの生成に関与し、後者が炎症に関与するPGの生成に関与している。したがって、理想的なNSAIDsはCOX-1を阻害することなく、COX-2のみを阻害する薬物である。COX-2を選択することにより、胃腸障害、腎機能障害などのNSAIDsの好ましくない作用の発現を軽減することが可能となる。

2) NSAIDsの種類

NSAIDsには酸性NSAIDsと塩基性NSAIDsがあるが、酸性NSAIDsが主に使用されている。

a. 一般的な酸性NSAIDs

酸性NSAIDsの種類は非常に豊富であり、酸性NSAIDsはさらにその構造により細分化されている。一般的なNSAIDsを**表1**に示す。また、COX-2を選択的に阻害するNSAIDsを**表2**に示す。

b. 徐放性製剤

1日の服用回数が1〜2回と少なくてすむジクロフェナクとインドメタシンの2種類の製剤があり、両薬物とも1日2回の内服ですむ**(表3)**。

c. 経口投与が可能なプロドラッグ

ロキソプロフェン、アンピロキシカム、ナブメトン、マレイン酸プログルメタシン、インド

表1 代表的な酸性 NSAIDs 経口薬の種類，剤型，投与量

	薬品名 (商品名)	剤型	容量	T_{max} (時間)	1日の投与量 (年齢，症状により適宜増減)
サリチル酸系	アスピリン (アスピリン®)	末	1 g 中にアスピリン 1 g 含有	2	1回 0.5〜1.5 g を1日2〜3回投与
	アスピリン・ダイアルミネート (バファリン®)	錠剤	330 mg/T	データなし	1回 660〜1,320 mg を1日2〜3回投与
アリール酢酸系 　インドール酢酸系	インドメタシン (インドメタシンカプセル 25「イセイ」®)	カプセル	25 mg/C	1	1回 25 mg を1日1〜3回投与
フェニル酢酸系	ジクロフェナク (ボルタレン®錠)	錠剤	25 mg/T	2.7	1回 25 mg を1日3回投与 頓用は1回 25 mg〜50 mg
プロピオン酸系	イブプロフェン (ブルフェン®)	錠剤	100 mg/T 200 mg/T	2.1	1回 200 mg を1日3回投与
	ナプロキセン (ナイキサン®)	錠剤	100 mg/T	2〜4	1回 100〜200 mg を1日3回投与 頓用には 300 mg 投与
イソキサゾール酢酸系	モフェゾラク (ジソペイン®)	錠剤	75 mg/T	1.3	1回 75 mg を1日3回投与 頓用：1回 75〜150 mg を投与
オキシカム系	ロルノキシカム (ロルカム®)	錠剤	2 mg/T 4 mg/T	7	1回 4 mg を1日3回投与

表2 COX-2 選択性の高い NSAIDs の種類と投与方法

	薬品名 (商品名)	剤型	容量	T_{max} (時間)	1日の投与量 (年齢，症状により適宜増減)
コキシブ系	セレコキシブ (セレコックス®)	錠剤	200 mg/T 100 mg/T	2	1回 100 mg を1日2回投与
オキシカム系	メロキシカム (モービック®)	錠剤	5 mg/T 10 mg/T	5	1回 5〜10 mg を1日1回投与。1日最高用量は 15 mg まで
ナフタレン系	ナブメトン (レリフェン®)	錠剤	400 mg/T	4	800 mg を1日1回投与
ピラノ酢酸系	エトドラク (オステラック®)	錠剤	200 mg/T	1.4	1回 400 mg を朝・夕食後の2回投与

表3 徐放性 NSAIDs の種類と投与方法

	薬品名 (商品名)	剤型	容量	T_{max} (時間)	1日の投与量 (年齢，症状により適宜増減)
アリール酢酸系 　フェニル酢酸系	ジクロフェナクナトリウム (ボルタレン®SR)	カプセル	37.5 mg/C	7	1回 37.5 mg を1日2回投与
インドール酢酸系	インドメタシン (インテバン®SP)	カプセル	25 mg/C 37.5 mg/C	2	1回 25〜37.5 mg を1日2回投与

表4　内服可能なプロドラッグのNSAIDsの種類，剤型，投与量，活性代謝物

薬品名 (商品名)	剤型	容量	T_{max} (時間)	1日の投与量（年齢，症状により適宜増減）	活性代謝物
プロピオン酸系					
ロキソプロフェンナトリウム水和物（ロキソニン®）	細粒	100 mg/g	trans-OH体 0.79	1回60 mgを1日3回投与 頓用の場合は1回60～120 mgを投与	trans-OH体
	錠剤	60 mg/T			
オキシカム系					
アンピロキシカム（フルカム®）	カプセル	13.5mmg/C 27mmg/C	4	27 mgを1日1回投与 頓用の場合27 mgを投与	ピロキシカム
アリール酢酸系 ナフタレン系					
ナブメトン（レリフェン®）	錠剤	400 mg/T	4	1回800 mgを1日1回投与	6-メトキシ-2-ナフチル酢酸
インドール酢酸系					
マレイン酸プログルメタシン（ミリダシン®）	錠剤	90 mg/T	2.4	1回90 mgを1日3回，食直後に投与	インドメタシン
インドメタシンファルネシル（インフリーカプセル®）	カプセル	100 mg/C 200 mg/C	5.6	1回200 mgを朝夕1日2回投与	
アセメタシン（ランツジール®）	錠剤	30 mg/T	1.5	1回30 mgを1日3～4回投与	
スリンダク（クリノリル®）	錠剤	50 mg/T 100 mg/T	4	1回150 mgを1日2回（朝・夕），食直後に投与	スルフィド体

メタシンファルネシル，アセメタシン，スリンダクなどが挙げられる。これらの薬物の活性代謝物，使用方法などについて表4に示す。

d. 外用薬
❶ 貼付薬
　NSAIDsが経皮的に吸収され，患部の炎症組織に到達して抗炎症作用を発揮する。製剤の種類によりパップ剤，軟膏剤，クリーム剤，テープ剤，ローション剤，固形スティック製剤，スプレー製剤など，非常に多くの薬物がある。パップ剤は，可動部で切れ込みを入れるとより関節にフィットする。
　経皮的投与は内服に比べ消化器症状の発現も少なく，使い勝手もよいため長期にわたって投与しやすい利点がある。しかしながら，貼付枚数が多すぎると全身性副作用が高まる可能性があるので，注意が必要である[2～4]。また，長時間の貼付により皮疹，掻痒感が生じることがあるので，①1回の貼付時間が6時間を超えないようにする，②夜間睡眠時は発汗を伴い湿潤になりやすいので貼付しない，③1日に1回は貼付しない時間帯を設ける，などの注意が必要である[5]。代表的な製剤を表5に挙げる（消炎鎮痛薬であるサリチル酸含有製剤も含む）。一定期間使用して効果が十分でなければ，ほかの貼付薬に変更するのも一法である[6]。

❷ 坐薬
　本邦で使用可能な坐薬の主成分は，インドメタシン，ジクロフェナク，ピロキシカム，ケトプロフェンの4種類である。肩こり程度であれば坐薬を使用する必要はないが，痛みが強い場合には考慮が必要と考える。

表5 NSAIDs，消炎鎮痛薬（サリチル酸）が含有されている外用薬

パップ剤 　ジクロフェナク（ナボール® パップ） 　フルルビプロフェン（ヤクバン®，アドフィード®） 　ロキソプロフェン（ロキソニン® パップ100 mg） 　フェルビナク（セルタッチ® パップ） 　ケトプロフェン（モーラス® パップ） 　インドメタシン（イドメシンコーワ® パップ，カトレップ® パップ，セラスター®） 　サリチル酸（GSプラスターC®，MS温シップ®，MS冷シップ®）	テープ製剤 　ジクロフェナク（ボルタレン® テープ） 　フルルビプロフェン（ファルケン® テープ） 　フェルビナク（スミル® テープ） 　ケトプロフェン（モーラス® テープ） 　ロキソプロフェン（ロキソニン® テープ）
	ローション剤 　ジクロフェナク（ボルタレン® ローション1％） 　フェルビナク（スミル® ローション，ナパゲルン® ローション） 　インドメタシン（イドメシンコーワ® ゾル，インテバン® 外用液） 　ケトプロフェン（エパテック® ローション） 　サリチル酸（ゼスタック® ローション）
軟膏剤 　ジクロフェナク（ボルタレン® ゲル） 　インドメタシン（イドメシンコーワ® ゲル，インテバン® 軟膏） 　ケトプロフェン（エパテック® ゲル） 　ピロキシカム（バキソ® 軟膏0.5％，フェルデン® 軟膏） 　フェルビナク（ナパゲルン® 軟膏） 　サリチル酸（モービリン® ゲル）	
	固形スティック製剤 　フェルビナク（スミル® スティック） 　サリチル酸（サリメチック®S）
クリーム剤 　ジクロフェナク（ジクロフェナクナトリウム® クリーム） 　インドメタシン（イドメシンコーワ® クリーム，インテバン® クリーム） 　ケトプロフェン（エパテック® クリーム） 　サリチル酸（ゼスタック® クリーム） 　フェルビナク（ナパゲルン® クリーム）	噴霧式エアゾール剤 　サリチル酸（エアーサロンパス®）

3）NSAIDsの使用時の注意点

　患者の薬物服用に対するコンプライアンス，処方医が使い慣れた薬物，患者の全身状態（胃腸障害の有無，腎機能の程度など）などにより使い分ける必要がある．長期間にわたり漫然と処方するようなことがないよう，患者の痛みを定期的に評価し，NSAIDsの適応の有無を十分にみきわめる必要がある．

2 アセトアミノフェン

　アセトアミノフェンはCOX-1, 2阻害作用が非常に弱く，抗炎症作用は弱いかほとんど持っておらず，解熱性鎮痛薬として使用されている．アセトアミノフェンのCOX阻害作用は中枢神経系で強いため，中枢性（特に視床下部）に鎮痛解熱作用，中枢性（視床，大脳皮質）に鎮痛作用を現すと考えられる．最近，痛みの治療に対する用量の拡大に伴う添付文書の改訂が行われた．すなわち，1回300～1,000 mgを4～6時間以上の間隔で投与するが，1日量4,000 mgを限度とするとされている（これまでは1回300～500 mg, 1日量900～1,500 mg）．ただし，1日量が1,500 mgを超える場合には肝機能検査を定期的に追跡する必要がある．

3 中枢性筋弛緩薬

　中枢性に作用する筋弛緩薬で，頸部筋群の緊張の緩和目的に使用される．作用機序により数種類に分類することができるが，以下に使用頻度の高い中枢性筋弛緩薬の作用機序，鎮痛機序について解説した．また，各薬物の剤型，薬物動態，使用方法を表6に示した．

表6 内服可能な中枢性筋弛緩薬の種類

薬品名 (商品名)	剤型	容量	1日の投与量	T_{max} (時間)	消失半減期 (時間)	主な副作用
エペリゾン (ミオナール®)	錠剤 顆粒	50 mg/T 10%：1 g中 に100 mg含 有	1回50 mgを1日3 回投与 1回0.5 gを1日3回 投与	1.6～1.9	1.6～1.8	嘔気，食欲不振，ふら つき，傾眠など
クロルフェネシ ンカルバミン酸 エステル (リンラキサー®)	錠剤	125 mg/T 250 mg/T	1回250 mgを1日3 回投与	1.5	3.7	腹痛，消化不良，発 疹，嘔気など
チザニジン (テルネリン®)	錠剤	1 mg/T	1回1 mgを1日3回 投与	0.9±0.04	1.8±0.2	眠気，口渇，脱力感， 倦怠感，めまい，ふら つきなど
バクロフェン (リオレサール®)	錠剤	5 mg/T 10 mg/T	1回5 mgを1日1～ 3回投与	3	3.6～4.5	眠気，脱力感，悪心， 食欲不振，ふらつきな ど
ダントロレン (ダントリウム®)	カプ セル	25 mg/C 50 mg/C	1日1回25 mgより 開始。1週ごとに25 mgずつ増量。1日最高 投与量は150 mgまで	4.5	6～7	脱力感，全身倦怠感， ふらふら感など
アフロクアロン (アロフト®)	錠剤	20 mg/T	1回20 mgを1日3 回投与	1	3.3	発疹，脱力感，ふらつ き・めまい，眠気など
トルペリゾン (ムスカルム®)	錠剤	50 mg/T 100 mg/T	1回50 mgを1日3 回投与	0.5	2.5	食欲不振，胃・腹部不 快感，悪心・嘔吐，下 痢，ふらつきなど

1）チザニジン塩酸塩錠（テルネリン®）

筋弛緩の作用機序として，①$α_2$アドレナリン受容体に作用し脊髄におけるノルアドレナリン遊離を抑制することにより筋緊張の緩和をもたらす[7]，②介在ニューロンからの興奮性アミノ酸の遊離を抑制し脊髄反射を抑制する[8]，③脊髄からのγ-運動ニューロンを抑制し，二次的に筋紡錘の感度を低下させる[9]の三つがある。

一方，筋弛緩作用に加え$α_2$アドレナリン受容体を介する抗侵害刺激作用も有する[10]。

2）エペリゾン（ミオナール®）

a. 骨格筋の緊張緩和作用

①単シナプス，多シナプス反射の抑制（脊髄反射の抑制）[11]，②筋紡錘からの求心性神経（Ia線維）の活動を抑制し筋紡錘の感度を低下させる[11,12]，などの機序が考えられる。

b. 血管拡張作用，血流増加作用

血管平滑筋に対するCa^{2+}拮抗作用，交感神経抑制作用により血管が拡張すること，皮膚や筋の血流増加，外頸動脈，内頸動脈，椎骨動脈の血流が増加することが確認されている[13～15]。

c. 脊髄レベルでの鎮痛，疼痛反射抑制作用

本薬物で脊髄を灌流すると，痛み刺激（tail pinch）による逃避反射を抑制するが，本薬物を灌流液から取り除くことにより逃避反射の抑制が解除されることから，脊髄レベルで鎮痛作用を発揮すると考えられる[16]。

3）クロルフェネシンカルバミン酸エステル（リンラキサー®）

①脊髄における多シナプス反射経路に介在するニューロンを選択的抑制することにより骨格筋の痙縮が軽減する[17]，②シナプスの膜安定化

表7 代表的な抗不安薬について

	剤型	容量	1日使用量（mg）	筋弛緩	抗不安	鎮静催眠	抗うつ
短時間型							
エチゾラム（デパス®）	錠剤 細粒	0.5 mg, 1 mg/T 1%（10 mg/g）	1.5〜3	++	+++	+++	++
クロチアゼム（リーゼ®）	錠剤 顆粒	5 mg, 10 mg/T 10%	15〜30	±	++	+	+
中間型							
アルプラゾラム（ソラナックス®）	錠剤	0.4 mg, 0.8 mg/T	1.2〜2.4	+	++	++	++
ブロマゼパム（レキソタン®）	錠剤 細粒	1 mg, 2 mg, 5 mg/T 1%	6〜15	+++	+++	++	+
ロラゼパム（ワイパックス®）	錠剤	0.5 mg, 1.0 mg/T	1〜3	+	+++	++	+
長時間型							
ジアゼパム（セルシン®）	錠剤 散剤	2 mg, 5 mg, 10 mg/T 1%	2〜5	+++	++	+++	+
クロキサゾラム（セパゾン®）	錠剤 散剤	2 mg, 5 mg/T 1%	3〜12	+	+++	+	+
クロルジアゼポキシド（バランス®）	錠剤 散剤	5 mg, 10 mg/T 10%	20〜60	+	++	++	−
フルトプラゼパム（レスタス®）	錠剤	2 mg/T	2〜4	++	+++	++	+
ロフラゼプ酸エチル（メイラックス®）	錠剤	1 mg, 2 mg/T	2	+	++	++	±

作用により運動ニューロンの興奮性が低下し，筋弛緩作用が起こる[18]，③γ-運動ニューロンの自発活動を持続的に抑制することなどにより[19]，筋弛緩作用を示す。

4）バクロフェン（リオレサール®）

①脊髄腹側角に分布するγアミノ酪酸（gamma-aminobutyric acid：GABA）$_B$受容体に作用しシナプス前抑制により興奮性アミノ酸の放出を抑制すること[20]，②脊髄の単シナプスおよび多シナプス両反射に対する選択的な抑制作用[21]，③γ-運動ニューロンに対する持続的な抑制作用を起こすこと[21]などにより，筋弛緩が起こる。またバクロフェンは，脊髄後角の前シナプス線維に存在するGABA$_B$受容体に結合し，末梢からのインパルスの脊髄への入力を抑制することにより鎮痛作用を現わす[22]。

5）ダントロレン（ダントリウム®）

筋小胞体からのカルシウムイオンの遊離を抑え，トロポニンに結合するカルシウムイオンを減少させ筋収縮を抑制する[23]。

6）その他の中枢性筋弛緩薬

そのほか，アフロクアロン（アロフト®），トルペリゾン塩酸塩（ムスカルム®），筋注用，静注用の製剤があるが，使用頻度は低いと考える。

4 抗不安薬

ジアゼパムを代表とするベンゾジアゼピン誘導体の抗不安薬は，その作用の一つである筋弛緩作用を利用して肩こりの治療に用いられる。

1）筋弛緩作用の発現機序

ベンゾジアゼピン誘導体は，中枢神経系に存在するGABA$_A$受容体-塩素イオン（Cl$^-$）チャネル複合体のGABA$_A$受容体にあるベンゾジアゼピン結合部位（αサブユニット）に結合する。

表8 抗うつ薬の種類とその投与量

薬品名（商品名）	世代	アミンの作用	半減期（時間）	抗コリン作用	心に対する作用	内服薬の剤形	投与量
三環系							
アミトリプチリン（トリプタノール®）	1	NE＜5-HT	41～45	＋＋＋	＋＋＋	10 mg, 25 mg/T	就寝前 10 mg から開始 30～150 mg, 分3
ノルトリプチリン（ノリトレン®）		NE＞5-HT	26.4	＋	＋＋	10 mg, 25 mg/T	
クロミプラミン（アナフラニール®）		NE＜5-HT	21	＋＋＋	＋＋＋	10 mg, 25 mg/T	就寝前 10 mg から開始 30～225 mg, 分3
イミプラミン（トフラニール®）		NE＜5-HT	9～20	＋＋	＋＋	10 mg, 25 mg/T	就寝前 10 mg から開始 30～200 mg, 分3
アモキサピン（アモキサン®）	2	NE＞5-HT	8	＋	＋＋	10 mg, 25 mg/C, 50 mg/C	就寝前 10 mg から開始 30～150 mg, 分3
四環系							
マプロチリン（ルジオミール®）		NE＞5-HT	19～73	＋＋	＋＋	10 mg, 25 mg/C, 50 mg/C	就寝前 10 mg から開始 30～75 mg, 分3
セチプチリン（テシプール®）	2	シナプス前 α₂-アドレナリン受容体を遮断しノルアドレナリン遊離を促進	α相：2 β相：24	0/＋	まれ	1 mg/T	就寝前 1 mg から開始 3 mg, 分3
ミアンセリン（テトラミド®）			α相：2.2 β相：18	ほとんどなし	0/＋	10 mg, 30 mg/T	就寝前 10 mg から開始 30～60 mg, 分3
二環系							
トラゾドン（レスリン®）	2	NE＜5-HT	6～7	0	0/＋	10 mg, 25 mg/T	就寝前 25 mg。1日量 75～200 mg, 分3
その他							
スルピリド（ドグマチール®）	2	抗 D2 作用	8.8～9.7	まれ	まれ	50 mg, 100 mg/T, 200 mg/T	就寝前 50 mg から開始 150～300 mg, 分3
SSRI							
フルボキサミン（デプロメール®）	3	NE≪5-HT	9～14	0/＋	0/＋	25 mg, 50 mg/T	1日量 50～150 mg, 分2
パロキセチン（パキシル®）		NE≪5-HT	10	0/＋	0/＋	10 mg, 20 mg/T	1日量 20 mg, 分2
SNRI							
ミルナシプラン（トレドミン®）	4	NE＝5-HT	8	0/＋	0/＋	15 mg, 25 mg/T	1日量 50 mg, 分2
デュロキセチン（サインバルタ®）		NE＝5-HT	10～15	0/＋	0/＋	20 mg, 30 mg/C	1日1回朝食後 20 mg。40 mg まで増量

NE：ノルアドレナリン, 5-HT：セロトニン, D：ドパミン, 0/＋：わずか.

その結果，Cl⁻の細胞内流入が増強し神経細胞膜が過分極するため，神経の興奮が抑制される．そして，中枢神経レベルにおいて多シナプス反射の抑制，脊髄におけるシナプス前抑制の増強（脊髄反射の抑制）が起こり筋弛緩作用が発現する．

ベンゾジアゼピン誘導体の筋弛緩作用は薬物により異なり，筋弛緩作用が強い薬物から軽微な薬物まで種類が豊富である．代表的薬物について表7に示した．

筋弛緩が目的であれば，筋弛緩作用が強いジアゼパム，エチゾラム，ブロマゼパム，フルト

プラゼパムなどが用いられる。しかしながら，筋弛緩作用の強い薬物を高齢者に使用すると，脱力感，めまい，ふらつきなどが生じ転倒する可能性もある。したがって，症状，年齢，全身状態などにより使い分ける必要がある。一方，筋緊張状態に心理的要因が多分に関与していると考えられる場合には，筋弛緩作用の弱いアルプラゾラムを使用するなど，患者の心理状態により使い分けることも必要である。

5 抗うつ薬

ストレス，心理的因子の関与により肩こり，後頸部痛が起こる可能性がある。もしもストレス，心理的因子が関与している場合には，NSAIDs，中枢性筋弛緩薬の投与では効果が得られず，患者は年余にわたり痛みのため悩み続けることになる。長期にわたる痛みは患者をうつ状態へと進展させ，うつ状態が痛みをさらに増強するという悪循環に陥る。このような状況下では，抗うつ薬を選択するか，抗うつ作用を有する抗不安薬を選択すべきであろう。

1）抗うつ薬の作用機序

うつ状態を改善することにより痛みが軽減することも鎮痛機序の一つであるが，そのほかにもノルアドレナリン，セロトニンの再吸収阻害による下行性抑制系の賦活作用，N-メチル-D-アスパラギン酸（NMDA）受容体遮断作用，Caチャネル遮断作用，α_2受容体遮断作用などの関与が考えられている。

2）抗うつ薬の種類

抗うつ薬には，第1世代から第4世代まである。三環系抗うつ薬が慢性疼痛にもっとも効果的ではあるが，その反面中枢神経抑制作用であるふらつき，眠気が出現しやすく，口渇，便秘，排尿障害などの抗コリン作用が出現する可能性も高い。したがって，高齢者や副作用の出現に不安を訴える症例には，眠気，抗コリン作用が弱い選択的セロトニン再取り込み阻害薬（SSRI），セロトニン・ノルアドレナリン再取り込み阻害薬（SNRI）の使用を考慮するべきであろう。

2010年4月よりわが国で発売が開始された新しいSNRIデュロキセチンは，糖尿病性神経症，不安感に伴う痛みなどに対する有用性が報告[24〜27]されており，今後が期待される薬物である。

3）抗うつ薬の使い方

薬物の種類により投与方法は多少異なるが，眠気をもよおす可能性が高い薬物であることから，夜間良眠が得られることを期待して，最初は夕食後もしくは就眠前のみに最少量を投与する（トリプタノール® であれば10 mg）。鎮痛効果と副作用の発現状況を観察し，忍容性が確認され，痛みの軽減傾向が得られれば，その投与量を継続する。痛みのさらなる軽減を期待して，朝，昼に追加投与してもよい。現在使われている抗うつ薬を表8に示した。

おわりに

筋の緊張による単なる肩こりであれば上記に述べた内服薬で比較的簡単にとれる場合もあるが，痛みが強い場合や，頸椎症，肩関節周囲炎，外傷性頸部症候群などの器質的疾患に伴って起こってくる場合，心理的影響が関与している場合には治療に難渋することもある。適切な薬物を適切な時期に適切な量使用するべきであるが，期待したほどの効果が得られなかった場合には，薬物療法にとらわれることなくそのほかの治療法も適宜併用していくことが重要と考える。

【引用文献】

1. 厚生労働省医薬局安全対策課長：医薬品の使用上の注意の改訂について．平成15年3月19日医薬安発第0309001号，2003.
2. 久光製薬：モーラステープ添付文書．アボットジャパン：オルヂスカプセル添付文書．
3. Figueras A, Capellá D, Castel JM, et al. Spontaneous reporting of adverse drug reactions to non-steroidal anti-inflammatory drugs：A report from the Spanish System of Pharma-

covigilance, including an early analysis of topical and enteric-coated formulations. Eur J Clin Pharmacol 1994 ; 47 : 297-303.
4. O'Callaghan CA, Andrews PA, Ogg CS. Renal disease and use of topical non-steroidal anti-inflammatory drugs. BMJ 1994 ; 308 : 110-1.
5. 楊　鴻生. 鎮痛外用薬の使い方. 痛みと臨床 2001 ; 1 : 342-8.
6. 浅井雄一郎. ボルタレンテープ患者満足度調査の結果：他の貼り薬からの切り替えによる患者満足度の評価. 新薬と臨牀 2005 ; 54 : 132-5.
7. Chen DF, Bianchetti M, Wiesendanger M. The adrenergic agonist tizanidine has differential effects on flexor reflexes of intact and spinalized rat. Neuroscience 1987 ; 23 : 641-7.
8. Koyuncuoğlu H, Kara I, Günel MA, et al. N-methyl-D-aspartate antagonists, glutamate release inhibitors, 4-aminopyridine at neuromuscular transmission. Pharmacol Res 1998 ; 37 : 485-91.
9. Ono H, Matsumoto K, Kato K, et al. Effects of tizanidine, a centrally acting muscle relaxant, on motor systems. Gen Pharmacol 1986 ; 17 : 137-42.
10. Davies J, Johnston SE, Hill DR, et al. Tizanidine (DS103-282), a centrally acting muscle relaxant, selectively depresses excitation of feline dorsal horn neurones to noxious peripheral stimuli by an action at alpha 2-adrenoceptors. Neurosci Lett 1984 ; 48 : 197-202.
11. 田中和夫, 金子武稔, 山津清実. 4'-Ethyl-2-methyl-3-piperidinopropiophenone の実験的固縮および脊髄に対する作用. 日薬理誌 1981 ; 77 : 511-20.
12. 間野忠明, 宮岡　徹：ヒトの筋紡錘求心性発射に及ぼす筋弛緩剤 EMPP の作用について―微少神経電図による解析―. 脳と神経 1981 ; 33 : 237-241.
13. Fujioka M, Kuriyama H. Eperisone, an antispastic agent, possesses vasodilating actions on the guinea-pig basilar artery. J Pharmacol Exp Ther 1985 ; 235 : 757-63.
14. 本村喜代二, 満淵邦彦, 藤　正巌. サーモグラフィによる筋弛緩剤 2 剤の腰部脊髄神経根障害に対する薬理作用の評価. Biomed Thermol 1989 ; 9 : 142-6.
15. 杉本秀芳, 島津邦男, 大久保毅, ほか. 塩酸エペリゾンの脳および末梢血流に及ぼす影響. 基礎と臨 1987 ; 21 : 4882-6.
16. 石突正文, 渕岡道行, 古屋光太郎ほか. 新生ラット尾付摘出脊髄標本を用いた筋弛緩剤の鎮痛作用の検討. 日整会誌 1989 ; 63 : S1238.
17. Matthews RJ, Davanzo JP, Collins RJ, et al. The pharmacology of chlorphenesin carbamate, a centrally active muscle relaxant. Arch Int Pharmacodyn Ther 1963 ; 143 : 574-94.
18. Kurachi M, Aihara H. Effect of a muscle relaxant, chlorphenesin carbamate, on the spinal neurons of rats. Jpn J Pharmacol 1984 ; 36 : 7-13.
19. 福田英臣, 工藤佳久, 小野秀樹, ほか. 中枢性筋弛緩薬 chlorphenesin carbamate の運動系に対する作用：Mephenisin および Methocarbamol との比較. 応用薬理 1977 ; 13 : 701-8.
20. Davidoff RA. Antispasticity drugs：Mechanisms of action. Ann Neurol 1985 ; 17 : 107-16.
21. 福田英臣・工藤佳久, 小野秀樹ほか. β-(p-クロロフェニル)-γ-アミノ酪酸 (バクロフェン) に関する薬理学的研究　特に運動系に対する作用. 応用薬理 1977 ; 13 : 611-626.
22. Sokal DM, Chapman V. Inhibitory effects of spinal baclofen on spinal dorsal horn neurones in inflamed and neuropathic rats in vivo. Brain Res 2003 ; 987 : 67-75.
23. Brocklehurst L. Letter：Dantrolene sodium and "skinned" muscle fibres. Nature 1975 ; 254 : 364.
24. Kaur H, Hota D, Bhansali A, et al. A comparative evaluation of amitriptyline and duloxetine in painful diabetic neuropathy：A randomized, double-blind, cross-over clinical trial. Diabetes Care 2011 ; 34 : 818-22.
25. Beesdo K, Hartford J, Russell J, et al. The short-and long-term effect of duloxetine on painful physical symptoms in patients with generalized anxiety disorder：Results from three clinical trials. J Anxiety Disord 2009 ; 23 : 1064-71.
26. Mignogna MD, Adamo D, Schiavone V, et al. Burning mouth syndrome responsive to duloxetine：a case report. Pain Med 2011 ; 12 : 466-9.
27. Odinak MM, Kashin AV, Ememlin Aiu. Cymbalta in the treatment of chronic pain syndromes. Zh Nevrol Psikhiatr Im S S Korsakova 2009 ; 109 : 32-4.

〔佐伯　茂〕

B 神経ブロック療法

はじめに

　肩こりに対して，臨床現場ではさまざまな神経ブロック治療が試みられている。頸椎疾患を標的に神経ブロックを施行した結果，併存していた肩こり症状が緩和して患者に感謝されることもある。しかし文献を検索してみると，「肩こり」と「神経ブロック」でヒットする論文は，和洋を問わず1件も見当たらなかった。肩こりと神経ブロックに関する研究は，これからの課題である。

　肩こりの定義は他項でも述べられているが，あくまでも症状名で，しかも主観的な症状であり，病態が十分に解明されているとは言い難い。本態性肩こり（狭義の肩こり），症候性肩こり，心因性肩こりに大別され，個々の症例でそれらがさまざまに関与しあって存在する[1]。治療の観点から，以下にまとめてみる。

　本態性肩こりは，不適切な生活習慣（睡眠不足，運動不足，特定の姿勢の持続など）を背景とする局所的な筋疲労である。局所の循環障害，発痛物質の蓄積が，さらなる筋痙縮，局所の虚血を引き起こして悪循環に陥ると推測される。適度な頸・肩・背部のストレッチや，筋肉トレーニングなどが有効である。直接的効果が期待できるブロック治療は，筋硬結部へのトリガーポイント注射である[2]。交感神経ブロックによる局所の循環改善も期待できる。

　症候性肩こりは，さまざまな疾患が原因として挙げられる。内科的に正しく鑑別するべきなのは，心疾患や肺疾患，消化器疾患である[3]。内臓からの求心性線維と体壁からの求心性線維が収束することにより，心臓や横隔膜部などの病変により肩の痛みが生じることが知られている。また，耳鼻科疾患，眼科疾患，歯科疾患も肩こり症状を起こすことがある。頸部や肩部の整形外科的な疾患に付随する症候性肩こりは，神経ブロックのよい適応となる[4]。肩こり症状を発症しうる整形外科的疾患は，頸椎症，頸椎椎間板ヘルニア，頸椎椎間関節症，頸椎椎間板症，頸椎脊柱管狭窄症，外傷性頸部症候群，胸郭出口症候群など多岐にわたり，その病態は個々に異なり複雑であるが，神経ブロックは構成要素ごとに施行することが可能であり，試みる価値は高い。

　心因性肩こりでは，陰性感情や抑うつ気分に由来する不良姿勢が，その発生に関与していると推測される。心理的ストレスによる緊張が交感神経からカテコラミンの放出を促進し，局所の循環障害，発痛物質の蓄積がさらに筋肉の緊張を強める。神経ブロックは，患者の日常生活動作（activities of daily living：ADL）を改善する手段の一つになりうる。心理的問題の対応は，カウンセリング，自律訓練法，認知行動療法などが考えられる[5]。

　神経ブロックには，主として体性神経（知覚，運動）を遮断するものと，交感神経を遮断するものとがあり，その両因子に作用するブロックもある。以下に，肩こりの病態や関与する神経について考察しながら，各神経ブロック法について述べる。

1 主として体性神経ブロック

1）浅頸神経ブロック，副神経ブロック，その他の上位頸神経領域のブロック

　肩こりに関与する筋肉は，僧帽筋を中心として，大・小菱形筋，頸半棘筋，頭・頸板状筋，棘上筋，肩甲挙筋などの頭部を支え，頭頸部・上肢を体幹と繋ぐ筋群である。その神経支配領域は，おおよそC2～7の脊髄分節におよぶが，中心はC3，C4であると思われる。該当する末梢神経ブロックは，肩こり症状を緩和させる可能性がある。

浅頸神経ブロック[6]は，胸鎖乳突筋の筋腹後縁で外頸静脈が交差する点よりやや頭側から皮下のごく浅い部位に刺入して行う．筋腹後方に沿って薬液が広がれば，大耳介神経（C3, 4），小後頭神経（C2, 3），頸横神経（C2, 3），鎖骨上神経（C3, 4）のすべてがブロックされ，主として皮膚表面の知覚が麻痺する（図1）．胸鎖乳突筋の筋腹を持ち上げてその後面に滑りこませるように注射すると，僧帽筋や胸鎖乳突筋の運動を支配する副神経（C1～4）をブロックできる．この場合は，一時的に頸部のすわりが不安定になる（図2）[7]．

後頭神経ブロック（C2）は，外後頭隆起の中央からやや外側で後頭動脈の拍動を触れ，その内側から刺入して行う．後頭部の皮膚知覚がブロックされるが，肩こりで後頭部，後頸部の痛みやこりを訴える患者は多く，適応がある．

2）肩甲背神経（C4～6）ブロック

肩甲背神経は後斜角筋と肩甲挙筋の間を下って肩甲間部に至り，肩甲挙筋，大・小菱形筋に分布する運動神経である．浅頸神経ブロックと同様にして，わずかに深く刺入すると中斜角筋部でブロックできる．T1の正中（棘突起）から3横指外側で圧痛のある点で刺入すると，肩甲挙筋部でブロックできる．肩甲骨の内側縁で圧痛のある点で刺入すると，大・小菱形筋部でブロックできる（図3）[8]．

3）肩甲上神経（C4～6）ブロック

主として肩関節の運動，知覚に関与する神経であるが，一部の肩こり（肩関節由来の因子のある肩こり？）には効果が期待できる．腕神経

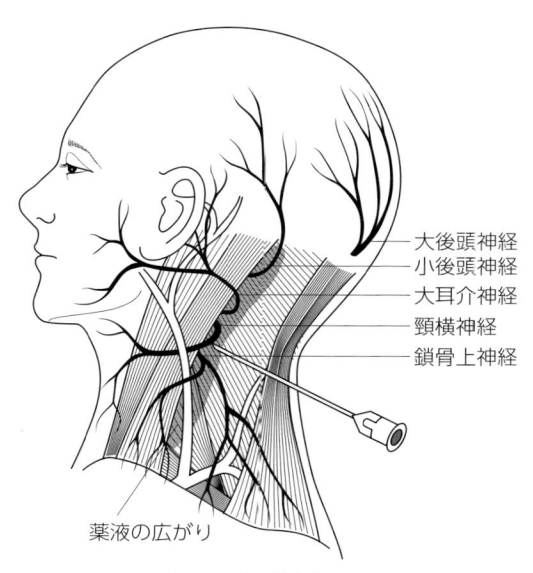

図1 浅頸神経ブロック
（伊達 久，大瀬戸清茂．項部・腰背部の末梢神経ブロック．若杉文吉監修．ペインクリニック神経ブロック法．第2版．東京：医学書院；2000．p.100-5より引用）

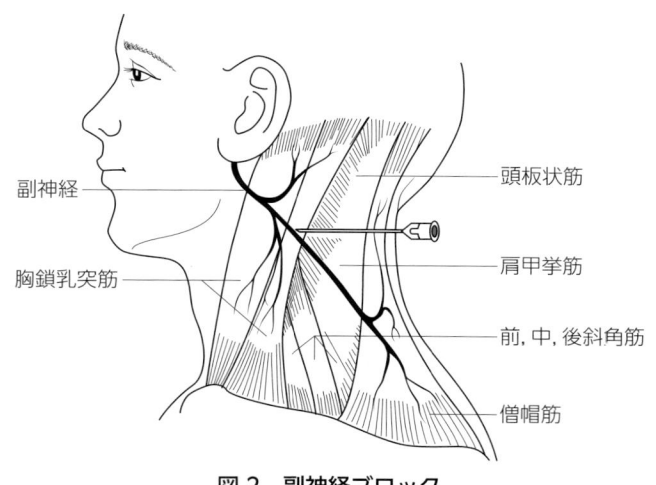

図2 副神経ブロック
（伊達 久，大瀬戸清茂．項部・腰背部の末梢神経ブロック．若杉文吉監修．ペインクリニック神経ブロック法．第2版．東京：医学書院；2000．p.100-5より引用）

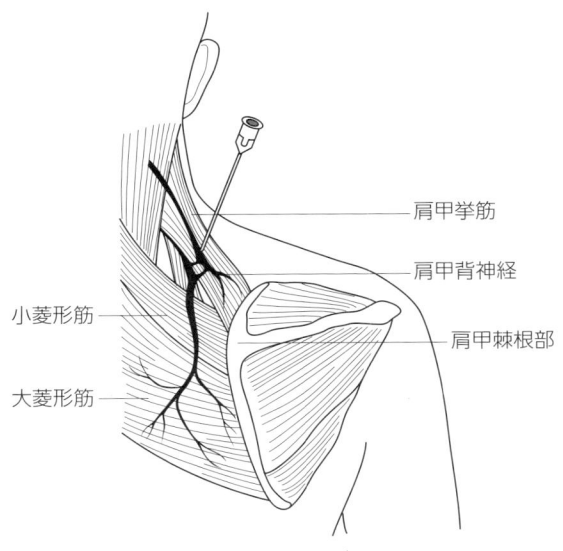

Ⅵ　治療法

叢の上神経幹から肩甲骨上縁に至り，肩甲切痕を通って肩甲骨棘上窩に入ったところでブロックする。

図3　肩甲背神経ブロック
（伊達　久，大瀬戸清茂．項部・腰背部の末梢神経ブロック．若杉文吉監修．ペインクリニック神経ブロック法．第2版．東京：医学書院；2000．p.100-5より引用）

4）腕神経叢（C5〜T1）ブロック

C5〜8とT1の前枝からなり，主として上肢の知覚，運動を支配する。したがって，肩こりを標的にして施行することは少ない。鎖骨上法，斜角筋間法，腋窩法があり，盲目的，X線透視下，超音波ガイド下で行われる。

5）上位頸部神経根ブロック

頸部領域の脊髄分節から考えて，C3，C4神経根ブロックは肩こり症状に治療効果を示す可能性がある。C2，C5神経根ブロックも有効かもしれないが，下位頸神経根ブロックは純粋な肩こりにはあまり有効とは思われない。ただし肩甲間部の痛みは，しばしばC6やC7神経根症状の一部である。神経根ブロック[9]は，従来からX線透視下で施行されてきたが，近年は超音波ガイド下でも施行することができる。末梢神経より深部に存在するので，確実な施行にはいずれの方法でも熟練が要求される。

近年，神経根高周波熱凝固法や神経根パルス高周波熱凝固法の臨床応用が盛んに行われているが，肩こりに対する効果は知られていない。熱凝固法は運動神経の障害を残しうるので，パルス高周波法が有望ではないかと予想する（図4，5）。

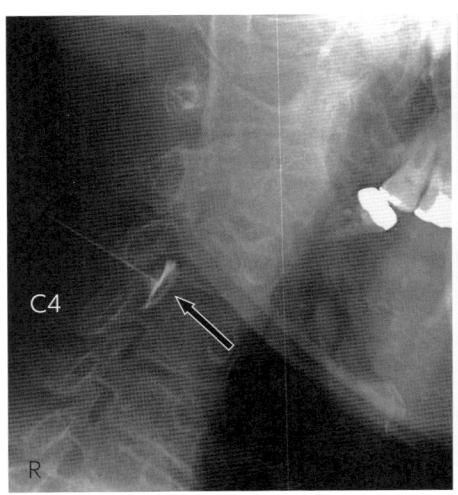

(a) 後側方アプローチで右C4神経根を穿刺したところ。
(b) やや正面位に戻し神経根に当たっていることを確認した。

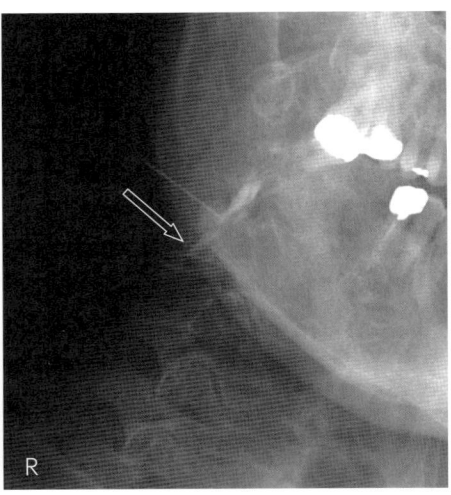

図4　右C4神経根ブロック

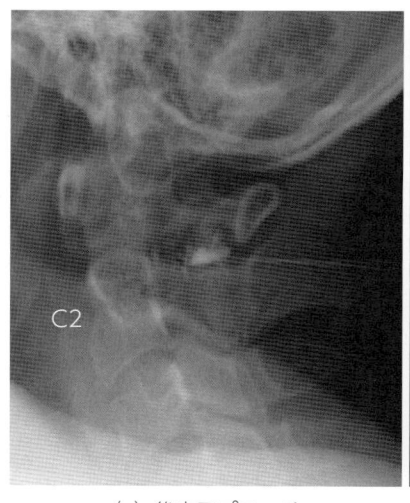

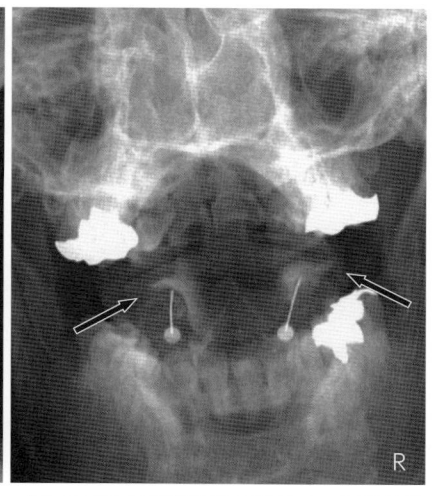

(a) 後方アプローチ
側面で2本の針が重なって見える。

(b) 両C2神経根造影と連続する硬膜外造影が認められる（開口位撮影）。

図5 両側C2神経根ブロック

6）頸椎椎間関節ブロック

椎間関節症は，頸椎症性変化に続発する椎間関節の変形，肥厚，関節包の弛緩，断裂などが原因と考えられ，C3-4病変では頸椎後部に，C4-5病変では肩甲上部に，C5-6病変では肩甲間部に痛みを自覚することが多い[10]。肩こり症状の一部には，椎間関節性疼痛が含まれる可能性がある。椎間関節部に圧痛があり，頸椎の回旋や前後屈で痛みが誘発され，椎間関節ブロックが少なくとも一時的に有効である。椎間関節ブロック[11]は通常，X線透視下で施行され，前方斜位法，後方斜位法，側方法がある（図6）。

7）頸神経後枝内側枝高周波熱凝固法

頸神経後枝は内側枝と外側枝とに分かれ，内側枝が椎間関節の知覚を支配する。椎間関節ブロックの効果がはっきりしているが一時的である場合，長期効果を期待して脊髄神経後枝内側枝を高周波熱凝固する（図7）[12]。

2 主として交感神経ブロック

1）星状神経節ブロック

骨格筋に交感神経が関与し，交感神経の緊張は筋の伸張反射を亢進させる。また，交感神経

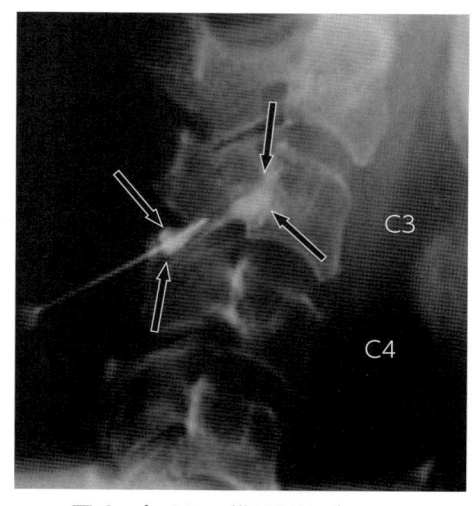

図6 右C3-4椎間関節ブロック
側方アプローチでやや尾側から穿刺し，関節突起に当てて深さを確認後，関節裂隙に針を進める。椎間関節造影は上下の関節柱間にひしゃげた8の字形に認められる。

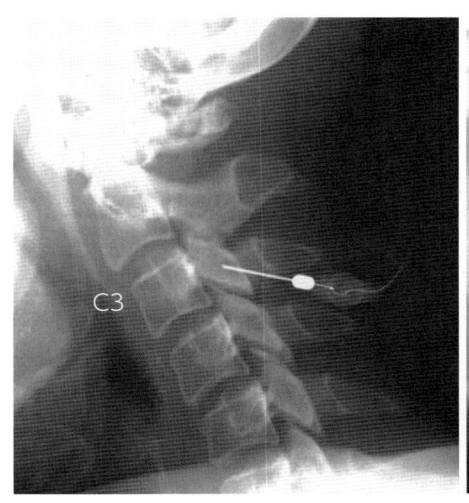

(a) 側方アプローチで，圧痛点に一致するところから穿刺し，左 C3 関節柱上で敏感なポイントを熱凝固する。

(b) 同様にして，左 C4 でも施行した。

図 7　左 C3，C4 後枝内側枝高周波熱凝固法

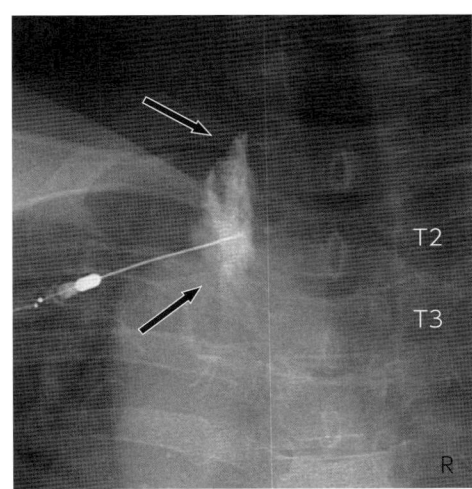

(a) 正面像
T1 までの広がりがみられ，神経破壊薬の注入は不適切である。

(b) 側面像
椎体側面に注入された造影剤がみられる（後方アプローチ）。

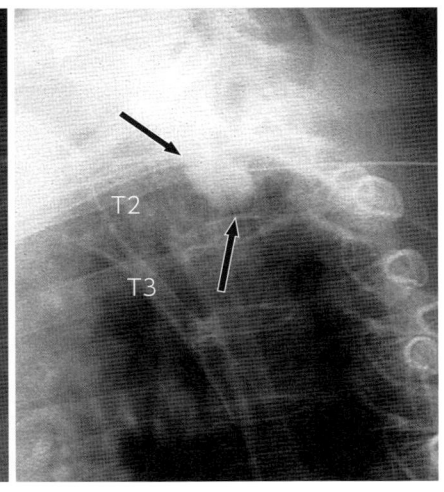

図 8　左 T2 胸部交感神経高周波熱凝固法

の緊張は筋内血管の収縮による循環障害を起こす[5]。筋緊張，循環障害，発痛物質の蓄積という発症機序から考えて，肩こりに対する交感神経ブロックの治療効果が期待できる。

星状神経節は下頸神経節と第 1 胸部交感神経節が融合したもので，通常，T1 の高さで肋骨頭に接するように位置する[13]。星状神経節ブロックの手技についてはこれまで色々議論が
あったが，現在多くの施設では C6 横突起基部に刺入する方法が採用されているように思われる。超音波ガイド下星状神経節ブロックでは，C6 の高さで頸長筋膜下（頸長筋内）に注入することを指標にしている[14]。いずれも，C6 の高さで注入された薬液は頸長筋内を尾側に広がり，星状神経節を含むコンパートメントを満たして効果を発揮する。

2）上位胸部交感神経ブロック

星状神経節ブロックによる交感神経遮断効果が治療的に有効であるが，効果持続が不十分な場合に，通常 T2 の高さで胸部交感神経節ブロックを行う。ときに T3 でも施行する。高周波熱凝固法（図 8）や神経破壊薬の使用により，長期効果が期待できる。施行に伴うリスクは，高周波熱凝固法が圧倒的に少ない[15]。

3 両方の効果を期待するブロック

1）頸部硬膜外ブロック

頸部硬膜外ブロックにより，頸・上位胸椎領域の体性神経ブロック（知覚，運動）および交感神経ブロック効果が得られる。理論的に，肩こりに対する有効性が期待できる。現在は，X線透視下に施行するのがほぼルーチンといってよい（図 9）[16]。

2）第 1 胸神経根ブロック

経椎間孔的硬膜外ブロックという意味から，頸部硬膜外ブロックと同様の作用が期待される。習熟しないとやや困難な手技ではあるが，硬膜穿刺，脊髄損傷，硬膜外血腫などの危険性は頸部硬膜外ブロックより低く有用である[17]。

椎間板ブロックにも関連するが，T1 神経根は頸椎椎間板に由来する痛覚信号の最終求心路である可能性がある。その意味で，頸部硬膜外ブロックと違う効果が加わる可能性もある（図10）。

3）頸椎椎間板ブロック

頸椎椎間板の刺激が脊椎洞神経を介して頸・肩甲・背部に関連痛を生じ，また刺激が脊髄前角に伝わって肩甲骨周囲の筋収縮を誘発することを Cloward[18] が述べたのは 1958 年である。

腰椎においては，正常椎間板では線維輪外層には神経分布（脊椎洞神経や灰白交通枝）があるが，髄核には神経支配はない。しかし変性椎間板などでは，線維輪外層だけでなく髄核内部まで自由神経終末が侵入しており，椎間板の機械的刺激により腰痛が惹起される。また動物実験で，下位腰椎椎間板からの求心刺激は同位の神経根ではなく，脊椎洞神経から交通枝を介して椎体前方の交感神経幹に入力し，それを上行して最終的に L2 神経根に入力することが分かった。すなわち，椎間板病変に由来する腰痛が存在しえて，その治療として L2 神経根ブロックが適応となる[19]。理論的には，椎間板ブロック（局所麻酔薬やステロイド注入）や腰部交感神経節ブロックの有効性も期待できる（図11）。

頸椎における上記のような生理学的な知見は解明されていない。腰椎と同様の機序が存在すると仮定すると，頸椎症などにおける変性椎間板に由来する頸・肩甲・背部痛が存在し，脊椎洞神経から交感神経系を介して入力する可能性がある。それが正しければ，頸椎椎間板ブロックや星状神経節ブロックや高位胸部交感神経節ブロックが有効である可能性がある。また，交感神経幹の節前線維が T1～L2 の脊髄分節に存在すること，腰椎椎間板由来の交感神経忄求心刺激が腰部交感神経幹を上行して最終的に L2 神経根に入力することから考えて，頸椎椎間板

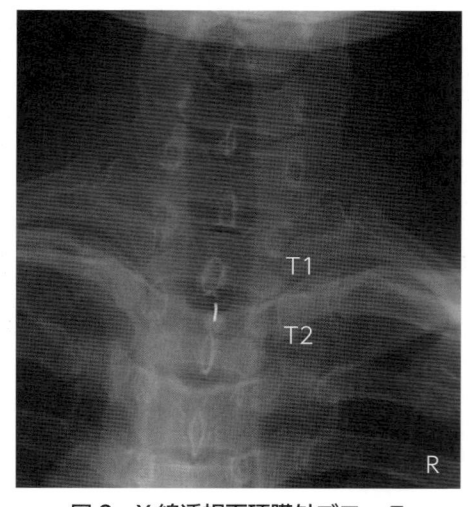

図 9　X 線透視下硬膜外ブロック
T1-2 より穿刺している。椎弓間間隙に向けて真直ぐアプローチし，抵抗消失法で確認すれば，確実に硬膜外腔に達する。

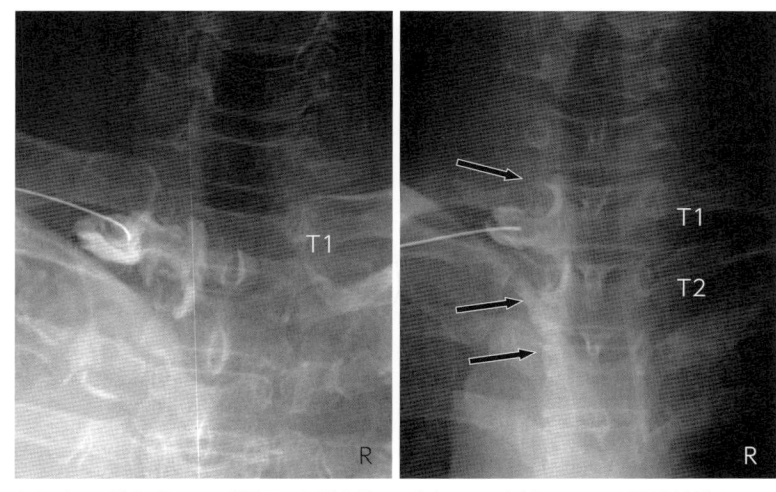

(a) 左T1神経根にほぼ限局した造影像が得られている。

(b) この症例では，T2硬膜外腔までの造影剤の広がりを認める。

図10　T1神経根ブロック

(a) C5-6椎間板造影

(b) 硬膜外リークがある。

(c) 椎間板造影後CT
明らかなヘルニアはなく，変性像のみ。

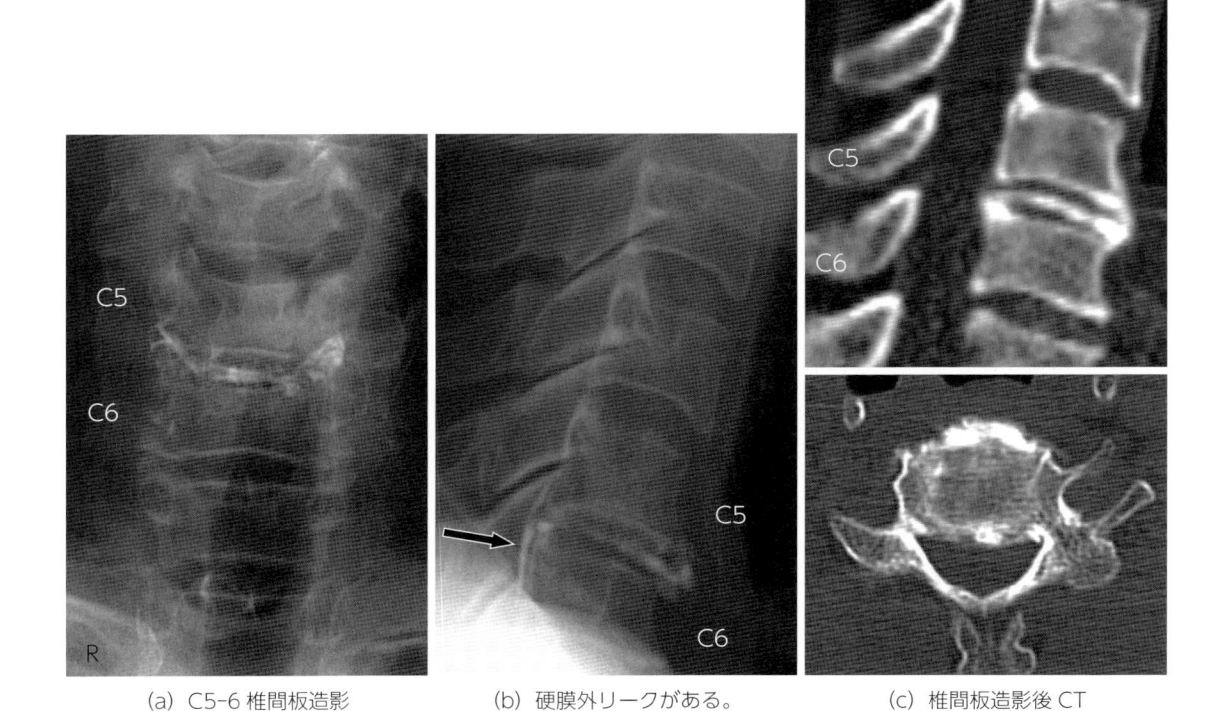

図11　頸椎椎間板ブロック（前方アプローチ）

由来の刺激が交感神経幹を下行して最終的にT1神経根に入力する，との仮説も成り立つ．

【引用文献】

1. 山鹿眞紀夫．上肢・肩甲帯 3) 肩こり・胸郭出口症候群．整形外科 2005；56：929-35．

2. 宇野洋史. 適応となる疾患 1）筋・筋膜性疼痛症候群. 森本昌宏編著. トリガーポイント：その基礎と臨床応用. 東京：真興交易医書出版部；2006. p.100-7.
3. 紺谷 真. 肩こりをきたす病態と診断・治療のポイント：循環器疾患. JIM 2009；19：282-6.
4. 大瀬戸清茂. ペインクリニックからみた「肩こり」の治療. リウマチ科 2003；30：470-7.
5. 大畑光彦, 岡田 弘. 肩周囲の疾患 2. 肩こり. 小川節郎編. 整形外科疾患に対するペインクリニック：一歩踏み出した治療. 東京：真興交易医書出版部；2003. p.99-110.
6. 本間英司, 表 圭一. X線透視下神経ブロック手技 5. 頸神経叢ブロック, 斜角筋間ブロック. 大瀬戸清茂編. 透視下神経ブロック法. 東京：医学書院；2009. p.28-31.
7. 樋口比登実, 増田 豊. Ⅱ. 脳神経ブロック 4. 副神経ブロック. ペインクリニック 2011；32（別冊：神経ブロックを極める, 宮崎東洋編）：S67-71.
8. 伊達 久, 大瀬戸清茂. 項部・腰背部の末梢神経ブロック. 若杉文吉監修. ペインクリニック神経ブロック法. 第2版. 東京：医学書院；2000. p.100-5.
9. 山上裕章. 頸部神経根ブロック. ペインクリニック 2010；31：1569-76.
10. 竹林庸雄, 山下敏彦. 頸部痛の診断. Orthopaedics 2011；24（特集：運動器の痛み—その診断と治療—）：1-5.
11. 大野健次. 椎間関節ブロック・仙腸関節ブロック. ペインクリニック 2010；31：1621-30.
12. 大瀬戸清茂. X線透視下神経ブロック手技 11. 頸椎脊髄神経後枝内側枝高周波熱凝固法. 大瀬戸清茂編. 透視下神経ブロック法. 東京：医学書院；2009. p.44-6.
13. 永尾 勝, 山口重樹, 北島敏光. 星状神経節ブロック. ペインクリニック 2011；32（別冊：神経ブロックを極める, 宮崎東洋編）：S88-96.
14. 平川奈緒美. 超音波ガイド下神経ブロック手技 1. 星状神経節ブロック. 大瀬戸清茂編. 透視下神経ブロック法. 東京：医学書院；2009. p.256-8.
15. 福井秀公, 田口千聡, 松岡修平, ほか. Ⅲ. 交感神経ブロック 3. 胸部交感神経ブロック. ペインクリニック 2011；32（別冊：神経ブロックを極める, 宮崎東洋編）：S107-14.
16. 橋爪圭司. 透視下硬膜外ブロック. 宮崎東洋編. ペインクリニシャンのための痛み診療のコツと落とし穴. 東京：中山書店；2007. p.122-4.
17. 山上裕章, 塩見由紀代, 熊野健一. 頸椎疾患に対する経椎間孔硬膜外ブロック：硬膜外ブロックとの比較. ペインクリニック 2008；29：211-5.
18. Cloward RB. Cervical diskgraphy：a contribution to the etiology and mechanism of neck, shoulder and arm pain. Ann Surg 1959：150：1052-64.
19. 大鳥精司, 高橋和久. 椎間板障害と椎間関節痛：診断と治療. Orthopaedics 2011；24（特集：運動器の痛み—その診断と治療—）：51-6.
20. 大瀬戸清茂. 頸椎椎間板造影・ブロック. 大瀬戸清茂編. 透視下神経ブロック法. 東京：医学書院；2009. p.47-9.

〔橋爪　圭司〕

C トリガーポイント注射

はじめに

　肩こりに対して用いられている治療法の一つにトリガーポイント注射（trigger point injection：TPI）がある。トリガーポイント（TP）とは，文字通り「引き金」を意味する。筋肉の慢性疲労などによって形成され，骨格筋または筋膜の緊張帯の中に存在する。TPは痛みを自覚するところに存在するが，それ以外の部位に及ぶことも少なくない[1]。

1 トリガーポイントに関する一般的事項

　1983年に，Travellら[2]により，筋や筋膜などに生じる硬結が痛みをはじめとして，さまざまな症状を引き起こしているとする報告がなされ，これらの症状は筋筋膜性疼痛症候群（MPS）としてとらえられた。整形外科領域において，従来の画像所見やそのほかの検査では異常がないとされてきた痛みや，不定愁訴（自律神経失調症）と考えられてきた身体の変調も，このMPSの範疇にあることが多い。わが国では，兵頭[3]が1980年代に，このMPSに対して手軽にできる除痛手技として，TPIを紹介した。

　TPIでは痛みの引き金となる部位に，局所麻酔薬や副腎皮質ステロイド薬を注入することで，痛みそのものを抑えるのみならず，局所の血流障害を改善し，筋緊張を緩和して痛みの悪循環を断つ。なお，生理食塩液の注入や注射針の刺入のみでも効果を得るとする報告[4]があることから，TPIは鍼灸治療に近い側面を持つと考えられる。この点に関してMelzackら[5]は，TPの71％が経穴と一致すると報告している。図1にTPの好発部位と経穴との関連を示す。

2 トリガーポイント注射の実際と奏功機序

1）トリガーポイント注射の手技

　TPIを施行するにあたっては，まずTPを探索する。患者自身に一番痛みの強い部位を指先で示してもらい，次に施行者が同部を親指の腹で押さえて，反応がもっとも強い部位を見つける。これには，Simonsらによる触診法（図2）を用いることも有用である。まず，皮膚を一方側に寄せる（図2-a）。指先を筋線維を横切るように滑らせ，その下でローリングする索状組織を触診する（図2-b）。次いでこの部位に25～27ゲージの注射針を皮下から筋膜直上まで刺入する。この際，針をすばやく皮下まで刺入する（速刺）。さらに針先を進めると軽い抵抗があった後，筋膜を貫く感覚が得られる。その筋膜直下に1～3 mlの局所麻酔薬を注入する。薬液を注入する深度は重要である。筋肉内では筋線維に沿って広がりすぎるし，筋膜上でも同様である。注入で皮膚が盛り上がるようであれば，刺入深度が浅すぎる。TPに命中している場合，患者は「ひびきます」などと表現することが多い。抜針はできるだけ緩徐に行う（緩抜）。なお針を刺入する際に，刺入部位の近傍をあらかじめ指で圧迫しておくことにより，刺入

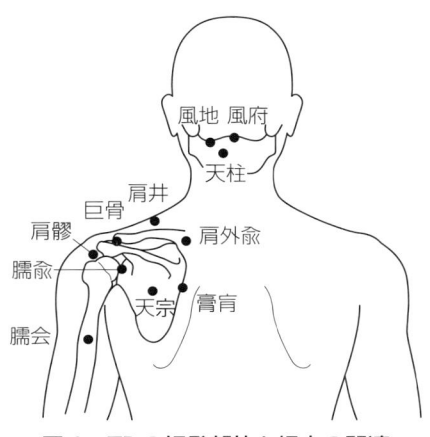

図1　TPの好発部位と経穴の関連

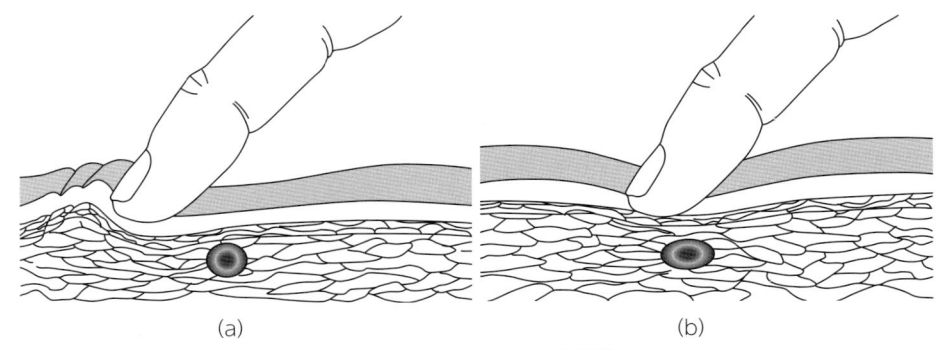

図2 Simonsらによる触診法

痛を軽減することができる。このテクニックは東洋医学では「押し手」と呼ばれており，兵頭[6]は健常ボランティア28名を対象に，この押し手の効果を検討している。結果，25Gの針を刺入する際の痛みは，押し手を用いない場合，視覚的評価尺度（VAS）は平均7.0，押し手を加えながらすばやく針を刺入した場合は4.3であり，痛みが約40％軽減したとしている。

2）局所麻酔薬および副腎皮質ステロイド薬の選択について

薬液はリドカイン，メピバカイン，ブピバカイン，ロピバカイン，ジブカインなどさまざまなものが使用されているが，0.1％ジブカインの配合液であるネオビタカイン®の効果が強く，かつ効果時間も長いとする報告[7]が多い。ネオビタカイン®では，0.1％塩酸ジブカインによる局所麻酔作用[8]に加えて，0.3％サリチル酸ナトリウム[9]と0.2％臭化カルシウムによる抗炎症作用や末梢神経の興奮抑制作用があると考えられている[10]。またジブカイン0.5～1.0％は筋組織に対して，もっとも毒性がないと考えられている[11]。

森本[7]は，画像診断上および神経学的検査に異常がない肩こりを主訴とする患者83名を対象として，無作為にネオビタカイン注使用（neovitacain：N）群40名，1％メピバカイン使用（mepivacaine：M）群43名の2群に分けて，VASの変化を検討している。また，TPIを施行した反対側の肩に対しては生理食塩液の注入を行って比較している。これによると，N群のVASは施行前5.8が翌朝には2.2と著明に低下し，1週間後も4.3と有意な低下が持続した。M群においても，VASは施行前6.0が翌朝には3.1と有意に低下したが，1週間後には5.1であった。さらに生理食塩液の注入を行った反対側では，VASは変化しなかった（表1）。

ネオビタカインに副腎皮質ステロイド薬を添加して用いることも多いが，森本[7]はその効果につき検討している。塩酸ジブカインの配合液単独使用群，ベタメタゾン1mgまたは2mgを添加した3群においての除痛効果で，単独使用群のVASの減少率は21.7％，ベタメタゾン1mg添加群では52.4％，2mg添加群では54.2％であり，副腎皮質ステロイド薬の添加により有意な効果を得たとしている（表2）。

3）奏功機序

TPへの局所麻酔薬の注入により，発痛物質を除去し，局所の血流を改善して筋肉の緊張を和らげると考えられている[12]。さらに最近の研究では，MPSでは末梢神経終末（運動終板）の障害による局所性ニューロパチー（末梢神経障害）が存在し，交感神経を介した筋収縮の持続なども増悪因子になると考えられている。これに対して，局所麻酔薬が障害を受けた末梢神経や交感神経に作用して，痛みの悪循環を断ち切ることも考えられている。しかし，生理食塩液単独での使用や針刺激と比較して差はないとの報告[4,13]があり，今後の検討を要する。

表1 トリガーポイント注射施行による肩こり（VAS）の変化

	施行前	翌朝	1週間後
ネオビタカイン®注使用側（N群）	5.8±0.6	2.2±0.4*	4.3±0.5*
反対側	6.0±0.8	5.7±0.7	5.8±0.8
1％メピバカイン使用側（M群）	6.0±0.7	3.1±0.5*	5.1±0.6
反対側	5.9±0.7	5.6±0.6	5.8±0.7

＊：$P<0.05$ vs 施行前　　　　　　　　　　　　　　（mean±SE）

表2 ステロイド添加によるVASの変化

	施行前のVAS	施行後のVAS	減少率（％）
C群	4.3	3.3	21.7
1 mg群	6.3	3.1	52.4
2 mg群	5.9	2.6	54.2

＊：$P<0.05$

3　肩こりのトリガーポイント

肩こりでは，頸椎の画像所見と実際の症状とに関連性がないとの報告[14]があり，明らかな器質的異常がない本態性肩こりではTPIが第一選択といっても過言ではない。この点に関して井関ら[15]は，椎間板ヘルニアなど器質的異常がある場合にもMPSが併存していることがあり，TPIによる痛みの軽減が期待できるとしている。

肩こりでは，後頸部から肩甲部の広い範囲にトリガーポイントが存在することが多い。この場合に関連する筋肉は，側頸部では胸鎖乳突筋，肩甲挙筋，僧帽筋，後頸部では僧帽筋，肩甲挙筋，頭板状筋である。さらに深層になると，棘上筋，棘下筋の腱膜が肩甲骨内側縁に付着する部位にTPが存在する。図3にTPが好発する部位と筋肉の関係を示す。これらのTPは，"肩井"，"肩外兪"，"膏肓"といった経穴と一致する。東洋医学では，肩こりは肩井症候群とされ，"肩外兪"の圧痛が著明な場合は肩外兪症候群，"膏肓"では膏肓症候群と独立した概念でとらえられている。肩外兪症候群は肩甲骨内側上縁に付着する肩甲挙筋，上部菱形筋，僧帽筋の慢性疲労による筋攣縮あるいは結合織炎に起因し，膏肓症候群は下部菱形筋，僧帽筋の急激な労使によると考えられる[16]。このように，TPIの施行にあたっては経穴との関係を認識しておく必要がある。

側頸部のTPIを行うにあたっては，血管や神経根の走行を注意することが必要である。また，後頸部から肩甲部の広い範囲にTPが存在することが多く，薬液量も過量になりやすい。頸部から肩甲部にかけてのTPIでは，薬液は基本的に1カ所につき0.5〜1.0 mlとする[17]。

4　肩こりに関連する疾患とトリガーポイント

明らかな器質的異常がない本態性肩こりでは，緊張型頭痛，眼窩部痛を伴う大後頭神経三叉神経症候群（great occipital trigeminal syndrome：GOTS）を引き起こしていることも多い。これらもTPIの良い適応となる。

1）緊張型頭痛

緊張型頭痛は締め付けられるような頭痛を主症状とし，後頸部，肩甲部にTPが存在する。後頭部の"風池"（僧帽筋と乳突筋の間），"天柱"（僧帽筋の後頭骨付着部外縁）などの経穴のみならず，肩甲挙筋，小菱形筋，大菱形筋，さらに深層の棘上筋および棘下筋の近傍にTPを見い出すことが多い。これらの部位へのTPIが奏効する。

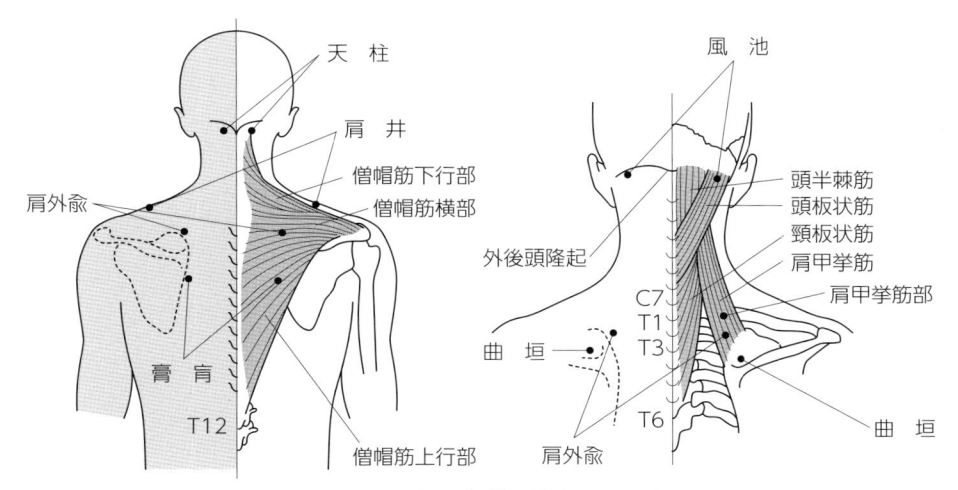

図3 TPの好発部位と筋肉との関連

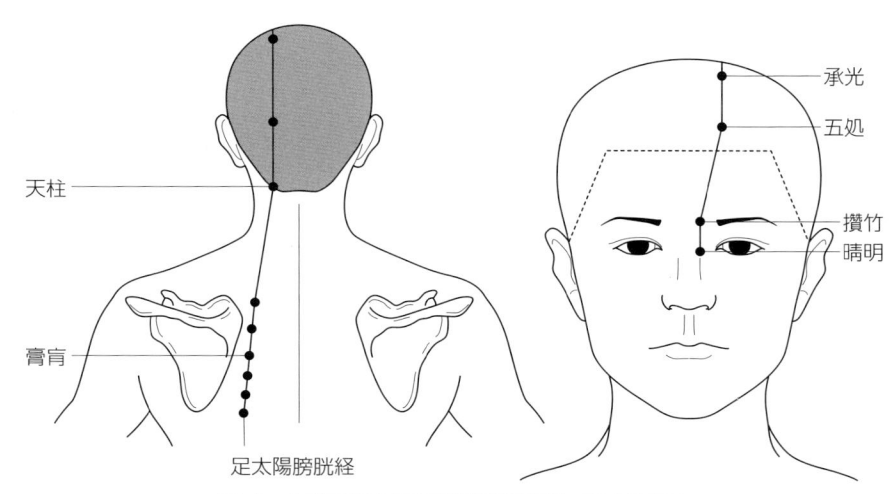

図4 大後頭神経三叉神経症候群における経穴

2）大後頭三叉神経症候群

三叉神経と大後頭神経の間の cervico trigeminal relay によって，大後頭神経が刺激されると，第2頸神経後根を介して三叉神経一枝の支配領域に症状が惹起される。これにより眼の疲労感や眼窩部痛を引き起こすが，これをGOTSと呼ぶ。

このGOTSでは前述の"天柱"や，肩甲骨内側の"膏肓"などの足の太陽膀胱経に属する経穴にTPを見つけることが多い。これらの部位にTPIを行う（図4）。

【引用文献】

1. Sola AE, Bonica JJ. Myofascial pain syndrome. In : Bonica JJ, editor. The management of pain. Vol 1. 2nd ed. Philadelphia : Les & Febiger ; 1990. p.352-67.
2. Travell JG, Simons DG. Myofascial pain and dysfunction. In : Travell JG, Simons DG, editors. The trigger point manual. Baltimore : Williams and Willkins ; 1983. p.5-44, 45-102.
3. 兵頭正義．疼痛に利用する神経ブロックと東洋医学上の経穴の関係．麻酔 1967；16：523-4.
4. 川喜多健司．筋・筋膜性疼痛．ペインクリニック

2004 ; 25 : 1024-31.
5. Melzack R, Stillwell DM, Fox EJ. Trigger points and acupuncture points of pain : correlations and implications. Pain 1997 ; 3 : 3-23.
6. 兵頭正義. 注射時の痛みの軽減法. 医のあゆみ 1988 ; 145 : 444.
7. 森本昌宏. トリガーポイント注射による治療. ペインクリニック 2009 ; 24 : 789-94.
8. 田邉 豊, 宮崎東洋. ネオビタカイン注. 臨麻 1997 ; 21 : 1287-9.
9. 三好美智夫, 井元敏明, 日地康武. サリチル酸によるジブカインの局所麻酔増強効果. 米子医誌 1996 ; 47 : 228-35.
10. 佐々木健一, 斎藤正明, 古沢 忍, ほか. Dibucaine hydrochloride, Sodium salicylate と Calcium bromide の配合効果（第 1 報）鎮痛作用 抗炎症作用. 応用薬理 1981 ; 21 : 515-9.
11. 岩阪友俗, 橋爪圭司, 山上裕章, ほか. ネオビタカインの神経毒性に関する研究：神経学的検査及び電子顕微鏡検査から. ペインクリニック 1999 ; 20 : 869-75.
12. Babenko V, Graven-Nielsen T, Svensson P, et al. Experimental human muscle pain and muscular hyperalgesia induced by combinations of serotonin and bradykinin. Pain 1999 ; 82 : 1-8.
13. Iwama H, Ohmori S, Kaneko T, et al. Water-diluted local anesthetic for trigger-point injection in chronic myofascial pain syndrome : evaluation of local anesthetic and concentration in water. Reg Anesth Pain Med 2001 ; 26 : 333-6.
14. 松本守雄, 渡辺航太, 千葉一裕, ほか. 頸椎椎間板の加齢変化と肩凝り. ペインクリニック 2007 ; 28 : 159-64.
15. 井関雅子, 宮崎東洋. 神経ブロックトリガーポイント注射の手技：関節周囲の痛みを中心に. 日ペインクリニック会誌 2003 ; 10 : 296.
16. 森本昌宏. トリガーポイント注射. 宮崎東洋編. 神経ブロック. 東京：真興交易医書出版部；2000. p.360-5.
17. 佐伯 茂. トリガーポイント注射：施行の実際：合併症. 森本昌宏編. トリガーポイント：その基礎と臨床応用. 東京：真興交易医書出版部；2006. p.91-9.

〔上原　圭司〕

D　ボツリヌス毒素注入療法

はじめに

人間が四足歩行から二足歩行へと進化した宿命として，肩はいつも重い頭や上肢を支えねばならず，肩甲帯周囲筋（僧帽筋，肩甲挙筋，大小菱形筋など）には常に負担がかかっている。そこに，精神的緊張や不良姿勢，頸椎や肩の機能障害などが重なると，これらの筋肉が持続的に収縮する。その結果，血流障害を伴う筋収縮による発痛物質の蓄積が起こって筋性疼痛（いわゆる肩こり）が生じる[1]。

異常な筋肉の収縮による姿勢の異常が特徴的であるジストニアは，痙性斜頸で認められるものでありボツリヌス毒素製剤（ボトックス®）の治療対象である。たとえ頭位偏倚が明らかでなくても，ジストニアの神経所見の特徴（表1）を有する肩こりの患者は，広義の痙性斜頸との解釈のもとボトックス毒素による筋肉内注射が施行されており，有用性が報告[2,3]されている。

本項では，このような広義の痙性斜頸患者の肩こりに対するボツリヌス毒素注入療法（以下，ボツリヌス療法）について概説する。

１　痙性斜頸と肩こりの関係

痙性斜頸とは，「頸部筋の常同的な異常収縮により，頸部の随意運動や頭部の姿勢異常を来す病態」である。痙性斜頸において痛みを訴える患者は，43～91％と相当数に上る[3]。痛みの部位は頸部がもっとも多く，次いで側頭部，後頭部であり，前頭部や肩にも認められる。頸部や肩の痛みの場合には，肩こりとして自覚される[3]。痙性斜頸に伴って生じる痛みには，本来の病態である持続性の筋収縮に起因する痛みのほかに，頸部神経根障害，頸椎症による骨・関節性の痛み，筋・骨格系の機械的牽引，関連痛なども考えられる。

表1　頸部ジストニア（痙性斜頸）の定義

定義：
　頸部筋の常同的な異常収縮により，頭部の随意運動や頭位に異常を来す病態
神経所見の特徴：
・頭位の偏倚を呈し，正常頭位の維持が困難である症例がもっとも多い。
・偏倚は明らかでないが，頭位の随意運動障害を呈する場合がある。
・頭部の振戦や速い動きを伴うことがある。
・頭頸部の痛みを主体とする場合がある。
・通常は頸部筋に緊張亢進を認めるが，視診・触診上明らかでない場合がある。

（目崎高広. 痙性斜頸の疼痛に対するボツリヌス療法の有効性. Prog Med 2007；27：1614-7より改変引用）

一方肩こりは，「後頭部から肩，および肩甲部にかけて筋肉の緊張を中心とする不快感，違和感，鈍痛などの症状，愁訴」と定義される。肩こりの原因は多岐にわたり，大きく特発性の肩こりと症候性の肩こりに分けられる。特発性とは，原因となる器質的疾患がなく神経症状も明らかではない筋性疼痛である。症候性とはさまざまな疾患に伴って生じるもので，痙性斜頸や緊張型頭痛，整形外科疾患（頸椎症，頸椎神経根症，肩関節症，肩関節周囲炎など）も含まれる。

このように，肩こりと痙性斜頸に伴う痛みの病態は一部重複している。痙性斜頸の発症前に86％の患者が肩こりを訴えていたとの報告[4]もあり，難治性の肩こりとして治療を受けている患者の中には広義の痙性斜頸が含まれている可能性は否定できない。

２　ボツリヌス療法の鎮痛機序

ボツリヌス毒素の主たる作用は，運動神経終末からのアセチルコリン放出の抑制を介した筋

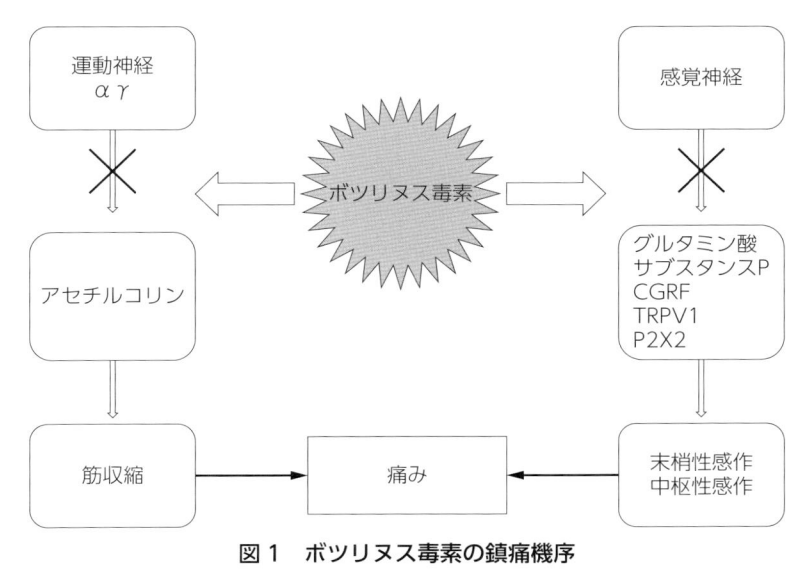

図1 ボツリヌス毒素の鎮痛機序
(Sim WS. Application of botulinum toxin in pain management. Korean J Pain 2011;24:1-6より改変引用)

弛緩である。痛みを伴う筋痙攣の発生時には，激しい筋収縮による血管の圧迫とともに血流の低下が起こり，局所のpHが低下する。また，酸素の供給が絶たれるため，代謝は乳酸の形成に傾き，筋収縮と細胞破壊に伴ってアデノシン三リン酸（ATP）が放出される。虚血時の疼痛発生にはpH低下と乳酸，ATPの三者が共同して関与すると考えられている。ボツリヌス毒素による筋弛緩は，これらの疼痛発生因子を改善し，痛みを軽減すると考えられる[1]。

近年，筋弛緩とは異なった鎮痛機序の解明が進んでいる。ボツリヌス毒素は感覚神経に作用してサブスタンスPやグルタミン酸，カルシトニン遺伝子関連ペプチドといった神経伝達物質の放出を抑制し，鎮痛作用を発揮する可能性がある[5,6]。さらに，侵害受容器終末におけるバニロイド受容体（transient receptor potential vaniloid 1：TRPV1）やプリン受容体（P2X3）の発現を減弱させることが明らかにされており，鎮痛機序の一つとして示唆されている[7]。そのほかにも，筋紡錘のγ運動神経遮断を介して筋紡錘の感度を低下させ，筋の反射性収縮を抑制することが鎮痛に関与する可能性も指摘されている[8]（図1）。

③ 痙性斜頸の疼痛に対するボツリヌス療法の有効性

痙性斜頸の痛みに対して，ボツリヌス療法の有効率は32～100％と報告[3,9]されている（**表2**）。ボツリヌス毒素による鎮痛効果は，筋弛緩に必要な用量よりも少量で得られることが知られている。目崎ら[9]の報告では，1回15単位の少量投与では，姿勢変化は認められなかったが，痛みを有する患者は減少した。また，筋弛緩よりも痛み効果のほうが，持続時間が長いことも報告[10]されている。痙性斜頸におけるボツリヌス療法の鎮痛効果の特徴を**表3**にまとめる。

さらに高雄ら[2]は，明らかな頭位偏倚がなく，慢性的な頸肩部の痛みや可動域制限が主訴である広義の痙性斜頸患者に対し，ボツリヌス毒素100単位を頸部から肩背部にかけての持続性緊張状態にある筋群の筋腹に1カ所あたり10～20単位で施注し，効果と安全性を検討した。その結果，12週後には重篤な副作用を認めることなく，有意な鎮痛効果が得られた。有効例では，筋緊張および触診による筋肥厚やこわばりが強く，かつ頸肩部の可動域制限が強い特徴があった[4]。鎮痛効果の持続期間は，3.5～4カ月程度であったがより長期に及ぶ患者もみられ

表2 頸部痛に対する有効性の報告

著者	研究方法	年	患者数	有効率（%）
Tsui	crossover	1986	19	88
Gelb	double-blind, crossover	1989	20	62
Blackie	double-blind, crossover	1990	19	75
Blackie	open	1990	50	77
Jankovic	prospective	1990	205	76
Greene	double-blind, placebo-controlled	1990	55	40
Lorentz	double-blind, placebo-controlled	1991	23	63
目崎	prospective	1995	63	68
目崎	prospective	1995	51	70
Tarsy	prospective	1999	35	100
Hauser	double-blind, placebo-controlled	2000	214	32

（目崎高広，梶 龍兒．ジストニアとボツリヌス治療．改訂第2版．東京：診断と治療社；2005より引用）

表3 ボツリヌス療法による鎮痛効果の特徴

・筋弛緩がなくても鎮痛効果がある。
・鎮痛効果は筋弛緩に必要な用量よりも少量で得られる。
・鎮痛効果は筋弛緩よりも持続が長い。

（目崎高広．痙性斜頸の疼痛に対するボツリヌス療法の有効性．Prog Med 2007；27：1614-7より改変引用）

た[11]。

　すなわち，明らかな頭位偏倚がなく，肩こりを主訴とする患者でも，頸肩部の可動域制限（随意運動障害）や筋緊張の亢進などの特徴を有する場合には，ボツリヌス療法の有効性が示唆される。

❹ 痙性斜頸ではない原因による疼痛に対するボツリヌス療法の有効性

　緊張型頭痛，筋膜痛症候群，線維筋痛症などに対するボツリヌス療法の有効性が検討されている。緊張型頭痛に関しては，治療効果を認めなかったとする報告[12]が多い。筋膜痛症候群では，有効性を認める報告も散見されるが，局所麻酔薬と同等との結果もみられる[13]。線維筋痛症では，散発的な有効例の報告はあるものの，一般に効果は乏しいとされている。このように，痙性斜頸ではない原因による痛みに対するボツリヌス療法のエビデンスは確立されていないといえる。したがって，緊張型頭痛や筋膜痛症候群と診断されている患者では，頸肩部の疼痛がジストニアの特徴に酷似する場合にかぎって，ボツリヌス療法を考慮する。

❺ ボツリヌス療法の実際

1）注射方法

　ボツリヌス療法は，頸肩部の可動域制限や異常な筋緊張を認める肩こりに対する治療選択肢の一つとなりうる。注射の方法としては，まず痛みを訴える部位の探索を行う。頸肩部の痛みやこわばりを訴える場合には，僧帽筋，肩甲挙筋，小菱形筋，大菱形筋にトリガーポイントやテンダーポイントを見出す。これらの部位は，「天柱」，「肩井」，「肩外兪」，「膏肓」といった経

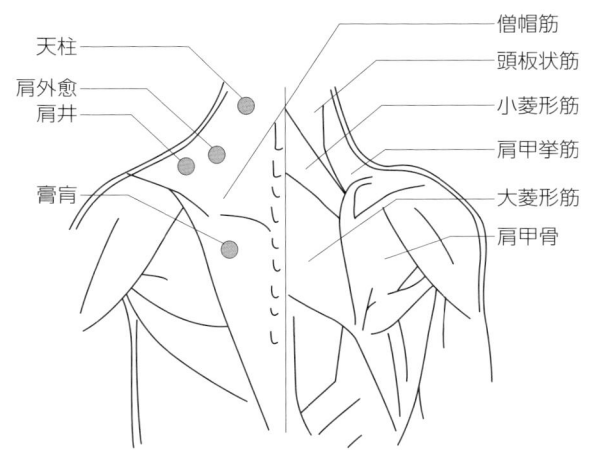

図 2　肩こりに関与する筋肉とトリガーポイント
(宮本俊和. 筋筋膜性疼痛. 森本昌宏編. ペインクリニックと東洋医学. 東京：真興交易医書出版部；2004. p.491-3 より改変引用)

穴に一致している場合が多い（図2）。これらの部位を目標に1カ所あたり5〜20単位，最大用量50〜100単位で筋肉注射を行う。痙性斜頸における注射部位あたりの最大用量は30単位と規定されている。痙性斜頸の治療では，初回は最大用量60単位までとするのが現在の（保険で認められた）治療法である。2回目以降は，最大240単位までの治療が可能となる。痙性斜頸そのものを治療する場合と比較して，肩こりではより少量で効果が得られる。

筆者の施設では，100単位を生理食塩液2 mlで溶解（5単位＝0.1 ml）しており，必要な薬液を1 mlのシリンジに吸っておく。注射針は27ゲージを用いることが多いが，長い針を必要とすることもある。肩こりにおける注射部位や投与量の設定については，さらなる検討が必要と考える。

なお，本邦における適応症は眼瞼痙攣，片側顔面痙攣，痙性斜頸，脳性麻痺に伴う下肢の痙縮に限定され，これ以外の病態には使用できない。治療を行うには所定の講習を受け，資格を得る必要がある。

2) 留意すべき副作用

反復投与による抗毒素抗体産生が問題になる。いったん中和抗体が誘導されると治療効果は消失するため，必要最小量をできるだけ間隔をあけて，できれば3カ月以上あけて投与されることが推奨される。副作用でもっとも多いのは，ボツリヌス毒素の効きすぎによる麻痺である。後頸部筋の麻痺が起こると，おじぎしたあと頭が上がりにくく，頸が疲れやすい，首下がりの症状が出る。いったん首下がりが生じたら毒素の効果が減弱するまで待つしかないが，頸椎症を合併する症例ではポリネックカラーで頸部を固定し，頸椎の安静を図るのが望ましい。村川[11]の検討では，頭肩部の痛みに対して1カ所あたり10〜20単位，最大用量100単位でボツリヌス毒素を注射した23例中5例（22％）で頭部の不安定性が1〜2カ月間持続し，このうち2例は経過観察のみの処置としたが，3例はカラーを使用した。このような事象が起こりうることを，必ず事前に説明しておくことが重要である。また，通常の用量で思わぬ麻痺が生じる可能性もあるため，初回投与は，安全性を重視して少量で行うことが望ましい。非特異的な副作用としては，注射局所の痛みのほか，局所の発赤，感冒様症状（脱力感，倦怠感，筋肉痛，頭痛，嘔気，微熱など）がときにみられる。

おわりに

痙性斜頸に伴う痛みには，ボツリヌス療法が

有効であることは間違いない．難治性の肩こりの愁訴が強い患者においても，ジストニアの特徴が見出されれば，広義の痙性斜頸として治療対象となりうる．ボツリヌス毒素には，鎮痛効果は筋弛緩よりも少量で現れ，数カ月にわたり持続するという利点がある一方，保険適用，効果持続期間の短縮，適正な量・部位の設定など多くの課題がある．現時点では，ボツリヌス療法はほかの治療法が無効あるいは一時的効果しかなく，日常生活に支障を来している場合に考慮される．

【 引用文献 】

1. 水村和江．筋性疼痛のメカニズムはどこまでわかってきたか．医のあゆみ 2007；223：732-5.
2. 高雄由美子，村川和重，森山萬秀，ほか．慢性頸肩部筋原性疼痛（重度の肩こり）患者に対するボツリヌス毒素療法の有効性．日ペインクリニック会誌 2010；17：11-6.
3. 目崎高広．痙性斜頸の疼痛に対するボツリヌス療法の有効性．Pharm Med 2007；25：189-94.
4. 村川和重，森山萬秀，柳本富士雄，ほか．頸部の疼痛を主訴とする痙性斜頸の治療．難病と在宅ケア 2009；14：51-4.
5. Durham PL, Cady R, Cady R. Regulation of calcitonin gene-related peptide secretion from trigeminal nerve cells by botulinum toxin type A: implications for migraine therapy. Headache 2004；44：35-42.
6. Aoki KR. Review of a proposed mechanism for the antinociceptive action of botulinum toxin type A. Neurotoxicology 2005；26：785-93.
7. Apostolidis A, Popat R, Yuangou Y, et al. Decreased sensory receptors P2X3 and TRPV1 in suburothelial nerve fibers following intradetrusor injections of botulinum toxin for human detrusor overactivity. J Urol 2005；174：977-82.
8. Sheean G. Botulinum toxin for the treatment of musculoskeletal pain and spasm. Curr Pain Headache Rep 2002；6：460-9.
9. 目崎高広，梶 龍兒．ジストニアとボツリヌス治療．改訂第2版．東京：診断と治療社；2005.
10. Freund B, Schwartz M. Temporal relationship of muscle weakness and pain reduction in subjects treated with botulinum toxin A. J Pain 2003；4：159-65.
11. 村川和重．頸部疼痛主訴痙性斜頸の治療：多施設共同研究の結果より．Prog Med 2007；27：1618-20.
12. Evers S. Status on the use of botulinum toxin for headache disorders. Curr Opin Neurol 2006；19：310-5.
13. Kamanli A, Kaya A, Ardicoglu O, et al. Comparison of lidocaine injection, botulinum toxin injection, and dry needling to trigger points in myofascial pain syndrome. Rheumatol Int 2005；25：604-11.

〔森田 善仁，井関 雅子〕

E 光線療法

はじめに

　光線療法は，患者に優しく苦痛を与えない非侵襲性の治療法であることから，ペインクリニック，整形外科，形成外科，皮膚科，歯科領域などで臨床に大いに用いられており，最近ではペインクリニック領域では欠かせない治療法の一つとなっている．

　光線療法の長所は，①痛みを伴わない治療である，②手技が簡単である，③治療時間が短い，④合併症がない，⑤治療後すぐに帰宅できる，などである．また，神経ブロックなどの適応であるが，重度心疾患，抗凝固薬投与中，易感染性などの合併症を有している患者，また小児にも安全に施行できる．

　短所は，①痛みを伴わない治療法であるために心理的満足度にかける，②神経ブロックに比較して即効性に乏しい，③1回の治療時間は短くても，治療期間が長期化したり治療回数が増加する，などである．

　光線療法には低反応レベルレーザー，直接偏光近赤外線，キセノンなどがあり，それぞれ照射用材器が上市されている．

1 低反応レベルレーザー

　レーザー（laser）とは light amplification by stimulated emission of radiation の頭文字をとった合成語で，「放射の誘導放出による光の増幅」と邦訳される．医療の場でよく用いられるレーザーは，通常，高反応，中反応レベルレーザーと呼称され，レーザー光の熱作用やその組織破壊作用を利用したものである．レーザーメスやレーザー熱焼却術，殺菌などに頻用されている[1]．

　光線療法に用いられるのは低反応レベルレーザーであり，熱作用は期待せず，組織の破壊作用もない，"光"としての特性のみを用いたものである．その多くは半導体レーザーであり，1W以下の低出力である．波長は体内の水やヘモグロビンに吸収されにくい，つまり吸収率が低く，体内への浸透性の高い波長帯（790〜904 nm）が用いられている（図1）．半導体レーザーで5〜14 mm程度の深達度を得ることができる．

　半導体レーザー治療器は，単一波長光を圧痛点や炎症部位にピンポイントに効率よく照射できる点が特徴である．よって，トリガーポイント照射，経穴照射，星状神経節近傍部照射など，ピンポイントにレーザーを照射したいときに使用する．

1）鎮痛機序

　鎮痛機序については，まだすべて解明されているわけではない．これまでに報告されているのは，①サイトカインや炎症性物質の産生を抑制し，消炎作用を示す[2]，②末梢受容器ならびに末梢神経において，興奮性の低下や興奮伝導の抑制を示し，痛み刺激の中枢への入力を抑制する[3]，③血管平滑筋を弛緩[4]させたり交感神経を抑制する[5]ことにより，血管拡張と血流改善[6]を得て発痛物質を疼痛部位より除去する，④経穴刺激により，下向性疼痛抑制系を賦活し鎮痛が得られる[7]，などである．

2）照射方法

a．圧痛点照射

　トリガーポイント注射[8]の要領で，圧痛点に半導体レーザー1Wで10〜30秒間，150 mWで30〜60秒間の照射を行う．1回の治療時間は1Wで5〜10分，150 mWで10〜15分とする．

b．経穴（ツボ）への照射

　圧痛点同様，経穴に照射を行う．肩こりに関

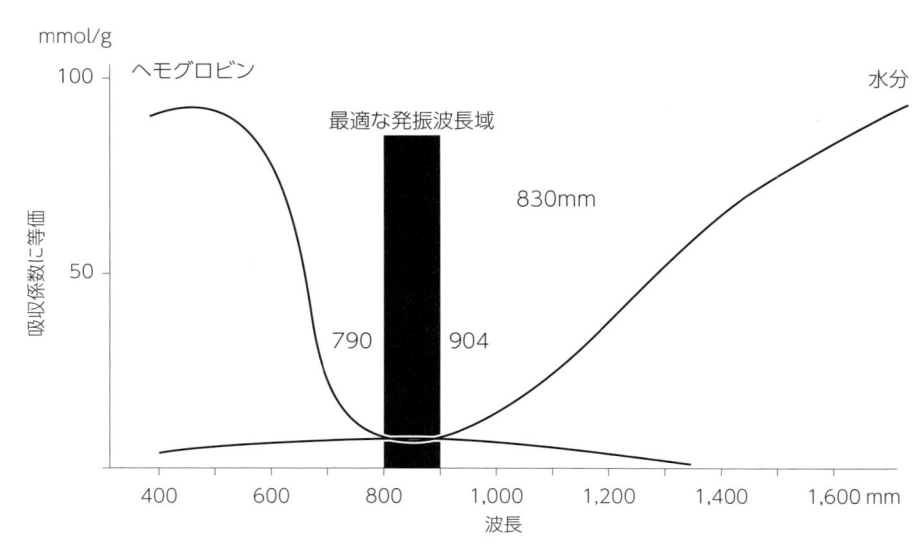

図1 波長帯と人体への吸収

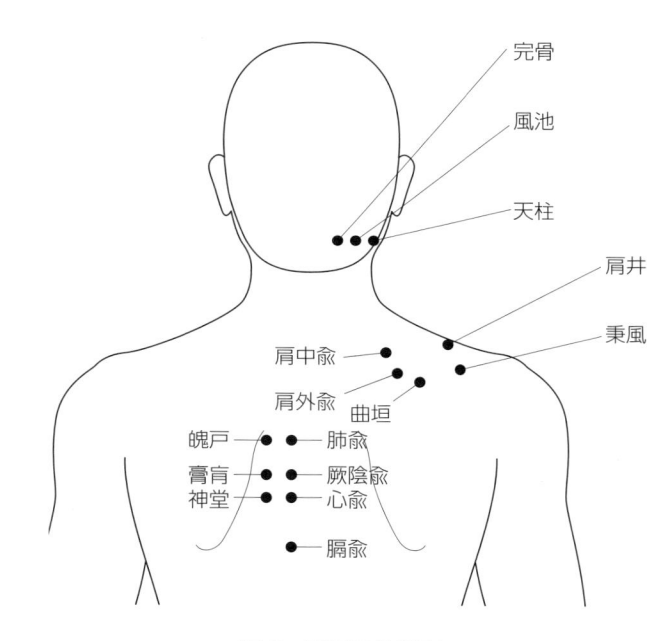

図2 肩こりの経穴
(石丸圭荘.東洋医学を応用した刺激療法の実際.東京:医歯薬出版;2008より引用)

与する経穴(図2)[9]と,その経穴の取穴法(表1)を示す。

中医学的説明では,経穴は「気と血」のエネルギーの通り道であるといわれる「経絡」の上にあり,気血が出入りし,経絡が合流したり分枝したりする部位である。いくつかの経穴は,重要な神経・血管・筋走行上に位置したり,体性―内臓反射などで現代医学との関連があるが,その実態や作用機序に関してはまだ解明されていない。

c. 星状神経節近傍照射

引き続く痛み刺激は脊髄反射として疼痛部位の運動神経を興奮させ,筋肉はここで多くの酸

表1　経穴名と取穴法

経穴名	日本語読み	WHO表記	取穴法
完骨	かんこつ	GB12	耳介後方，乳様突起下端の後上方約1寸，乳様突起後縁の髪際にとる。
風池	ふうち	GB20	側頭部，項窩の中央と乳様突起下端との中間，僧帽筋と胸鎖乳突筋との筋間にとる。
肩井	けんせい	GB21	肩甲上部，僧帽筋の前縁乳頭線上にとる。
天柱	てんちゅう	BL10	後頭部，項窩の外方，僧帽筋の外縁をとる。
肺兪	はいゆ	BL13	肩甲間部，T2，T3棘突起間の外方1寸5分にとる。
厥陰兪	けついんゆ	BL14	肩甲間部，T4，T5棘突起間の外方1寸5分にとる。
心兪	しんゆ	BL15	肩甲間部，T5，T6棘突起間の外方1寸5分にとる。
膈兪	かくゆ	BL17	肩甲間部，T7，T8棘突起間の外方1寸5分にとる。
魄戸	はっこ	BL42	肩甲間部，T3，T4棘突起間の外方3寸にとる。
膏肓	こうこう	BL43	肩甲間部，T4，T5棘突起間の外方3寸にとる。
神堂	しんどう	BL44	肩甲間部，T5，T6棘突起間の外方3寸にとる。
秉風	へいふう	SI12	肩甲部，肩甲棘中央の上際にとる。
曲垣	きょくえん	SI13	肩甲棘内端上際にとる。
肩外兪	けんがいゆ	SI14	肩甲上部，T1，T2棘突起間の外側3寸にとる。
肩中兪	けんちゅうゆ	SI15	肩甲上部，C7とT1棘突起間の外方3寸にとる。

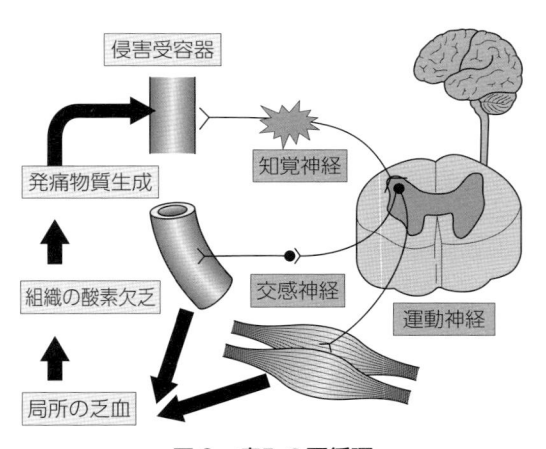

図3　痛みの悪循環

素や栄養素を消費する。本来ならこれに対応して血流増加が確保されなければならないが，痛み刺激は同時に疼痛部位の交感神経をも興奮させ，その強力な血管収縮作用によって疼痛部位の血流を大きく低下させる。このため，疼痛部位の酸素欠乏，および栄養不足を生じることとなり，この部位に多くの内因性発痛物質が生成される。この発痛物質が知覚神経末端を刺激して新しい痛みを作りだし，この新しい痛みは元の痛みに加重され，さらなる反射とそれに伴う発痛物質を作りだし，次々に新しい痛みを生じさせる「痛みの悪循環」（図3）の状態に陥る。

これらに対して，交感神経節である星状神経節のブロックは理論的にきわめて効果的であるが，低反応レベルレーザーでもこれに近似する効果をもたらす。しかし，ブロックとは異なりホルネル兆候（縮瞳，眼瞼下垂）を来すことはほとんどない。

照射方法は，罹患側の星状神経節近傍部に，1Wで1～3分，150mWで10分を目安とする。

3）注意点

光線過敏症，皮膚ポルフィン症には行えない。眼球に照射しないよう十分に注意する。全照射時間が長くなると倦怠感を認めることがあるため，1W5分，150mW15分を目処に照射時間を設定する。また，やむをえず毛髪の上やほくろの上から照射する場合は，患者が熱感を訴えることがあるため，そのときは皮膚から少し離して照射するなど工夫が必要である。

❷ 直線偏光近赤外線

波長が0.72〜1.6μmの波長の光を近赤外線という。近赤外線は、組織深達度の高いことが特徴である。その光を振動方向が一定な光にするため、直線偏光子を通過させたものが直線偏光近赤外線である[2]。つまり、直線偏光近赤外線とは、直線偏光された近赤外線のことで、生体深達度が高く、生体に対し光作用と熱作用を有するのが特徴である。

市販されている直線偏光近赤外線治療器は、スーパーライザー1種類のみである(図4)。レンズユニットは5種類あり(図5)、これを選択することで、光エネルギー密度や照射面積の調整が可能である。各レンズユニットの最終出口部分には直線偏光フィルタがあり、直線偏光のみを通過させている。各レンズユニット使用時の焦点径、光パワー出力、光パワー密度、光エネルギー密度、特徴を示す(表2)。

使用方法は低出力レベルレーザーと同様であるが、低出力レベルレーザーに比べて温感があるため、患者の満足度は高い。

1) 鎮痛機序

不明な点が多いが、光作用と熱作用の双方により鎮痛効果を得るものと考えられる。①佐藤[10]は、アジュバント関節炎ラット、およびリウマチ性関節炎の症例において抗炎症作用による鎮痛を認めた。②宗重ら[11]は、Bennett法に

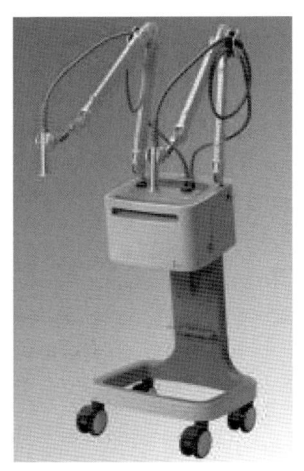

図4 直接偏光近赤外線治療器

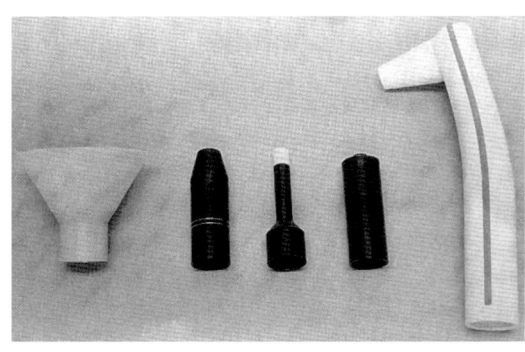

図5 レンズユニット
左よりC, B, SG, A, L。

表2 レンズユニットの物理的特性と特徴

ユニット	A	B	C	SG	L
焦点径	3 mm	10 mm	100 mm	7 mm	7 mm
光パワー出力(出力80%)	400 mW	1,400 mA	1,760 mw	1,200 mW	960 mW
光パワー密度(出力80%)	2,037 mW/cm^2	1,833 mW/cm^2	35 mW/cm^2	3,118 mW/cm^2	2,495 mW/cm^2
光エネルギー密度(出力80% 7分)	171,123 (mJ/cm^2)	154,011 (mJ/cm^2)	10,504 (mJ/cm^2)	261,924 (mJ/cm^2)	74,835 (mJ/cm^2)
特徴	刺激感が強い。	出力が高く、進達度がもっとも高い。	患部が広範囲の場合に有用。刺激感が一番マイルド。	星状神経節照射用に開発された。	照射しにくい肩や腰、膝などによい。

よる慢性校扼性神経損傷（CCI）ラットに腰部交感神経節照射を施行し，交感神経抑制によると思われる鎮痛効果と熱痛覚過敏（thermal hyperalgesia）からの回復促進を認めた。③レイノー現象を有する患者において星状神経節近傍部照射により前腕の血流増加・皮膚温度上昇と除痛が認められている。この機序として，交感神経抑制と，脳血流改善による脳への直接作用も考えられる[12]。

2）照射方法

照射部位に関しては低反応レベルレーザーと同様である。照射時間は出力80％，2秒照射，4秒休止で7〜10分間施行するが，皮膚の熱感を訴える場合には出力を軽減させ，照射時間を短くするなど照射条件を変更する。また，連続照射で施行すると火傷が生じる場合があるので，必ず間歇照射で施行する。

3 キセノン光

キセノン（Xe）とは希ガス元素の一つで，大気中にも微量に存在しており，無色，無臭の気体で発光させると白色の光を放つ性質がある。この特性を利用して，写真撮影のストロボに応用されたり，映写機の光源に使われたりもする。直線偏光近赤外線と同様の近赤外線を非単一波長（380〜1,100 nm）で5/1,000秒の速さでパルス発光させている。

出力が高く，生体深達性が高い波長帯（650〜1,000 nm）を含むので，約70 mmの生体深達度を有し，温熱効果も期待できる。

キセノン治療器（図6）は，プローブが5 cm×10 cmと大きいため，広い面積を照射できるのが特徴である。また，プローブ中央に干渉波用の電極が装着されており，キセノン光と干渉波の併用が可能である。この干渉波により，ピリピリとした刺激を与えることができ，患者はこの刺激を好む場合が多い。しかし，実際治療効果を有するのは干渉波ではなくキセノン光である。

1）鎮痛機序

キセノン光による鎮痛機序については，いまだよく解明されていない。武内ら[13]は，腹部に対する温熱効果において，キセノン光が灸頭鍼より優れていたと報告している。また，星状神経節近傍へのキセノン光照射により，顔面，上肢の血流，温度が増加したことから，熱作用に加えて自律神経系への作用も示唆されている[14]。

2）照射方法

両肩にプローブをのせ，10分間照射する。キセノンのパルス光はまぶしいため，照射中はプローブを布で覆う必要がある。

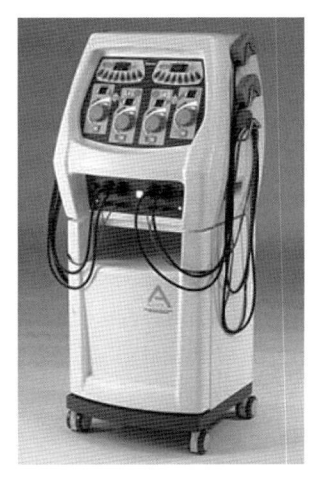

図6 キセノン治療器

4 肩こりに対する光線療法のこつ

1カ所への照射時間を極端に長くしたり，1回の治療時間を増やすよりは，治療回数を増やすほうがよい。外来では週2〜3回/週，入院では可能なかぎり午前，午後の2回，連日施行が好ましい。また，鎮痛が直後に得られることはあまりないため，何回か治療を行うことで効果が出る旨を，あらかじめ患者に説明しておくことが大切である。

【 引用文献 】

1. 細川豊史. 低反応レベルレーザー. ペインクリニック 2005；26：662-7.
2. 小川節郎. 低反応レベルレーザーと直線偏光近赤外線. 東京：真興交易医書出版部；2011.
3. 河谷正仁, 土屋喜由. 低出力レーザーによる末梢感覚神経伝導の遮断. ペインクリニック 1995；16：533-9.
4. Maegawa Y, Ito T, Hosokawa T, et al. Effects of near-infrared low lebel laser irradiation on microcirculation. Lasers Surg Med 2000；27：427-437.
5. 細川豊史, 大森美佐子, 河端恭代. 低出力レーザー治療によるかゆみの抑制. 日レーザー治療会誌 2003；24：3-10.
6. Shaffer M, Bonel H, Sroka R, et al. Effects of 780 nm diode laser irradiation on blood microcirculation：preliminary findings on time-dependent T1-weighted contrast-enhanced magnetic resonance imaging (MRI). J Photochem Photobiol B 2000；54：55-60.
7. 星野 端, 斉藤明義, 船波 達, ほか. 整形外科領域における低反応レベルレーザー治療の効果. 慢性疼痛 1994；13：101-9.
8. 小川節郎. 痛みの概念が変わった：新キーワード100＋α. 東京：真興交易医書出版部；2008.
9. 石丸圭荘. 東洋医学を応用した刺激療法の実際. 東京：医歯薬出版；2008.
10. 佐藤のり子, 藤原 誠, 楊 鴻生, ほか. アジュバント関節炎ラットモデルにおける低反応レベルレーザー及び直線偏光近赤外線の抗炎症・除痛効果について. 中部整災誌 1997；40：193-4.
11. 馬 殿麗, 戸田真広, 宗重 博, ほか. 慢性疼痛モデルにおける腰部交感神経節近傍部への直接偏光近赤外線照射の鎮痛効果. 運動療物理療 2000；11：100-4.
12. 森本昌宏. ペインクリニックと東洋医学. 東京：真興交易医書出版部；2004.
13. 武内哲郎, 河内 明, 豊田住江, ほか. キセノン腹部刺激による温度及び血流量の変化に関する研究. 慢性疼痛 1994；13：110-6.
14. 坂口 明, 阪本恵子, 亀井陽子, ほか. 水突穴（星状神経節近傍）への刺激による顔面, 上肢への影響：キセノン光照射による血流および温度変化. 東洋医とペインクリニック 1997；26：263-9.

〔圧中　萌生, 細川　豊史〕

F 刺激鎮痛法と圧粒子療法

はじめに

肩こりは病名ではなく，後頭部から肩，および肩甲背部にかけての慢性的な筋肉の緊張感を中心とする不快感，違和感，鈍痛などを指す症状名である。この肩こりに対しては，低反応性レベルレーザーや直線偏光近赤外線などの光線療法や経皮的電気刺激療法が単独，あるいはほかの治療法と併用して行われている。

本項では，これらのうち経皮的な電気刺激療法，すなわちシルバースパイクポイント（silver spike point：SSP）療法，経皮的電気神経刺激（transcutaneous electrical nerve stimulation：TENS）および経皮的経穴電気刺激療法（transcutaneous electrical acupuncture point stimulation therapy：TEAS），さらには圧粒子療法について述べる。

1 シルバースパイクポイント（SSP）療法

1）SSP療法に関する一般的事項

SSP療法は，"刺さない鍼治療"との発想の下に考案された[1]。SSP療法では，経穴あるいは圧痛点，トリガーポイント（TP）に円錐形のスパイク電極を置き，通電を行うことで痛覚閾値を上昇させる。従来の置鍼療法との比較では，低周波通電による効果が相加的に働くことがポイントである。低周波は筋肉の収縮と弛緩を繰り返させて血行を促進し，かつ自律神経系を含めた神経系全体に対しても影響を及ぼし，鎮痛効果や麻痺の改善をもたらす。さらにSSP電極では，その特殊な形状による圧迫効果と高い電流密度によって効果が期待される。

SSP電極による圧迫効果は，後述する圧粒子作用から説明できる。圧粒子とは痛みやこりが存在する局所に貼付する小粒子であり，兵頭[2]はこの圧粒子の有効性について報告している。約300名の被験者を対象とした検討で，約20％が著効，約60％が有効，約20％が無効であった。一方，絆創膏だけのプラセボでは，著効5％，有効35％，無効60％であり，その効果に有意な差があったとしている。小粒子を単に貼付するだけでは，生体に対しわずかな弱刺激を与えるに過ぎないが，経穴あるいはTPや痛みが存在する部位に貼付することで，刺激が加重されて効果的な促通が起こり，生体反応（鎮痛など）を生ずるとされている。

SSP療法の最大の利点は，体内に鍼を刺す必要がないことであり，患者に恐怖感，不安感を抱かせずに，快適な刺激治療が行える。鍼の刺入に過敏な患者，恐怖心が強い患者，小児などには特に適している。さらに操作が簡便であること，副作用が少ないことも大きな利点として挙げられる。欠点としては有髪部に電極を貼付しにくいことであり，固定バンドが必要となる。副作用としては，電極自体あるいは固定バンドによる皮膚炎の発生がある。また，後述する吸引付電極を使用した場合には，長時間の使用で水泡が形成される危険性があり，注意を必要とする。

2）SSPの基本構造と施行の実際

電極形状は逆三角形の円錐を呈している（図1）。直径13 mm，先端が90°の鋭角であるが，刺入するのではなく，経穴に接触させて表皮を圧迫する。材質は真鍮で銀メッキが施され，電流が流れやすくなっている。使用にあたっては，電極の上に専用シールを貼付して固定する。なお，電極の周囲を陰圧にできるゴムキャップがついた吸引装置付きの電極（図2）を用いると，皮膚表面にあてがうだけで接着固定できる。

電流は皮膚に対する圧力分布に比例して流れ（図3），尖端部に集中するので，治療点への高

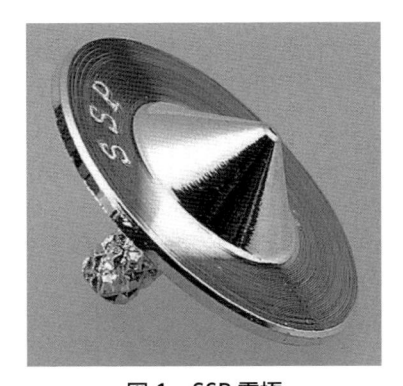

図1　SSP電極
〔資料提供：(株)ユーアイ・「医療新報」〕

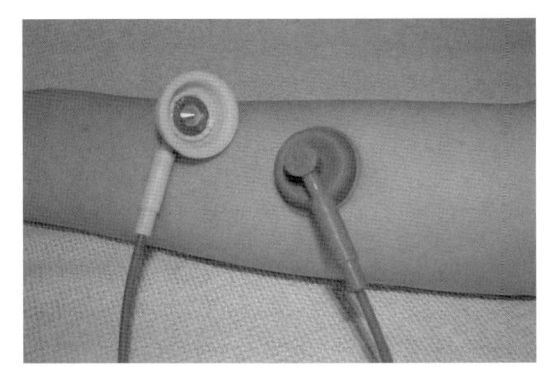

図2　吸引装置付きのSSP電極
〔資料提供：(株)ユーアイ・「医療新報」〕

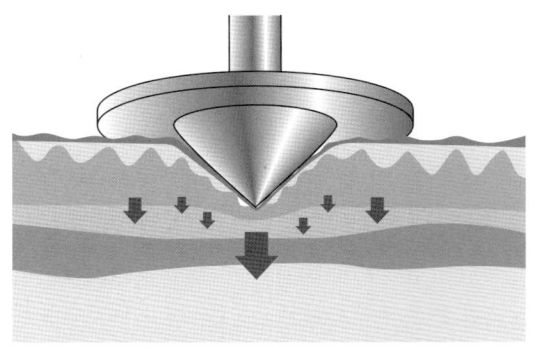

図3　圧力分布に比例して流れる電流
〔資料提供：(株)ユーアイ・「医療新報」〕

密度の通電が可能となる。

SSP療法では低頻度の通電（1〜3 Hz）が基本であり，遅効性で分節外効果が大きく，局所の痛覚閾値上昇が小さいものの治療後効果が強い[3,4]。鍼電気刺激において，低い周波数（1〜10 Hz）で通電するとエンケファリンなどの内因性オピオイドの産生が増加するとの報告[5]や，電気刺激療法で周波数2〜4 Hz，刺激強度10 mAないしはそれ以上では，手技による鍼の刺激と同様な効果が得られるとする報告[6]があり，これらはSSP療法の効果を裏づけるものである。

通電パターンは，使用する機種によって異なるが，連続通電，間歇通電，疎密（ミックス）通電，トリミックス通電（3 Hz, 10 Hz, 30 Hzの周波数をランダムに通電），1/fリズム通電などの刺激モードが選択できる。

治療効果を高めるために，15〜20分間の通電を行う。できるかぎり，電圧値は低い状態で電流値が高くなるように電極貼付部位を選ぶことが肝要である。

3）経穴について

SSP療法では経穴（acupuncture point, acupoint）への通電頻度が高いことから，経穴，経絡に関する東洋医学的な知識を必要とする。現在，東洋医学では354の経穴が標準的に用いられており，その解剖学的位置と取穴法が定められている[7]。また，これら以外にも奇穴と呼ばれるものや病的状態で生ずる過敏点を指す阿是穴（TPはこの阿是穴に属す）がある[8]。経穴は一般的には筋肉と筋肉の間，筋肉と骨の間，関節部の凹部，神経が筋肉から出る部位に多く存在し，運動点[9]やTP[10]と一致することが知られており，この点に関して，Melzackら[11]は，経穴とTPの間に3 cmの誤差範囲で71％の対応があるとしている。

選穴の仕方には，こりの訴えのある部位へ刺鍼するのが基本であるが，このほかに，肩こりの原因部位へ刺鍼する，東洋医学の臓腑経絡をもとに選穴し刺鍼するなどの方法がある。

肩こりには，本態性肩こりと症候性肩こりがあるが，症候性肩こりの中で，脊柱疾患や胸郭出口症候群，肩関節疾患では，原因部位への刺鍼法を用い，内科系疾患や更年期障害などでは，主に東洋医学の臓腑経絡をもとにした選穴

法により，背腰部，腹部，四肢に行う。

4）SSP療法の作用機序

現在までに考えられているSSP療法の生体への作用機序は，次の通りである。

a．ゲートコントロール説

脊髄後角の第Ⅱ層の膠様質において数多くの小型神経細胞が，痛みのインパルスに抑制をかけるとする説である。Aβ線維などを刺激することにより，その働きを賦活する。置鍼療法と同様に，SSP療法においてもこの作用が関与すると考えられる。

b．下行性抑制と内因性オピオイド様物質の産生

1964年，Tsouら[6]は，鎮痛には中脳水道管周囲灰白質（periaqueductal gray matter：PAG）が中枢神経系全体の中でもっとも効果的な場所であることを示した。さらにMayerら[12]は，PAGの尾腹側部から脊髄へ向かう下行性抑制系は，痛みの情報を運ぶ上行ニューロンを抑制する作用があることを示した。さらにPAGの中に局在構造があり，鍼ではどこを刺しても異分節的に効果が得られるわけではなく，特定の経穴を用いる必要があることを示している。

鍼による刺激は上位の中枢に及んで，次にPAG，背部縫線核，さらに下行し延髄の大縫線核などを中継する。伝達物質が主にセロトニンである線維は，大縫線核から脊髄後側索の中を下行し，後角膠様質に至り，ここでエンケファリン作動性ニューロンを賦活して痛みのインパルスを抑える。

また，鍼による刺激はエンドルフィンなど内因性オピオイド様物質の産生を促し，その他各種の神経伝達物質の遊離に影響をおよぼす。実際，鍼による鎮痛効果はナロキソンで拮抗される[13,14]が，同様に，SSP刺激で上昇した痛覚閾値はナロキソンの投与により一過性に低下することから，エンドルフィンを介する機序の存在が考えられる[15]。

c．局所血流改善による発痛物質の除去

局所血流改善により，筋緊張が緩和され，新陳代謝および発痛物質（老廃物）の除去が促進される。

d．末梢神経の遮断効果

鍼による刺激が，末梢神経自体に対して抑制的な作用を持つ可能性が考えられている。鍼による損傷組織から生ずる負傷電流が神経伝達を阻害し，自律神経の興奮性を変化させ，痛みのインパルスを局所的にも修飾する。痛みに関連する神経の興奮に対し，鍼による刺激は抑制的に作用すると考えられている[16]。

2 経皮的電気神経刺激療法（TENS）

1）TENSに関する一般的事項

1974年にBurtonら[17]が，痛みの治療に対する経皮的電気神経刺激療法（TENS）の有効性を報告して以来，非侵襲的で簡便な方法として広く臨床応用されている。SSPが置鍼療法の実践から開発されたのに対して，TENSはゲートコントロール説の産物として生まれた。SSPが主として経穴を治療点としてターゲットにしているのに対し，TENSでは痛みが存在する部位あるいは神経の走行に沿った治療点を選択する。

TENSでは，高頻度（80〜100 Hz）で比較的弱い刺激強度の通電を行う場合が多く，仮に電極が経穴に置かれていたとしても電流密度が低く，置鍼療法と同様の刺激感は得られない。高頻度刺激では，分節内効果が大きく，局所痛覚閾値の上昇が大きいものの，治療後効果が弱い（持続性が悪い）とされている[3,18]。

2）TENS施行の実際

TENS用の機器は一般の電気店でも販売されている。周波数が5 Hz程度の低周波から1,200 Hz程度の高周波まで，幅広い周波数を選択できる機器もあり，医療向けの製品とほとんど遜

色ないものもある。

電極を装着する部位は，痛みが存在する部位でよいが，圧痛点や経穴が選択されることもある[19]。圧痛点と経穴は，皮膚，筋の電気抵抗が少なく，電気的刺激を与える場所として適している。

電極はある程度の柔軟性を持つ製品が多い。常に皮膚表面の形状に適合するとはかぎらず，適合しない場合は，まったく通電しないか，あるいは局所に電流が集中し熱傷を起こすことがあり注意が必要である。電極の形状が平板である（図4）ことから，円錐形のSSP電極と比べ，皮膚における電気抵抗は大きくなり，目的の組織を刺激するためにより高電流を必要とする。刺激周波数は，低頻度と高頻度刺激の組み合わせが慢性疼痛の治療において，いわゆる'慣れ'による鎮痛効果の低下を防ぐ意味で重要と考えられ，最近のTENS機器には，1/fゆらぎと呼ばれる刺激パターンを選択できるものも存在する。

波形はSSPでは双極性対称波を用いるが，TENSでは一般に一方向性矩形波を用いる。なお，SSPでは多数の電極（8極が多い）を使用するが，TENSでは通常1対である。

副作用が少ないことがTENSの特徴であるが，電極そのものや固定用の絆創膏が原因となるアレルギー性の皮膚反応や，電極と皮膚の間に間隙が存在するときには熱傷が起こりうる。

3）TENSの作用機序

鎮痛メカニズムに関して，高頻度TENS（100 Hz程度）は一次ニューロンレベルでAδ線維を選択的に抑制し[20,21]，低頻度TENS（5 Hz程度）は脳脊髄液中の内因性オピオイドペプチド（エンドルフィン，エンケファリンなど）の産生を促すことにより鎮痛効果を得るとされている[22]。そのほか，SSP療法同様，ゲートコントロール説，下行性抑制機構の関与および脊髄後角レベルでの抑制がTENSの鎮痛機序として理論づけられている。

ネコの脊髄後角ニューロンの放電に対するTENSの効果をみた報告で，皮膚をつまむこと

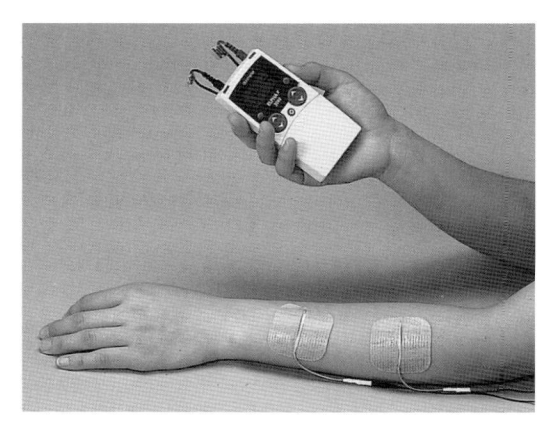

図4　TENS（平板電極）
〔資料提供：(株)日本メディックス〕

による侵害刺激中に放電頻度が増加し，侵害刺激中にTENSを加えると放電頻度が減少することから，TENSが侵害刺激による脊髄後角ニューロンの反応を抑制すると考えられている。

③ 経皮的経穴電気刺激療法（TEAS）

1）TEASに関する一般的事項

TEASは鍼治療を応用した治療法の一つであるが，経穴を1〜3 Hzの低頻度刺激をして全身の痛覚閾値を上昇させることを目的としている[23,24]。前述のSSP療法も，TEASに含まれる。

皿状の平板電極（スパイク状伝導ゴム）を用いて，経穴に絆創膏で固定して刺激を行う。本器の電流波形は，双極性変形棘波である。特徴として経穴をターゲットにしていることと，皮膚に刺入しなくても，鍼の刺入と同様に電流が経穴に集中する構造を有していることが挙げられる。

2）TEASの作用機序

TEASによる鎮痛機序は鍼治療，SSP療法やTENSと同様であり，①内因性発痛物質の関与，②セロトニン含有ニューロンやカテコラミン含有ニューロンによる下行性抑制，③ゲート

コントロール説などが考えられている。

全身麻酔にTEASを併用すると，TEAS併用群は非併用群に比べ，麻酔薬（鎮痛薬）の必要量が有意に少なくなり，皮膚切開時，気管挿管および抜管時の心拍数および血圧に及ぼす影響が少なかったと報告[25,26]されている。さらに術中，術後に血漿中 β-エンドルフィン濃度が増加することから，血漿中 β-エンドルフィンに対するアップレギュレーション効果が関与するとしている[26]。

なお，鍼治療，TEASの効果には個体差があることがよく知られており[27,28]，これは内因性モルヒネ様物質分解酵素であるカルボキシペプチダーゼ（carboxypeptidase）活性の差によると考えられている。蜂須ら[29]は，カルボキシペプチダーゼ活性阻害剤であるD-フェニルアラニン（D-phenylalanine：DPA）をラットに投与すると，鍼による鎮痛効果が増強し，特に無効群で鎮痛の増大が著しかったと報告している。佐伯[30]は，TEAS有効例に0.5 g以上のDPAを連日投与したところ，DPA投与のみでも痛覚閾値が上昇するが，TEASを加えるとさらに上昇しやすい傾向があったとし，DPAとTEASの痛覚閾値上昇には正の相関があるとした。

4　圧粒子療法

1）圧粒子療法に関する一般的事項

圧（金属）粒子とは，ボールペンの玉のような金属製の粒子を0.8 cmの平方位の絆創膏の中央においたものである。粒子の材質はクロムを主とした数種の金属の合金であり，これにニッケルなどで錆びないようにメッキしてある。

圧粒子療法は機械的刺激の一種であり，体壁内臓反射を利用して鎮痛効果が得られるものと解釈される。

貼付していても自覚しないくらいの弱刺激であるところがほかの刺激療法との相違点であるが，閾値以下の刺激であってもそれが持続することにより治療刺激として必要な閾値に達すると考えられる。したがって，効果発現にはこの刺激が適刺激である状態の痛みであり，さらには貼付部位として，体壁内臓反射を有効に起こす最適の部位（経穴）を選択する必要がある。ほかの湿布薬などと異なる特色の一つが経穴への刺激治療の点であり，鍼の代用としても利用できる。

2）圧粒子療法施行の実際

使用法は簡便で，局所療法として，こりや痛みに用いるときは，自発痛や圧痛の極点に粒子がうまく当たるように貼付する。貼付部位は通常2カ所で十分なことが多く，もし多数貼付しなければならない場合には，本治療法の適応ではないことが多い。効果発現は比較的早く，通常数分でこりや痛みが軽減する。貼付期間は順応作用を考慮して，2，3日ごとに新しい部位に貼り直すのがよい。

金属粒子の大きさには直径1.2 mm，1.5 mmのものがある。圧刺激の強さには粒子の大きさおよび強度が影響すると考えられ，兵頭[2]は1.2 mmよりも1.5 mmのほうがより多くの患者に有効であったとしている。またこれ以上の大きさでは，違和感が生じたり，剝がれやすくなる原因としている。

治療時に苦痛を与えないことが本法の大きな利点であり，感受性の高い患者に適している。こりや痛みの局所治療としては患者自身に貼付させ，全身の調整点や特殊な経穴には指導するようにすれば，圧粒子療法の効果を最大に生かすことができる。

おわりに

経皮的な電気刺激療法と圧粒子療法について紹介した。肩こりに対する有効性については，現在のところ十分なエビデンスがあるとはいい難いが，神経ブロックなどほかの治療法との併用により，相加的あるいは相乗的な効果が得られるものと考えられる。誰にでも容易にかつ安全に施行が可能であることが最大の特徴であり，今後，治療メカニズムのさらなる解明によ

り，臨床での使用頻度が増えることが予想される。神経ブロックが不可能な患者をはじめ，ほかの治療法が無効な痛みに対しては，積極的に選択すべき治療法と考える。

【引用文献】

1. 兵頭正義, 北出利勝. SSP療法とは. 兵頭正義, 北出利勝編. SSP療法. 東京：SSP療法研究会；1989. p.1-4.
2. 兵頭正義. 痛みと凝りに対する金属粒子療法についての臨床統計的検討. 麻酔 1971；20：363-8.
3. 森本昌宏. 末梢神経刺激療法. 治療 2008；90：2116-20.
4. Chen XH, Han JS. Analgesia induced by electroacupuncture of different frequencies is mediated by different types of opioid receptors: another cross-tolerance study. Behav Brain Res 1992；47：143-9.
5. Pomeranz B. Electroacupuncture and transcutaneous electrical nerve stimulation. In: Pomeranz B, Stux G, editors. Basics of acupuncture. 2nd ed. Berlin: Springer-Verlag；1991. p.250-60.
6. Tsou K, Jang CS. Studies on the site of analgesic action of morphine by intracerebral microinjection. Sci Sin 1964；13：1099-109.
7. 後藤修司, 青山好作, 鈴木弘, ほか. 経穴. 東洋療法学校協会編. 経絡経穴概論. 東京：医道の日本社；1995. p.12-251.
8. 川喜田健司. 鍼灸刺激の末梢受容器機序とツボの関連. 日生理誌 1989；51：303-15.
9. Liu YK, Varela M, Oswald R. The correspondence between some motor points and acupuncture loci. Am J Chin Med 1977；3：347-58.
10. 森本昌宏. トリガーポイントとは. 森本昌宏編. トリガーポイント：その基礎と臨床応用. 東京：真興交易医書出版部；2006. p.17-25.
11. Melzack R, Stillwell DM, Fox EJ. Trigger point and acupuncture points for pain: correlations and implications. Pain 1977；3：3-23.
12. Mayer DJ, Liebeskind JC. Pain reduction by focal electrical stimulation of the brain: an anatomical and behavioral analysis. Brain Res 1974；68：73-9.
13. Cheng RSS, Pomeranz BH. Electro acupuncture analgesia is mediated by stereospecific opiate receptors and is reversed by antagonists of type I receptors. Life Sci 1980；26：631-8.
14. Reichmains M. Skin conductance variation at acupuncture loci. Am J Chin Med 1976；4：69-72.
15. 兵頭正義. SSP療法の最近の知見. SSP療法研究会. 第3回SSPセミナー講演集. 東京：泰成堂書店；1981. p.102-13.
16. 兵頭正義, 北出利勝. SSP療法の作用機序. 兵頭正義, 北出利勝編. SSP療法. 東京：SSP療法研究会；1989. p.69-78.
17. Burton C, Maurer DD. Pain suppression by transcutaneous electrical nerve stimulation IEEE Trans. Biomed Eng 1974；21：81-8.
18. 角谷英治, 北出利勝. 経皮的電気神経刺激（TENS）理論と電気治療器. ペインクリニック 2009；30：148-55.
19. Chen L, Tang J. The effect of location of transcutaneous electrical nerve stimulation on postoperative opioid analgesic requirement: acupoint versus nonacupoint stimulation. Anesth Analg 1998；87：1129-34.
20. Garrison DW, Foreman RD. Decreased activity of spontaneous and noxiously evoked dorsal horn cells during transcutaneous electrical nerve stimulation (TENS). Pain 1994；58：309-15.
21. Garrison DW, Foreman RD. Effects of transcutaneous electrical nerve stimulation (TENS) electrode placement on spontaneous and noxiously evoked dorsal horn cell activity in the cat. Neuromodulation 2002；5：231-7.
22. Abram SE, Reynolds AC, Cusick JF. Failure of naloxon to reverse analgesia from transcutaneous electrical stimulation in patients with chronic pain. Anesth Analg 1981；60：81-4.
23. 大島康枝, 金山利吉, 小川節郎, ほか. 経皮通電経穴刺激法の鎮痛効果に対するD-phenylalanineの作用. 臨麻 1982；6：955-62.
24. 大島康枝. D-phenylalanineの鎮痛作用に関する研究. ペインクリニック 1986；7：601-9.
25. He BM, Yang B. Analgesic effect of transcutaneous electrical acupoint stimulation combined with target-controlled infusion in general anesthesia and effects on cardiovascular system. Zhongguo Zhen Jiu 2008；28：219-21.
26. Yu JM, Qu PS, Fan H, et al. Observation on

the analgesic effect of transcutaneous electrical acupoint stimulation for breast radical carcinoma operation. Zhen Ci Yan Jiu 2010；35：43-6.
27. 金山利吉，鈴木　太．頭痛，顔面痛の治療．麻酔 1979；24：1163-4.
28. 鈴木　太，中川平八，金山利吉，ほか．針麻酔法の難治性疼痛への応用．臨麻 1979；3：511-6.
29. 蜂須　貢，村居真琴，田中正明，ほか．D-フェニルアラニンによる針鎮痛，モルヒネ鎮痛，中脳中心灰白質刺激鎮痛の有効性の個体差の消失．昭和医会誌 1979；39：543-50.
30. 佐伯　茂．経皮通電経穴刺激法（TEAS）．ペインクリニック 1993；14：20-8.

〔白井　　達〕

2 整形外科・脳神経外科からのアプローチ

A 手術療法

はじめに

　後頸部や肩周囲の痛みは頸椎変性疾患の主症状の一つと知られているが，頸肩部の痛みについて手術適応が議論されることは少ない．リウマチ性頸椎病変のような特殊な病態では，環軸椎病変を含めた進行性の頸椎変性により坐位をとるのも困難なくらいの後頸部痛が生じることがあり，この場合は脊椎固定術が検討される．しかし，通常の頸椎変性疾患では，日常生活動作（ADL）が高度に制限されるほどの痛みが長期間続くことはまれである．頸椎変性疾患に伴う頸肩部痛の原因として，椎間板や椎間関節，神経根後枝などが考えられている[1]．実際の臨床でこれら痛みの原因を特定することは困難であるが，頸椎では変性が多椎間に及ぶ場合も多く，障害部位の特定はさらに困難となる．また，頸肩部は筋・筋膜性疼痛を生じやすい部位であり，この痛みとの鑑別も難しいことが多い．このように頸肩部痛は非特異的な症状であり，痛みの原因の特定が難しいことが外科的治療の対象になりにくいことの最大の原因である．

　筆者の経験では，外科的治療により改善をもっとも期待できる頸肩部痛は頸椎神経根症が原因の場合である．神経根症による頸肩部痛では，併存する上肢や手の症状の部位や身体所見から，障害部位を特定することができる．

　本項では，頸椎神経根症による頸肩部痛の診断とその外科的アプローチを中心に述べる．

1 頸椎神経根症による頸肩部痛の診断

　頸椎神経根症は，椎間板ヘルニア，頸椎症，すべり症など，さまざまな頸椎変性疾患が原因となって生じる．変性は中下位頸椎に生じやすく，臨床的に遭遇する頻度が高いのはC5，C6，C7神経根症である．障害神経根レベルによって上肢や手の特異的な部位に症状や所見を伴うことが多く，障害神経根の同定が可能である．頸肩部痛に対する外科的アプローチを考える場合には，痛みの原因が神経根症によるものかどうかの鑑別と障害神経根の同定がもっとも重要である．以下に，神経根症の診断を行う際に着眼すべき所見を述べる．

1）神経根症かどうかの鑑別

a. 触診・視診

　頸肩部痛の診断として，疼痛部位の触診や視診は重要である．触診では，硬結や圧痛の有無を診る．神経根症では片側性の症状のことが多いため，左右差を診ることにより異常を確認しやすい．患側に硬結や圧痛があれば筋・筋膜性疼痛を疑う．一方，圧痛がなく筋のトーヌスの低下や萎縮がある場合には，神経根症を疑う（図1）．

b. 痛みを誘発・軽減する姿勢や動作

　頸椎神経根症では，頸部を後屈することによって頸肩部痛が誘発されることが特徴の一つである．頸肩部痛と同時に，後述のような障害神経根の特異的な部位の上肢の痛み，しびれが誘発されれば神経根症と考えてよい．この頸部

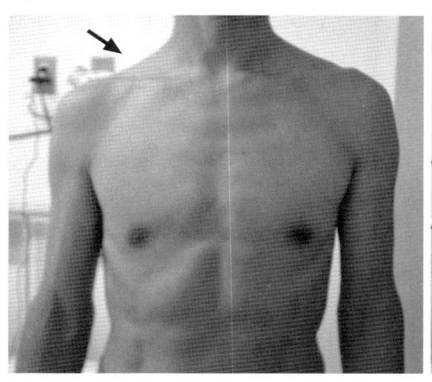

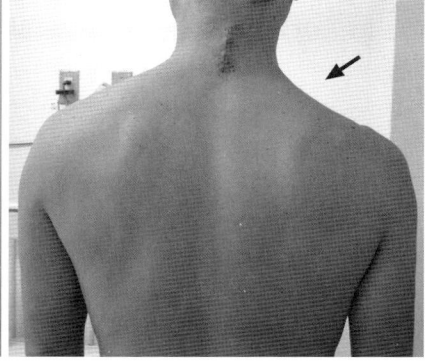

図1　頸椎症による筋萎縮
脊髄症と神経根症を呈していた41歳男性の術後1週間の身体写真である。術前は，右頸肩部と肩甲骨部の痛みがあった。右肩・肩甲骨周囲の筋萎縮がみられる（矢印）。

後屈により誘発される頸肩腕部の痛みは，手術直後から改善が期待できる症状である。頸椎後方手術を行った症例では術後に創部痛があることが多いが，頸部を後屈させても頸肩腕部の痛みが誘発されないことで，手術による神経根の除圧が行えていることを確認できる。

神経根症では，患側の上肢を拳上することで症状が軽減することも特徴の一つである。上肢を拳上することにより神経根の緊張が緩むためと思われ，逆に上肢を下垂していると症状が増強する。

2）障害神経根高位の診断

症状がある部位の問診や神経学的所見により，障害神経根の推定が可能である。画像検査を行う前に障害神経根を推定してから，磁気共鳴画像（MRI）などで神経根の圧迫を確認する手順を踏むと，正確な診断ができることが多い。最初に画像検査の結果を見てしまうと先入観を持って診察してしまうので，筆者は画像検査を最後に診るようにしている。

a. 症状の部位の問診

障害神経根のレベルにより痛みの生じる部位が若干異なる。C5では側頸部〜肩甲上部〜上腕外側（図2-a），C6では肩甲上部〜上腕背外側（頭側では背側であるが肘関節の頭側で外側に回り込む）〜前腕・手の橈側〜第1,2指（図2-b），C7では肩甲骨部，腋・上腕背側〜前腕背側〜手背〜第2,3指（図2-c）に痛みやしびれを生じることが多い。C3，C4でも後頸部痛から肩甲上部の痛み，C8では肩甲骨部と前腕，手尺側〜第4,5指に痛みやしびれが生じることが多い。障害神経根を頸肩部痛の部位だけから推定するのは困難であるが，上肢と手の症状部位を問診することにより障害神経根の推定がしやすくなる。

b. 神経学的所見

徒手筋力テスト（manual muscle test：MMT），感覚障害（特にピンプリック）の有無，上肢の腱反射を調べる。C5では三角筋と上腕二頭筋，C6では上腕二頭筋と手関節の背屈，C7では上腕三頭筋の筋力低下，C8では手指屈筋，母指対立筋を診るのが簡便かつ有用である。感覚障害は，C5では上腕外側，C6では手の橈側や第1指，C7では第3指，C8では手の尺側や第5指に感覚鈍麻があるかどうかを確かめる。腱反射はC5,6では上腕二頭筋反射の減弱，C7では上腕三頭筋反射の減弱がみられる。

MMTの評価は障害神経根レベルの診断だけでなく，保存的治療で経過観察中に治療効果の客観的な評価にも用いることができる。

(a) C5 神経根症

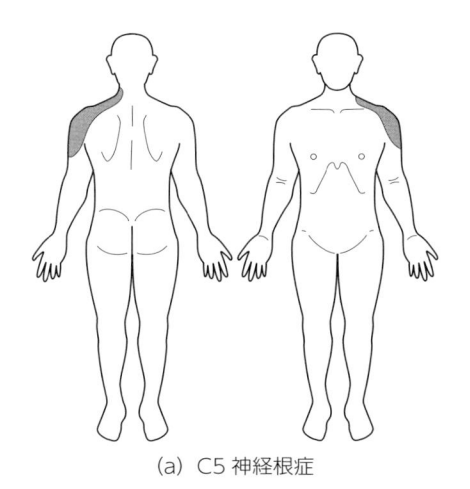

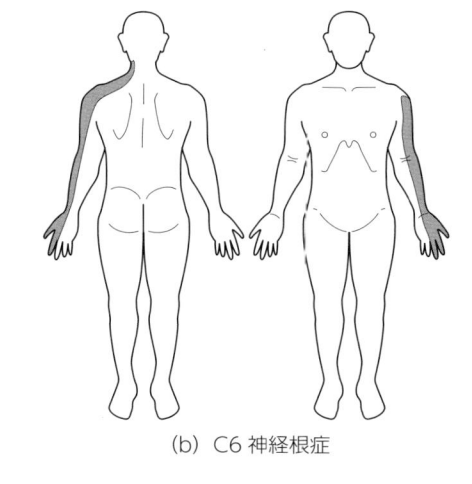

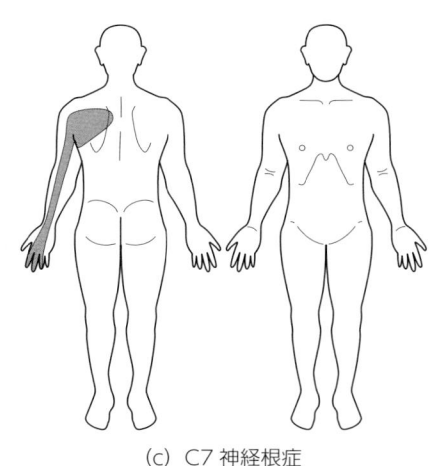

(b) C6 神経根症

(c) C7 神経根症

図2　神経根症の症状を呈する部位
障害されている神経根によって，症状を呈する頸肩腕の部位が異なる．症状の部位を問診することで，障害神経根の推定が可能である．

c. 頸椎神経根ブロック

障害神経根を確定診断する検査としてだけでなく，痛みに対する処置としても有用な手技である．しかし，合併症のリスクがあることや患者への侵襲が比較的大きいことが問題であり，問診，神経学的所見と画像検査のみでは診断ができない場合に検討している．

3）保存的治療

非ステロイド性抗炎症薬やノイロトロピンなどの投薬，カラー装着による頸部の安静，理学療法，神経ブロック（星状神経節ブロック，神経根ブロック）などを行う．発症初期の神経根症ではステロイド投与が有効なことが多く，筆者は初回デカドロン2〜4mgを点滴投与し，その後は内服で数日ごとに半減して1週間投与している．

4）手術適応

頸椎神経根症は保存的治療で軽快する場合が多いためか，その手術適応について詳細な記載がある文献は少ない．一般的な手術適応は，①保存的治療に抵抗して強い痛みが持続する場合，②進行性の上肢の筋力低下がある場合，である．保存的治療を行う期間についての明確な基準はないが，3カ月間以上の長期間を推奨する意見がある[2]．しかし，根性疼痛は強い痛みのことが多いので，保存的治療の継続は初期治療によりある程度の痛みのコントロールができることが前提である．仮に1カ月間の保存的治療であっても，強い痛みが残存して高度にADLが障害されている場合は手術適応がある

と考えている。数週間の保存的治療を行っても頸肩腕部の強い痛みのために外出もままならず，夜間も眠れなかった患者を過去に数名経験しており，これらの症例には発症後1カ月くらいで手術を行った。初期治療で症状が軽減した患者では，緩徐ではあっても症状が軽減するか，または鎮痛薬の使用量が減っている間は保存的治療を継続しているが，症状の改善がプラトーに達した時に残存症状がADLを制限している場合には手術を検討するようにしている。発症前のADLは個々の患者で異なるため，残存症状が支障を来す程度のものかどうかは客観的に判断できるものでない。最終的な手術の必要性については，手術のリスクについてのインフォームドコンセントと保存的治療の効果の自己評価から患者自身が判断すべきである。

5）手術法

頸椎への手術アプローチには，①前頸部に皮膚切開を行って食道，気管と頸動脈の間から椎体前面に到達する前方法，②後頸部に皮膚切開を行って傍脊柱筋を剥離して椎弓に到達する後方法，がある。前方法では薄い広頸筋以外は筋組織の切開を行わないため，術後の創部痛はあまりない。それに対して，後方法では分厚い後頸部筋群を椎弓から剥離するために，術後早期の後頸部痛はほぼ必発である。後方手術の合併症として難治性の後頸部痛（軸性疼痛）が知られており[3]，手術により頸肩部痛が悪化する可能性さえある。その意味では，頸肩部痛に対する術式としては前方法のほうが適しているといえる。しかし，後方法であっても1本の神経根の除圧であれば低侵襲の術式で行えるため，術後に後頸部痛が長期間遷延することはほとんどない。このような頸部筋群への侵襲以外にも前方法，後方法ともに利点と欠点があり，その選択は術者の判断に任されているのが現状である。以下に，代表的な前方法，後方法の術式について述べる。

a．前方法

前方法の最大の利点は，骨棘や椎間板ヘルニアなど神経の腹側にある病変を除去しやすいことである。椎体前方から脊柱管，椎間孔へのアプローチは経椎間板的に行われることが多い。すなわち，罹患椎間の椎間板を全摘出して得られたスペースから手術用顕微鏡下に椎体の背側に到達し，椎間板ヘルニアや骨棘を取り除いて神経根の除圧を行うものである。同時に硬膜管の除圧も行えるため，脊髄症を合併している患者にも適応できる。神経除圧後には椎体間固定を行うため（前方除圧固定術），罹患椎間にすべり症や不安定性がある場合でもよい適応となる。筆者は，除圧後の椎間板腔にチタン製ケージを設置して椎体を固定している（図3）。ケージを椎間板腔に設置することにより頸椎の変性で失われた椎間板スペースを広げることができるため，間接的に椎間孔を広げる効果も期待できる。チタン製のケージの中には自家骨やβ-リン酸三カルシウム，ハイドロキシアパタイトを充填しており，術後フォロー中に単純X線写真やコンピュータ断層撮影（CT）で上下椎体の骨癒合を確認する。筆者が用いているねじ切りがついた円筒型ケージは初期の固定性がよいため，安静期間を短くできる。頸椎カラーを装着して手術翌日より歩行，術後1週間程度で退院を許可している。頸椎カラーの装着は術後2～4週間としており，事務職であれば退院後すぐに復帰できる。前方除圧固定術の合併症には，前方アプローチによる合併症と椎体間固定術の合併症がある。前方法による合併症として気管，食道や頸動脈の損傷，反回神経麻痺，ホルネル症候群などの頸部の神経障害が挙げられる。顕在化した合併症でなくても，術後早期に嚥下時の痛みや異物感，痰が絡みやすいなどの咽喉頭部の愁訴は比較的多い。固定術の合併症としては，インプラントの脱転や感染，椎体骨折，骨癒合不全による脊椎の不安定性やアラインメント変化が挙げられる。将来的に，固定椎間の隣接椎間に新たに症候性の変性疾患が発生する可能性もあるため，画像検査で定期的にフォローが必要である。

前方除圧固定術のほかに，頸椎神経根症に対しては前方椎間孔開窓術という術式も選択でき

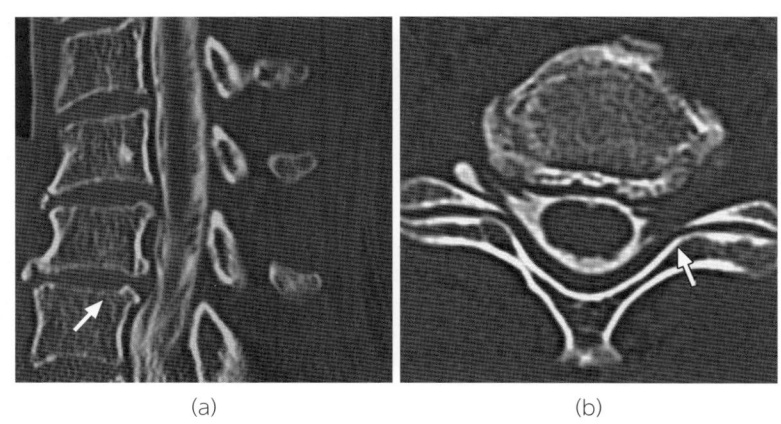

(a)(b) 術前の脊髄造影後
C6-7 レベルで，骨棘（矢印）により左 C7 神経根の起始部で圧迫所見を認める。

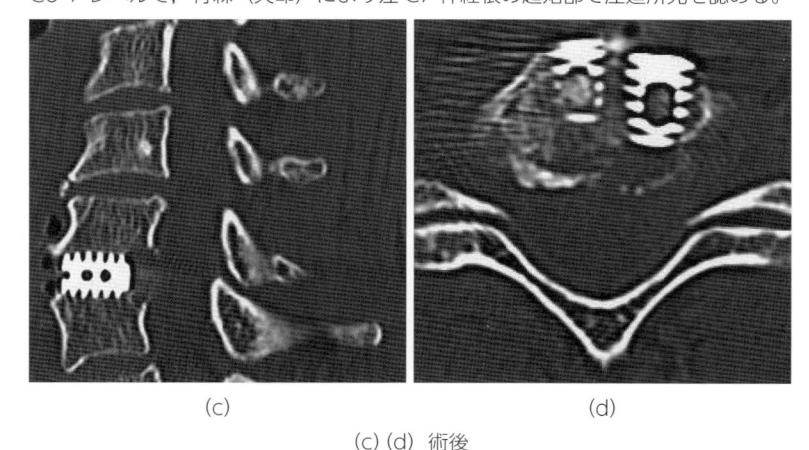

(c)(d) 術後
C6-7 レベルの骨棘は切除されている。椎間レベルはチタンケージにより固定されており，椎体間スペースが拡大している。

図3　前方除圧固定術の手術前後の CT 所見

る[4]。手術用顕微鏡下で症状側の椎間板や椎体を小さなトンネル状に切削し，その小孔から椎体背側に到達して神経根の除圧を行う。椎体や椎間板への侵襲が少ないため，神経根除圧後に椎体間固定は不要であり，頸椎の可動性は保たれる。しかし，術野が深く狭いため，確実な神経根の除圧には習熟を要することや，長期的には頸椎不安定性が生じる可能性があるという点が問題である。

b. 後方法

後方法は，椎弓に到達するまで傍脊柱筋以外の重要な組織がないこと，術後に頸椎の可動性を維持できることが利点である。神経根症に対する手術では 3～4 cm の皮膚切開により，片側の1椎間の上下椎弓外側を剥離する。手術用顕微鏡下に椎間関節内側縁を中心として円形の骨切削を行って，その小孔から神経根を除圧する（**図4**）。神経根を後方に除圧するだけでも症状の改善が期待できるが，後外側型の椎間板ヘルニアや骨棘であればこの開窓部から神経根の腋窩経由で摘出可能である[5]。しかし，この際に神経根周囲の静脈叢の処置が不可欠であり，前方法に比べると神経根の腹側病変の摘出が難しいことは否めない。本術式でも術後1～2週間で退院可能であり，退院後はすぐに職場復帰を許可している。術後に頸椎カラー装着は行っていない。

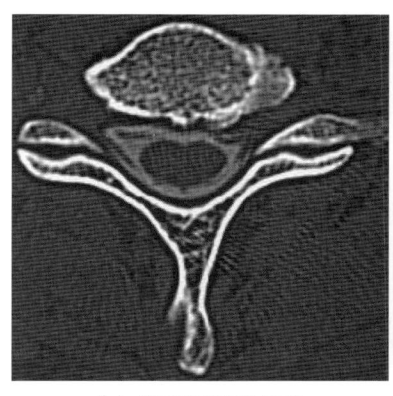

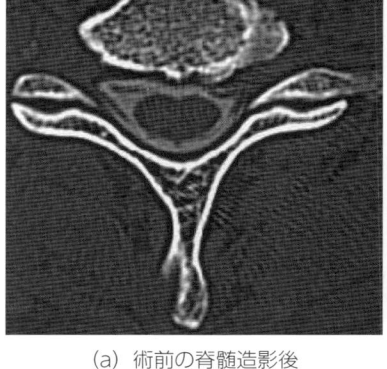

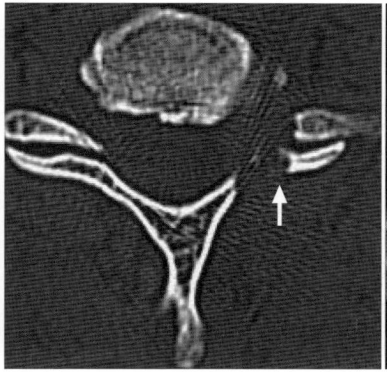

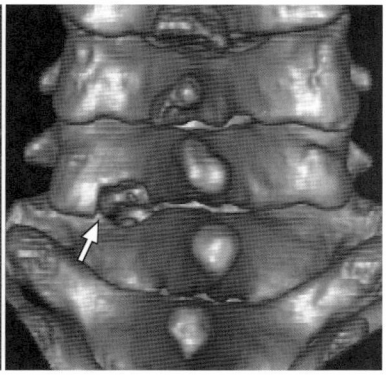

(a) 術前の脊髄造影後
C6-7 レベルで，左 C7 神経根の起始部に圧迫所見がみられる。

(b) 術後
術後は C6，7 椎弓の左外側に開窓が行えており（矢印），椎間関節の外側が温存されている。

(c) 術後

図4　後方椎間孔開窓術の手術前後の CT 所見

後方椎間孔開窓術（posterior foraminotomy）は，脊髄症に対して本邦で行われる頻度の高い椎弓形成術に併用することができる。特に多椎間病変で脊髄症を呈し，神経根症も合併している患者に対して前方法よりも選択されることが多い。

2 頸髄症

頸髄症でも，10％近い症例に頸肩部痛が生じることが報告されている[6]。神経根症のような強い痛みのことは少ないが，後頸部から肩にかけて不快な痛みが生じることが多い。頸部後屈により上肢の痺れとともに誘発される頸肩部痛は，手術により改善されやすい。頸部を前屈させて上肢の痺れなどの症状を軽減させていた患者では，術後に頸部の可動域が改善することによって肩こりが軽快することもある。しかし，これら頸肩部の症状で手術が決められることはなく，頸髄症の手術適応は進行性の四肢のしびれや運動障害，膀胱直腸障害で決められる。頸髄症の患者では多椎間病変の頻度が高いが，本邦で選択される頻度の高い後方法では手術による後頸部筋群への侵襲が大きくなりやすい。一方，前方法であれば頸部の筋群への侵襲は少ないが，多椎間の除圧固定になるほど骨癒合不全や手術合併症の頻度が高くなる傾向がある。これら手術のデメリットに加えて，頸髄症による頸肩部痛では ADL を高度に障害することは少ないため外科的治療の適応が検討されることが少ないものと思われる。頸肩部痛は患者にとって精神面や生活の質に影響する症状であり，外科的治療で改善しうる頸肩部痛の鑑別診断法や術式の研究は今後の課題である。

【引用文献】

1. 米延策雄. 頸椎症の概念と病態. 脊椎脊髄ジャーナル 2002；15：428-32.
2. Yonenobu K. Cervical radiculopathy and myelopathy : when and what can surgery contribute to treatment? Eur Spine J 2000；9：1-7.
3. Hosono N, Yonenobu K, Ono K. Neck and shoulder pain after laminoplasty : a noticeable complication. Spine (Phila Pa 1976) 1996；21：1969-73.
4. Jho HD. Microsurgical anterior cervical foraminotomy for radiculopathy : a new approach to cervical disc herniation. J Neurosurg 1996；84：155-60.
5. 佐々木学, 安部倉信, 中西克彦. 顕微鏡下後方ヘルニア摘出術を行った後外側型頸椎椎間板ヘルニアの2症例. 脊椎外科 2009；23：243-8.
6. 里見和彦, 鎌田修博. 頸髄症の病型分類. 脊椎脊髄ジャーナル 2002；15：440-4.

〔佐々木　学〕

B リハビリテーション1　物理療法

はじめに

　一般的な本態性の肩こりの病態は，筋群の過剰負荷，疲労，持続的筋収縮，同一不良姿勢保持などによる阻血が筋のスパズムを引き起こして痛みを生じさせ，炎症が長期間続くことで柔軟性や筋力が低下する機能障害である。頸部後面の筋群，僧帽筋上部線維，肩甲挙筋などは肩こりを生じやすい筋群で，不随意的な持続的筋収縮を伴い，「こり」を生じ筋・筋膜性の痛みも伴う[1〜3]。筋スパズムや，こりの状態が長く続くと究極には不可逆的な器質的変化を起こし，症状も持続的となり，筋の萎縮や関節拘縮を来し，日常生活に支障を来す結果となる。

　肩こりの誘因には，不良姿勢，運動不足，不適切な運動，過剰負荷，過剰労働，精神的緊張，自律神経失調，循環障害，加齢，寒冷などがある。また，作業場の明るさ，机の高さ，仕事のスピードや量などの環境的要素も肩こりの原因となりうる[1,2]。

　これら本態性の肩こりや頸椎症，頸椎椎間板ヘルニア，胸郭出口症候群などを原因とした肩こりに対しては，リハビリテーションが重要となる。リハビリテーションのなかでも，理学療法の役割は大きい。理学療法は，物理療法，徒手療法，運動療法，そのほかで構成される。本項では，物理療法を中心に理学療法全般に関して概説する。

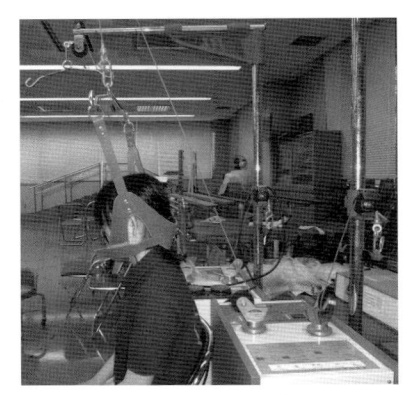

図1　頸椎牽引

1 物理療法

　物理療法は，疼痛緩和，浮腫管理，筋力強化，柔軟性向上のために使用する。

1）頸椎牽引

　効果は，①椎間関節周囲軟部組織の伸張，②椎間板，椎間関節の軽度の変形，変位の矯正，③椎間関節の離開，④椎間孔の拡大，⑤椎間板内圧の陰圧化と椎体前後靱帯の伸張による膨隆髄核の復位化，⑥攣縮筋の弛緩，⑦マッサージ効果による循環改善，促通，である[4]。なかでも，肩こりの場合は①，⑥，⑦を目的として行う。

　固定一体型機器で牽引を実施する場合は，頸椎の生理的前彎を考慮して軽度前屈位で行う（図1）。また，牽引方向として，側屈や回旋でも痛みが誘発されるならば，それと反対方向の側屈，回旋をかけて牽引することもある。なお，頸椎症や頸椎椎間板ヘルニアにおいては，上位頸椎では垂直方向，中位頸椎では15〜30°，下位頸椎では30〜45°の前屈角度が適切である[4,5]。前屈角度を増す場合には椅子の向きを逆に置き，患者の前方から牽引するとよい。

　牽引力は体重の1/10程度から開始して徐々に増加していくが，限度としては15 kg程度を目安とする。15 kg以上増量すると，顎関節痛や歯痛を訴えるので注意する。

　間歇牽引では，10〜15秒程度の牽引と5秒程度の休止を反復しながら，合計で15〜20分程度行う。持続牽引では徐々に牽引時間を延ばして20〜30分程度行う。牽引は，効果がなければ中止し，6〜8週以上にわたって漫然と続けないようにする。

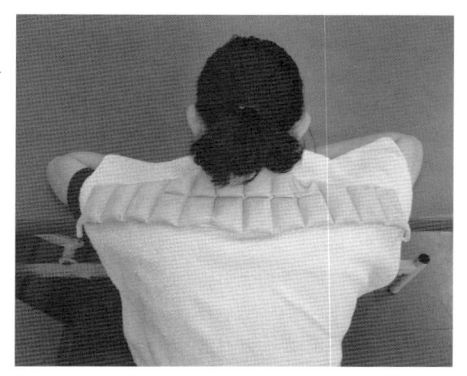

図2　ホットパックを露出した状態
実際にはタオルで包んである。

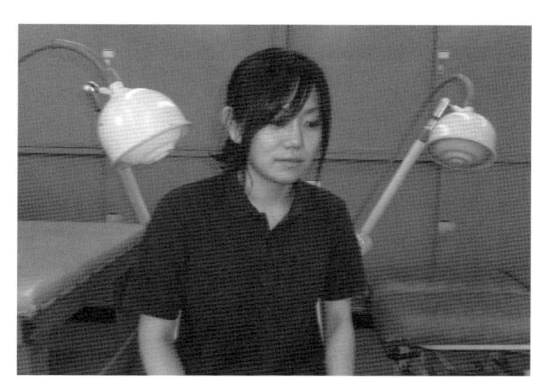

図3　極超短波療法

2）温熱療法

温熱療法は，熱，電磁波，超音波などのエネルギーを生体に供給し，最終的に熱エネルギーが生体に加わることで循環の改善や痛みの軽減などの生理的反応を引き起こす治療法である[6]。温熱療法には，表在熱としてのホットパックや，深部熱としての極超短波療法などがある。肩こりに対しては，温熱作用，血流の増加，鎮痛を目的として行う。

a. ホットパック

適用部位に合わせてホットパックの大きさや形を選び，ハイドロコレータから取り出す（このときのパックの温度は75～80℃）。パックをバスタオルで8～10枚重ね，適応部位の皮膚上に20分間置く。治療中の皮膚温は，44℃を超えないようにする[6,7]。頸部から肩甲帯にかけて，筋のリラクセーションを得る姿勢で行うことが大切である（図2）。

b. 極超短波療法（マイクロ波）

マイクロ波を人体に照射すると，筋内3 cmの深さまでが加温される。照射導子を治療部位に向けて，5～10 cm離してセットし，出力は80～120 Wで調節する[8]（図3）。照射開始後，徐々に血流が増加し，15分過ぎから急激に増加するので，照射時間は約20分間が望ましい。ただし，皮膚表面から2 cm以内に金属があると，マイクロ波の収束によって火傷する危険があるので注意が必要である[6]。

3）寒冷療法

寒冷療法の生理学的作用は，一次的血管収縮と二次的血管拡張，新陳代謝の低下，毛細管透過性の低下，痛覚受容器の閾値上昇，筋紡錘活動の低下である[9]。寒冷療法は急性期の炎症が強い時期に，温熱療法は慢性期または回復期の血行が低下している時期に用いるのが一般的である。しかし筋の緊張がかなり強い患者や，温熱療法が無効の患者には寒冷療法が有効なこともあるので，1週間ほど試してみるのもよい。寒冷療法の種類には，アイスマッサージ，クリッカー，アイスパック，コールドパック，冷水浴，コールドスプレー，持続的冷却装置，携帯用急冷パック，極低温療法などがある。

a. コールドパック

コールドパックは，アイスパックに比べて皮膚温度が急激に低下しない。冷凍しても硬くならないゲル状の保冷剤のため，身体の形状に適合させやすい。治療部位を露出して，−5～−15℃に冷却したものをタオルで包み患部に当て，通常20分間行う[9]（図4）。あるいは，濡れたタオルを患部の体表面にあてがい，ついでコールドパックを当ててその上を乾いたタオルで覆うと，寒冷刺激がより効果的となる[10]。

b. クリッカー

肩こりの各筋のトリガーポイントに対して行

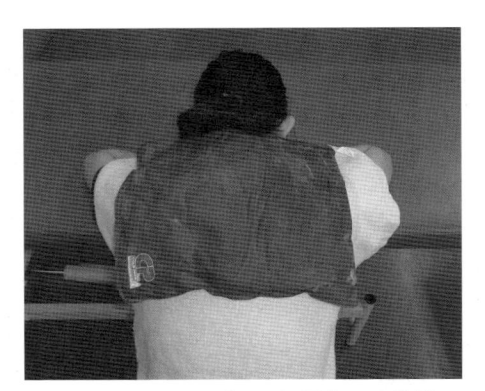

図4 コールドパックを露出した状態
実際にはタオルで包んである。

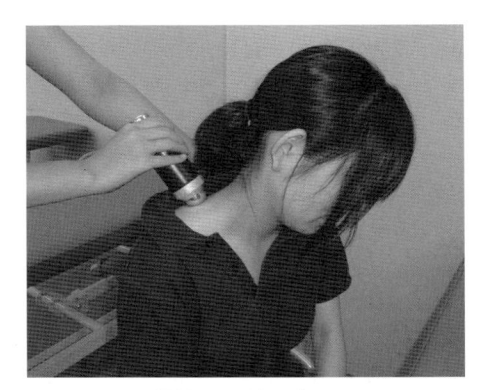

図5 クリッカー
僧帽筋上部線維のトリガーポイント治療。

う。クリッカーに氷と塩を3：1の割合で入れて攪拌する。ヘッドの温度は－10～－15℃程度になる。ヘッドを直接患部に当てながら、治療部位の水分をタオルで拭き取りながら、軽く圧迫を加えつつゆっくりとマッサージを行う[9]（図5）。極端な冷却に対する皮膚への温度緩衝剤として、事前に凍傷予防の目的で軟膏を塗ることもある[10]。通常、治療開始後数十秒で冷たい感じから暖かい感じ、灼熱感に変わる。その後1～3分で刺痛に変わり、4～5分で感覚がなくなるので終了する[9]。

4）その他

干渉電流療法と経皮的電気神経刺激療法（TENS）は、疼痛と浮腫を減少させるのに有効である。超音波療法は、組織の治癒を高め、深部加温を通して組織の伸張性を改善する。さらには、神経伝導をブロックすることによる鎮痛作用もある。

また、頸椎症や頸椎椎間板ヘルニアの急性期で、上肢や肩甲周囲部の激痛があれば、まず動的因子を除去して頸椎にかかる軸圧を軽減させて頸部の安静を図るために、頸椎ソフトカラーとベッド上安静を指示する。ソフトカラーは、痛みが軽減するまで1日24時間装着させる。しかし、漫然と長期に装着させることは筋の血流低下や筋力低下を招くので、症状が軽減するに伴い徐々に装着時間を減少させていくことが大切である。

これらソフトカラーや物理療法の選択に関係なく、セラピストは患者にとってその選択が適切かどうかを決定し、禁忌がないことを確実に確認しなければならない。またセラピストは、物理療法の適用に関してその注意点を認識していなければならない。物理療法は治療の補助的手段となりうるが、漫然と続けることは無意味であり、物理療法のみを単独で使用するのではなく、徒手療法や運動療法と組み合わせることでさらに効果的になる。

❷ 徒手療法と運動療法

肩こりには、筋の短縮位で過剰な収縮や痛みを生じている場合や、筋力低下や痛みを伴って常に筋の伸張位で過剰な負荷を強いられている場合がある。これらに対して、漫然とした肩こり体操は、循環の改善と可動域の改善には効果があるかもしれないが、筋のインバランスや姿勢の改善、運動パターンの修正には必ずしも効果がない。そこで、筋のインバランスを考慮し、短縮あるいは優勢筋に対するマッサージやストレッチングなどの徒手療法と、筋長が延長して筋力が弱化している筋に対する運動療法としてのエクササイズの両者が必要となる。

1）徒手療法

関節の可動域制限や疼痛がある場合に、その

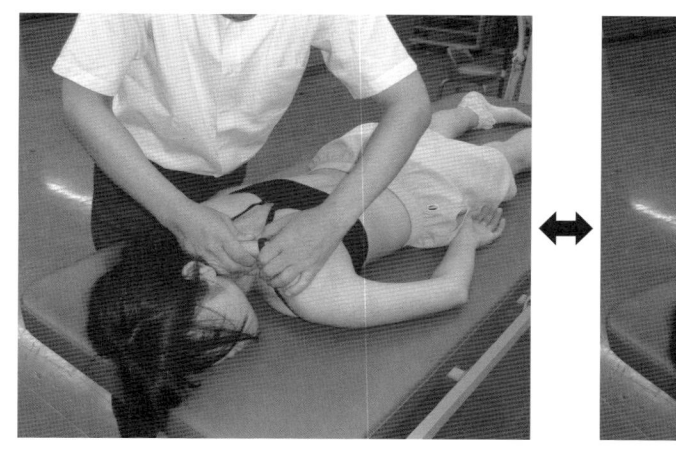

(a) 筋を圧迫しながら持ち上げる 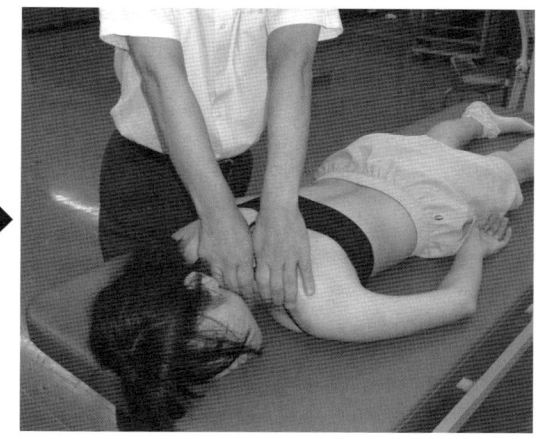　　　(b) 筋の走行に直交して横断するように押し下げる

図6　僧帽筋上部線維の横断マッサージ
起始部から停止部に移動しながら，2〜3分反復実施する。

　原因が関節運動に関与する組織（筋，滑液包，腱付着部，神経，骨膜など）であれば結合組織や筋に対するアプローチを，関節を構成する組織（骨，関節包，靱帯）であれば関節系に対するアプローチを用い，関節構造や関節周囲構造へのアプローチによっても解決できない神経系の問題の場合には神経系に対するアプローチを行う[11,12]。

　結合組織に対する治療は，他動的関節可動域制限の最終域感（end feel）が軟部組織の伸張感（soft）による場合や，痛みに対する組織過敏や軟部組織の緊張亢進状態に対して，神経系，筋系，リンパ系や循環系に対する効果を生み出す目的で行う。治療方法には，筋膜リリースや，伝統的マッサージ，伝統的軟部組織モビライゼーション，KaltenbornとEvjenthによるノルディックシステム（Nordic system）の軟部組織モビライゼーション〔横断マッサージ（図6），機能的マッサージ，ホールドリラックス（hold-relax），スタティック・ストレッチング（図7），拮抗筋の最大随意収縮，セルフ・ストレッチング（図8）〕などがある[11〜13]。ストレッチング時間は，Ib抑制により筋からの抵抗が弱まり，筋の伸張性が拡大するまでに10〜20秒必要で，30〜60秒間保持した場合には筋張力における伸張反射の促通効果は小さく

なる。10秒ほどの休みをおきながら，徐々に力を強めながら数回反復する[3,11,12]。通常は，穏やかな深い筋膜リリースから治療を始め，リリース施行中に特に問題のある部位に対してマッサージや軟部組織モビライゼーションを実施するとよい。

　関節系に対するアプローチとしては，関節モビライゼーションや関節マニピュレーションなどがある。治療の目的は，主に滑膜関節において圧迫・牽引検査で示唆された関節内病変や，他動的関節可動域制限の最終域感が堅く（firm），関節の遊びが失われたことによる関節の低可動性（hypomobility）の改善，痛みの軽減である。胸椎椎間関節（図9）と肋椎関節（図10）に対する関節モビライゼーションの例を示す。

2）運動療法

　肩こり姿勢の上半身の特徴は，あごを突き出した頭部前方位，頸椎過伸展，肩甲骨外転，胸椎後彎位である。その際，短縮あるいは優勢に働いている筋は，頸部伸筋群，大胸筋，小胸筋，広背筋，僧帽筋上部線維，肩甲挙筋などで，逆に正常の理想的な筋の長さから逸脱して延長して筋力が低下している筋は，頸部屈筋群，上部脊柱起立筋群，僧帽筋中部線維，僧帽筋下部線

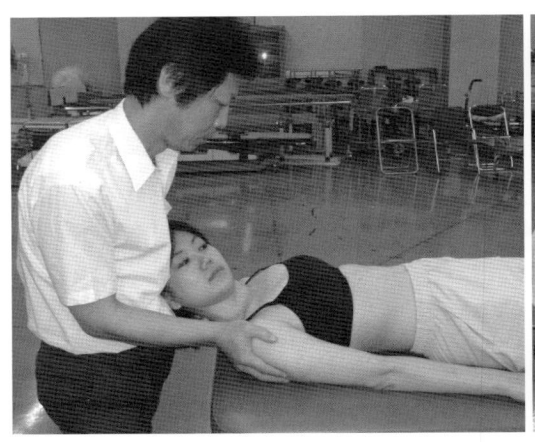

(a) 右僧帽筋上部線維
頸部：亜最大屈曲，左側屈，右回旋
肩甲帯：尾・背側に押し下げる

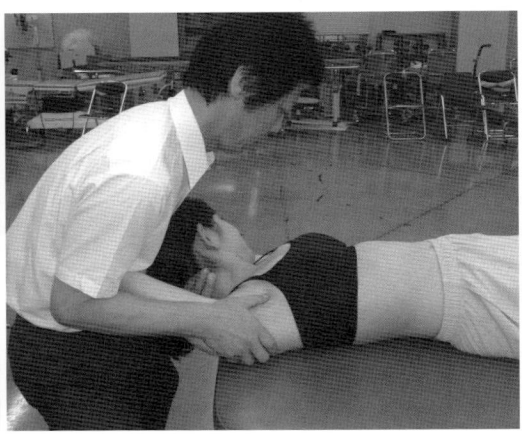

(b) 右肩甲挙筋
僧帽筋上部線維抑制するために肩甲骨上方回旋位
頸部：亜最大屈曲，左側屈，左回旋
肩甲骨：尾・背側に押し下げる

図7　スタティック・ストレッチング

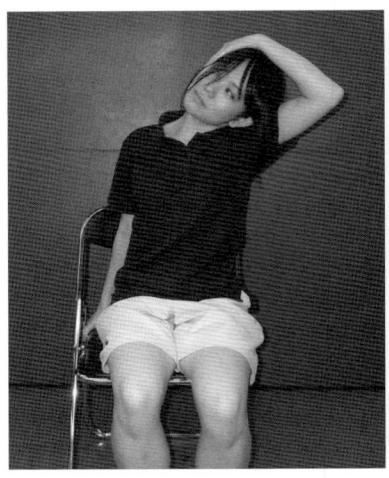

(a) 僧帽筋上部線維の選択的ストレッチング
左側屈，右回旋で右の僧帽筋上部線維を伸張する。右手は椅子を掴む。

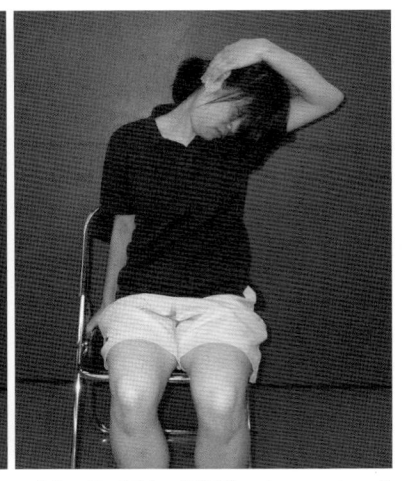

(b) 肩甲挙筋の選択的ストレッチング
左側屈，左回旋で右の肩甲挙筋を伸張する。右手は椅子を掴む。

図8　セルフ・ストレッチング

維，菱形筋，前鋸筋などである。これは，一般的に「すくめ肩（いかり肩）」とも呼ばれる姿勢である。一方，僧帽筋上部線維の筋力が弱くて延長し，肩甲挙筋や菱形筋が短縮傾向になっている「なで肩」がある。この場合も，上肢の重さを支えるために僧帽筋上部線維が弱いながらも持続的収縮を強いられ，肩こりが発生する。

なお，「すくめ肩」にも「なで肩」にも該当しなくてもこりを訴える場合もある。この原因としては，長時間にわたる不良姿勢，長時間のパソコン作業・料理・掃除，不良姿勢での読書・書き物・編み物・運転などが挙げられる。その作業特有の筋肉を使いすぎることで筋に持続的収縮が強いられ，肩甲骨周囲の血流低下が生じてこりを惹起することになる。このような場合には，肩甲骨をゆっくり大きく動かすことで，

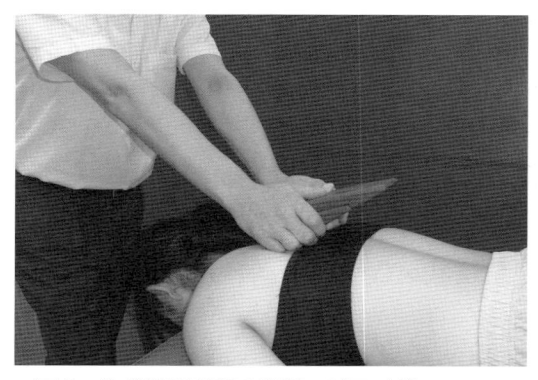

図9　胸椎椎間関節の関節モビライゼーション

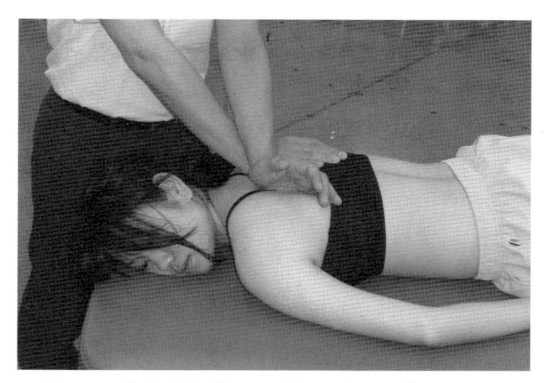

図10　左肋椎関節の関節モビライゼーション

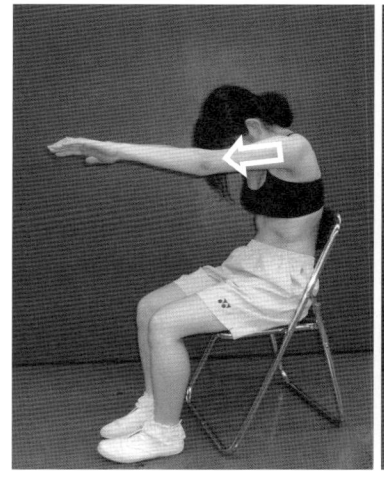

(a) 前鋸筋を活動させ，菱形筋をストレッチング

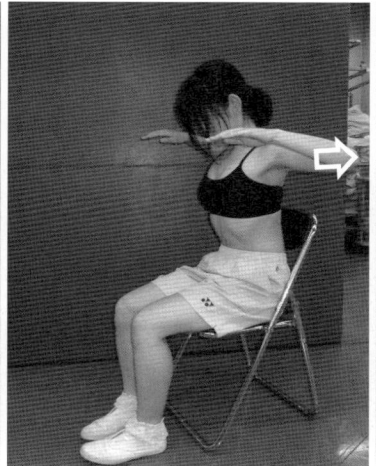

(b) 上部脊柱起立筋群を活動させ，大胸筋のストレッチング

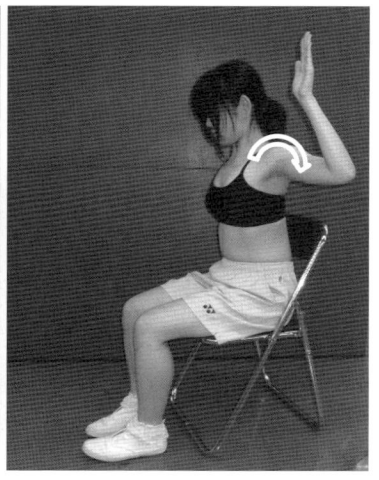

(c) 肩関節外旋筋群と僧帽筋下部線維を活動させ，大胸筋と小胸筋のストレッチング

図11　腕の押し，引き，回し体操

肩甲骨周囲の筋群をバランスよくほぐして血流を良くすることが大切になる。

運動療法では，筋のインバランスを考慮し，短縮あるいは優勢筋に対するストレッチングと，筋長が延長して筋力が弱化している筋に対するエクササイズを同時に実施する体操を指導することが大切となる。体操は，日常生活の中で習慣化することが大切である。

以下に，すくめ肩となで肩における体操例を示す。

a. 腕の押し・引き・回し体操

菱形筋は肩甲骨の外転を制限する。また，前鋸筋が十分に肩甲骨を外転させなければ，僧帽筋上部線維やほかの上方回旋筋の活動が増える。そこで，まずは前鋸筋を使って肩甲骨を外転し，菱形筋をストレッチする（図11-a）。引き続き，あごは引き気味で上部脊柱起立筋群を使って胸椎を伸展させて，大胸筋をストレッチする（図11-b）。さらに，肩関節を90°外転，肘屈曲位で肩甲骨を外転位にしてから肩関節外旋筋群と僧帽筋下部線維を使って肩甲骨を後傾し，大胸筋と小胸筋をストレッチする（図11-c）。

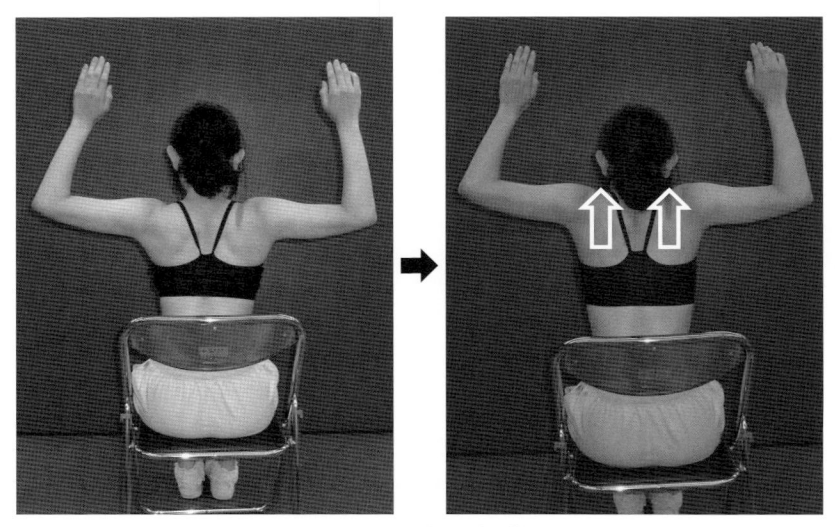

図12　肩甲骨持ち上げ体操

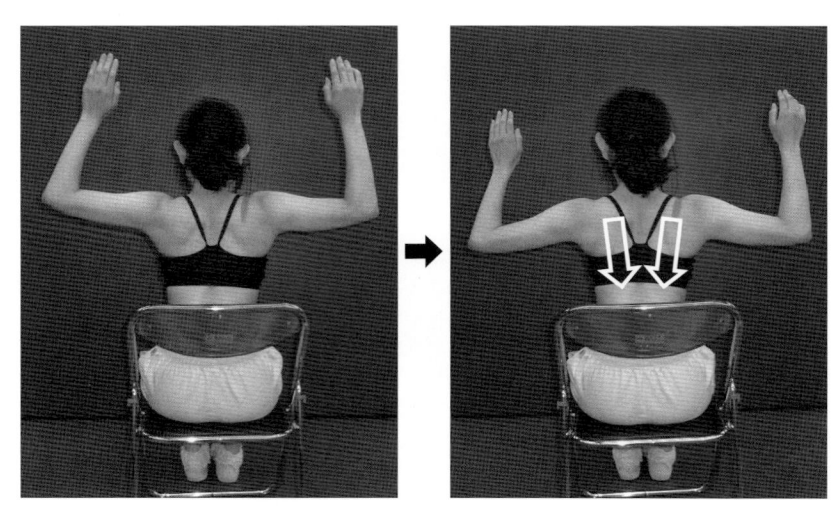

図13　肩甲骨引き下げ体操

b. 肩甲骨持ち上げ体操

　なで肩では，僧帽筋上部線維は延長されて肩甲骨は下方回旋しているが，肩甲挙筋は優勢なままで肩甲上角は挙上位になっている。この場合，肩甲挙筋のストレッチングは実施するが，僧帽筋上部線維をストレッチングしては逆効果になる。代わりに，肩甲骨を上方回旋位にして肩甲挙筋を伸張位にして働きを抑制した状態で，両肩甲骨を挙上することで僧帽筋上部線維の強化エクササイズを実施する（図12）。

c. 肩甲骨引き下げ体操

　いかり肩では，僧帽筋上部線維は短縮し，僧帽筋下部線維は延長されている。そこで，肩甲骨を上方回旋位にして肩甲挙筋を伸張位にして働きを抑制した状態で，両肩甲骨を下制挙上することで僧帽筋下部線維の強化エクササイズを実施する（図13）。このエクササイズによって，僧帽筋下部線維を使って肩甲骨を下制，内転，後傾させ，大胸筋，小胸筋，広背筋をストレッチすることも目的としている。

3 日常生活指導

日常生活においては，姿勢指導，症例に応じた肩こり体操，職場内環境の改善などを実施する．一般に，一定姿勢を2時間以上持続すると症状が出現するので，読書やキーボード操作，アイロンかけ，車の運転など，首へ負担のかかる姿勢や長時間にわたって腕を挙げ続けるような姿勢は極力避ける．仕事中にも，体操を頻回に実施することが大切である．1日の終わりには，入浴によって精神的なリラックスを図りながら筋肉の緊張を和らげ，血行をよくすることも肩こりの解消に効果的である．また肩こりを解消するために，筋肉や末梢神経に必要なエネルギーを作り出す働きがあるビタミンB_1と，血流を改善する働きがあるビタミンE（抗酸化作用を高めるビタミンCとともに）を摂取するとよい[2,14]．

【引用文献】

1. 竹井 仁. 肩こりに対する理学療法. 脊椎脊髄ジャーナル 2005；18：1237-46.
2. 竹井 仁. 頸部痛，肩こりから上肢のシビレ 4. 肩こりの対処法. Mod Physician 2010；30：2010-2.
3. 竹井 仁. 肩こり・腰痛とストレッチングの本当の関係：筋の病態生理と運動. 奈良 勲編. 理学療法のとらえ方 Clinical Reasoning. 東京：文光堂；2001．p.68-84.
4. 深町秀彦. 牽引療法. 嶋田智明，田口順子，濱出茂治，ほか著. 物理療法マニュアル. 東京：医歯薬出版；1996．p.175-97.
5. 青木一治. 牽引療法. 網本 和編. 標準理学療法学 物理療法. 東京：医学書院；2008．p.17-30.
6. 柳澤 健. 温熱療法. 嶋田智明，田口順子，濱出茂治，ほか著. 物理療法マニュアル. 東京：医歯薬出版；1996．p.1-39.
7. 篠原英記. ホットパック・パラフィン. 網本 和編. 標準理学療法学物理療法. 東京：医学書院；2008．p.62-9.
8. 川村博文. 極超短波療法. 網本 和編. 標準理学療法学物理療法. 東京：医学書院；2008．p.87-93.
9. 坂本雅昭. 寒冷療法. 網本 和編. 標準理学療法学物理療法. 東京：医学書院；2008．p.96-113.
10. 嶋田智明. 寒冷療法. 嶋田智明，田口順子，濱出茂治，ほか著. 物理療法マニュアル. 東京：医歯薬出版；1996．p.41-84.
11. 竹井 仁. 結合組織に対する徒手療法. 網本 和編. 標準理学療法学物理療法. 東京：医学書院；2008．p.232-44.
12. 竹井 仁. モビライゼーション. 柳澤 健編. 運動療法学. 改訂第2版. 東京：金原出版；2011．p.351-79.
13. 竹井 仁. 筋膜リリース. 奈良 勲，黒澤和生，竹井 仁編. 系統別・治療手技の展開. 第2版. 東京：協同医書出版社；2007．p.95-122.
14. 竹井 仁. 肩こりにさよなら！. 東京：自由国民社；2012．p.110-5.

〔竹井　仁〕

B リハビリテーション 2　運動療法

はじめに

厚生労働省が行った平成22年度の国民生活基礎調査の性・年齢階級別にみた有訴者率によれば，肩こりは男性では腰痛に次ぎ第2位（60人/人口1,000人），女性では第1位（約130人/人口1,000人）と報告[1]されている。このように現在も多くの日本人が自覚している肩こりであるが，これは症状名であり，その定義や病因，病態，治療などに関する検討はほとんど行われていなかった。

そのため，日本整形外科学会では平成16年から18年の2年間，学術プロジェクトとして「肩こりに関するプロジェクト研究」を立ち上げ，その定義，診断，治療などに関して検討を行った[2]。その結果，肩こりの定義としてこれまで厳密なものは存在しないことが明らかとなった。また，これまでの報告や整形外科医へのアンケート結果より，肩こりは頭より肩甲部にかけての筋緊張感（こり感），重圧感，および鈍痛などを総称し，筋硬結などは必須でないと考えられていることが判明した[2]。また，発生部位としても後頸部僧帽筋と考える者が大多数であり，実際の肩である三角筋部に生じたものは「肩こりというべきでない」と回答する者も多く見られた。諸外国では肩こりに一致するような適切な表現は見当たらなかったが，これに近い状態を表現したものとして chronic non-specific neck pain あるいは neck and shoulder pain が認められ，「肩」という言葉に主眼を置いた shoulder stiffness のような表現はみられなかった[2,3]。

これらの結果より，本邦における肩こりは部位としては首肩痛であり，諸外国でもこれに近い病態が同様の表現で呼ばれているという現状が明らかとなった。日本人の多くが愁訴として訴える肩こりは，日本人が肩という解剖学的部位に対して特別の認識を有していることが大きな理由の一つではないかと考える[4]。

肩こりには，大きく分けて2種類の型があることが知られている[2,5,6]。そのうち症候性肩こりでは，肩こりの原因となる基礎疾患が存在するためそれぞれの原因疾患に応じた治療を行うことが必要である。これに対して原因の明らかでない本態性肩こりでは対症療法として薬物療法，局所注射療法，運動器リハビリテーションなどが行われている。運動器リハビリテーションの中には，運動療法と物理療法がある。そのうち，運動療法ではこれまで海外においていくつかのランダム化比較試験が施行され，治療の有用性が報告[2,3]されている。運動療法は，肩こりに関する研究の中で数少ないエビデンスが認められる領域ではないかと考える。以下に，具体的な運動療法の内容につき述べる。

1 肩こりの運動療法

1）注意点

最初に，いずれの運動療法にも共通した注意点を述べる。
① 肩の「こり感」や「張り感」以外の痛みやしびれを自覚するような場合は，必ず整形外科医などの医療機関を運動開始前に受診する。
② ストレッチを行う際には回数や時間以外に正しい方法で，ゆっくり，優しく行う。
③ 運動を行う際にはリラックスして行い，特に頸部の運動では決して無理な力を加えた運動は行わない。

2）首・肩の運動

a. 首のストレッチ（図1）
① 顎を引く。
② 両手を頭部のやや後方に置き，軽く前下方

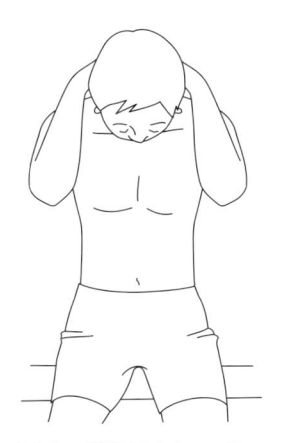

図1 首のストレッチ（頸部伸筋群）
10秒1回の割合で行う。

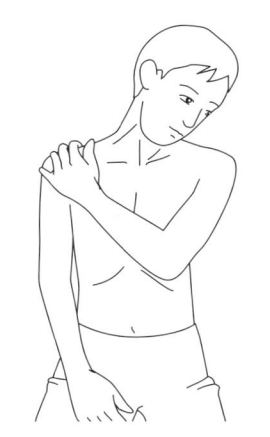

図2 首のストレッチ（僧帽筋上部線維）
左右を10秒1回の割合で行う。

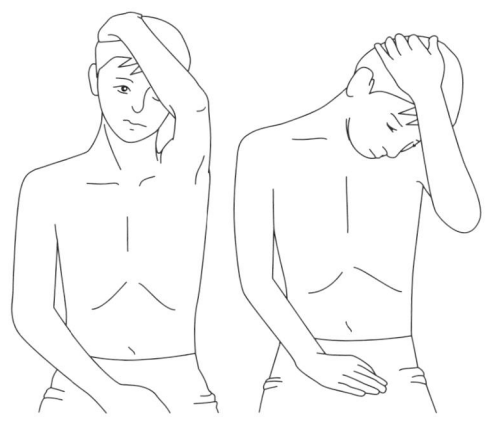

（a）開始肢位　　（b）ストレッチ位
図3 首・首のストレッチ（肩甲挙筋）
左右を10秒1回の割合で行う。

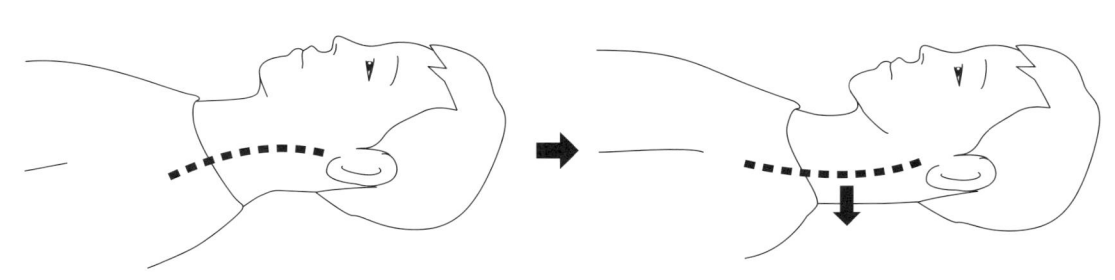

図4 頸部の筋力増強維持運動（頸部屈筋群）
5回1セット程度の回数を目安に行う。

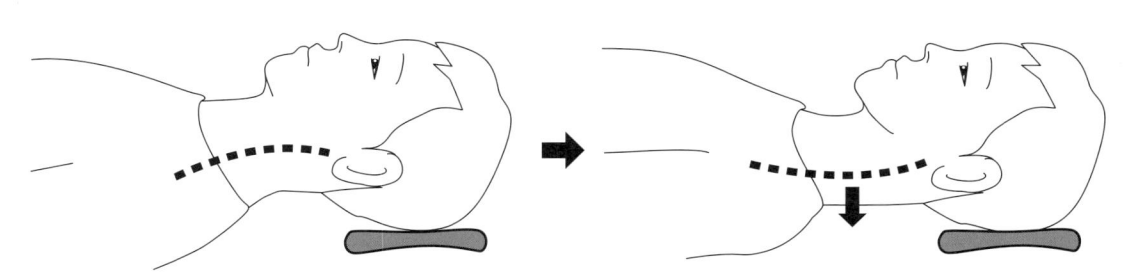

図5 頸部の筋力増強維持運動（頸部伸筋群）
屈筋群と同様に5回1セット程度の回数を目安に行う。

に押す。

b. 首のストレッチ（図2）
①ストレッチする肩のほうに反対の手を置く。
②逆側に頸部を傾ける。
③胴体を横に曲げないようにする。

c. 首・肩のストレッチ（図3）
①ストレッチするほうの頭の上やや後方に手を置く。
②斜め下を見るように，軽くゆっくり優しくストレッチを行う。
③引っ張られているほうの肩を下げすぎない。

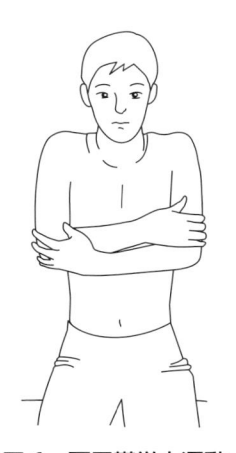

図6 肩甲帯挙上運動
5回1セット程度の回数を目安に行う。

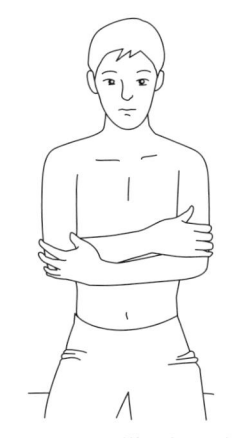

図7 肩甲帯下制運動
挙上運動と同様に5回1セット程度の回数を目安に行う。

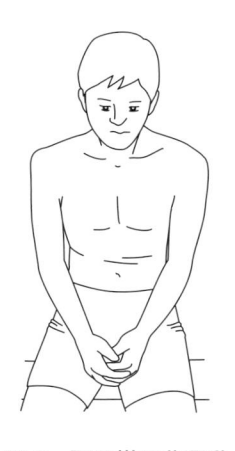

図8 肩甲帯屈曲運動
5回1セット程度の回数を目安に行う。

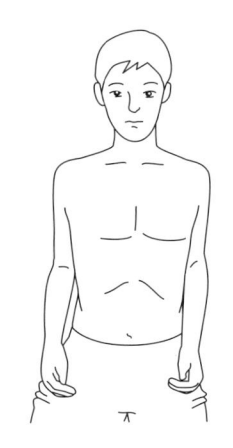

図9 肩甲帯伸展運動
屈曲運動と同様に5回1セット程度の回数を目安に行う。

(a) 開始肢位　　(b) ストレッチ位

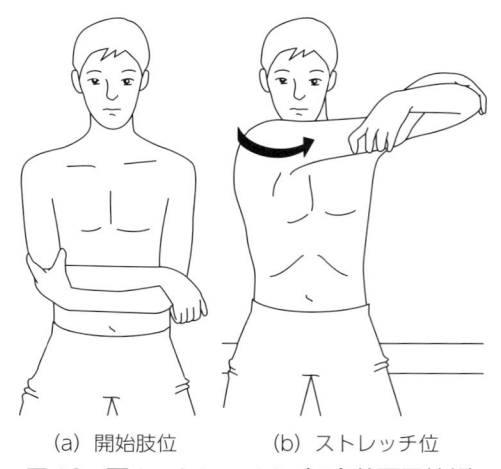

図10 肩のストレッチⅠ（三角筋肩甲棘部）
左右を10秒1回の割合で行う。

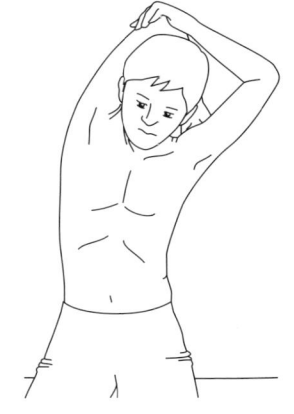

図11 肩のストレッチⅡ（広背筋）
ストレッチⅠと同様に左右を10秒1回の割合で行う。

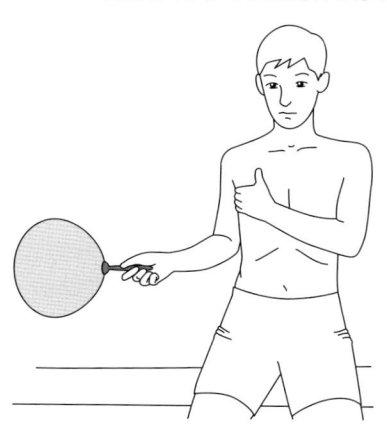

図12 肩の筋力増強運動
左右20回1セット程度を目安に行う。団扇を使用した方法を示す。大胸筋による代償作用を防ぐ目的で、運動と反対側の手で同側の大胸筋を触知して行うようにする。

d. 頸部筋力増強維持運動（図4）
① 仰臥位となり、顎を引きながら頭を床から離さず、臍のほうを見るようにする。
② 頭を上げても良いが、頭を上げすぎず、顎を上げないように注意する。

e. 頸部筋力増強維持運動（図5）
① 図4と同様に仰臥位となり、低い枕を使用する。ゆっくりと優しく後頭部で枕を押しつける。
② 頸椎の過伸展を防ぐため、顎を上げ過ぎないように注意する。

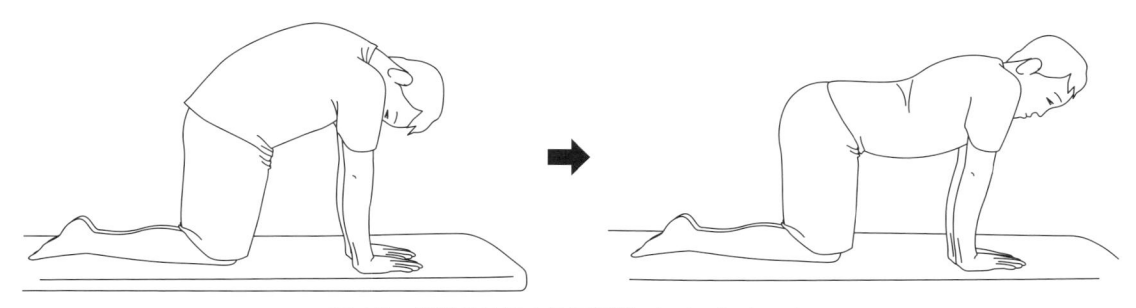

図 13　体幹の抗重力伸展運動（cats & dogs）
両体位の繰り返しを 10 回 1 セット程度で行う。

3）肩甲帯の運動

a. 肩甲帯挙上（図 6）
①良い坐位姿勢をとり，顎は引いておく。
②両方の肩を耳のほうに近づけるように挙上する。
③肩をもとの位置まで戻す。

b. 肩甲帯下制（図 7）
①良い坐位姿勢をとり，顎は引いておく。
②両方の肩を下方に引き下げる。
③肩を元の位置まで戻す。

c. 肩甲帯屈曲（図 8）
①良い坐位姿勢をとり，顎は引いておく。
②両方の肩を前方に引き出す。
③肩を元の位置まで戻す。

d. 肩甲帯伸展（図 9）
①良い坐位姿勢をとり，顎は引いておく。
②両方の肩を後方に引く。肘を少し曲げると楽にできる。
③左右の肩甲骨が近づく感じを意識する。
④肩を元に位置に戻す。

4）肩のストレッチと筋力増強維持運動

a. 肩のストレッチ（図 10）
①良い坐位姿勢をとる。
②顎を引きながら対側の肘を持って，体に引き寄せながら外側に伸長する。

b. 肩のストレッチ（図 11）
①良い坐位姿勢をとる。
②顎を引きながら，頭上から対側の肘を持つ。
③そのまま胴体を曲げて体側を伸長する（腰痛のある人は痛みに注意し，無理な運動をしない）。

c. 肩の筋力増強運動（図 12）
①良い坐位姿勢をとる。
②団扇もしくは輪ゴムを使用して，肩関節の内外旋運動を行う。
③肩甲帯などの代償作用に注意する。

5）体幹の抗重力伸展運動（図 13）

①いわゆるハイハイの姿勢をとり，臍を引き上げるように力を入れ，これを数秒間維持する。
②力を抜いて元の姿勢に戻す。
③頸部を過度に屈曲，伸展しないように注意する。

6）不良肢位への対処

　頸椎，胸椎，腰椎後彎や骨盤後傾（図 14）や肩甲骨内転（図 15）などの不良姿勢は，肩こりの大きな要因となる。そのため，これらの不良肢位を確認し，自ら姿勢矯正を行うように注意を払うこと（図 16，17）や，これまで述べてきたような運動療法を姿勢の改善目的として継続することも重要である。

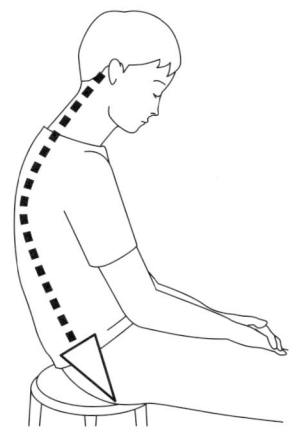

図14 側面からみた不良姿勢
頸椎・胸椎・腰痛が後彎し，骨盤が後傾している姿勢を示す。

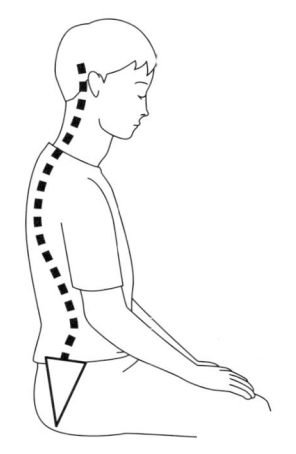

図15 側面からみた矯正姿勢
脊椎に生理的彎曲が形成され，骨盤後傾もみられない。頸部・肩甲帯周囲筋や体幹の筋力強化やストレッチが有効な運動療法である。

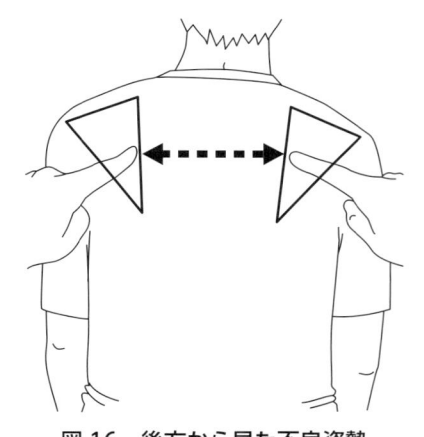

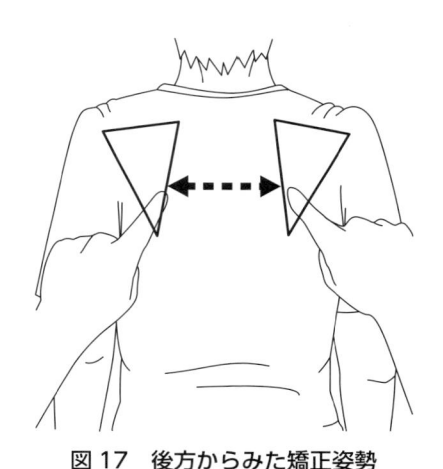

図16 後方から見た不良姿勢
両側の肩甲骨が内転し，肩甲骨間距離が開大していることを示す。

図17 後方からみた矯正姿勢
左右の肩甲骨間距離が短縮し，肩甲骨の内転が改善されていることを示す。肩甲帯周囲および頸部の筋力強化やストレッチが有効な運動療法である。

おわりに

肩こりの運動療法につき代表的なものを図示してきたが，これ以外にも数多くの運動療法が報告[2,7]されている．運動療法は肩こりにおける数少ないエビデンスがある治療手段であるが，前述したように無理な力を加えずゆっくり優しく行うように指導することが大切である．

【引用文献】

1. 性別にみた有訴者率の上位5症状（複数回答）：平成22年国民生活基礎調査の概況．1．自覚症状の状況．http://www.mhlw.go.jp/toukei/saikin/hw/k-tyosaio/3-1.html
2. 高岸憲二，星野雄一，井手淳二，ほか．肩こりに関するプロジェクト研究（平成16-18年）．日整会誌 2008；82：901-11．
3. 篠崎哲也，堤 智史，大沢敏久，ほか．海外文献で

みる肩凝り・頸部痛のEBM. ペインクリニック 2008；28：174-8.
4. 石田　肇. 欧米における「肩こり」という疾病概念の有無. 医事新報 1990；3539：132-3.
5. 篠崎哲也, 高岸憲二. 肩こりの病態と症状. Orthopaedics 2006；19：1-5.
6. 篠崎哲也, 高岸憲二. 肩こり. Orthopaedics 2010；23：1-5.
7. 佐藤祐造編. 運動療法と運度処方：身体運動・運動支援を効果的に進めるための知識と技術. 第2版. 東京：文光堂；2008.

〔篠崎　哲也, 高岸　憲二〕

3 神経内科からのアプローチ

はじめに

　肩こりが，学術的な用語ではないことは明らかである．これまでの多くの検討から，肩こりとは，後頸部から肩および肩甲背部にかけての筋肉の緊張感や疲労感が混ざり合ったある種の不快感，違和感あるいは鈍痛などの症状であり，訴えであろうと考えられている[1,2]．

　肩こりの疾患別分類を試みると，どこまでを神経内科的疾患とするかにより異なるが，そこに分類できるのは少なく，多いのは不良姿勢，筋力低下，過労によるものであり，これは狭義の頸肩腕症候群に分類ができる．次に変形性頸椎症が多く，頸椎症性脊髄症，頸椎症性神経根症，頸椎後縦靱帯骨化症などがある．神経内科疾患としては，軽症の痙性斜頸（頸部ジストニア）や全身の筋痛を呈するリウマチ性多発筋痛症（polymyalgia rheumatica）がしばしば肩こりで始まることも多い．

　神経内科疾患での肩こりの代表といえば，頭痛に伴う肩こりであろう．なかでも緊張型頭痛（tension-type headache：TTH）の罹患率は，世界的に一般集団における生涯有病率は30％以上との報告もあり，本邦でも20％といわれ，一次性頭痛のなかでもっとも多いと考えられている[3]．これはまたすべての疾患のなかでもっとも多いものの一つであり，実際，実地医家における診断・治療の重要性は非常に高いものといえる．肩こりは，古くからTTHの中心症状としてもっとも重要なものと思われてきた．しかし一方で，肩の張り，痛みは片頭痛の前駆として重要であり，肩こりイコールTTHという安易な診断方式は意味をなさないばかりか誤診につながりかねないこともいわれている[4]．片頭痛が年月を重ね変容してゆくとTTHを併存し，肩こりは実は片頭痛の症状なのにTTHの症状にみられている．

　別項で述べられるが，病態生理的側面からはTTHでは筋膜，特に頭蓋周囲の筋膜の痛み感受性が増しており，そこからの末梢感覚入力の侵害受容増加が中枢の感覚過敏に関与している，そして後者は同様に片頭痛でも生じ，片頭痛の際の肩こりの発症と関連しているとの報告があり，肩こりを病態生理学的に裏付ける検討も始まっている．

　本項では，頭痛に伴う肩こりの治療を中心とし，神経内科疾患における肩こりの治療法について述べる．

1 治療

1）痙性斜頸（頸部ジストニア）にともなう肩こり

　肩こりを愁訴として訪れる患者のなかで，本人が気づいていないような軽度の頭部の回旋や屈曲があり，右または左といった特定の方向への回旋がしにくいような患者であったが，実は軽症の痙性斜頸（頸部ジストニア）であったという症例がある．中には明らかな感覚トリックがみられ，通常の斜頸となんら変わるところがない．片側頭板状筋の肥大や，表面筋電図上過剰放電がある．このような患者では，ボツリヌス毒素（botulinum toxin：BTX）を用いた治療で軽快する．圧痛を示す特異点（いわゆるトリガーポイント）に浅い筋注または皮下注を行うと，肩こりが軽減する患者も存在する[5]．

2）リウマチ性多発筋痛症に伴う肩こり

　全身の筋痛を呈するリウマチ性多発筋痛症が，しばしば肩こりで始まることも多い．診断は，血沈の異常亢進やC反応性タンパク（CRP）の高値があれば簡単である．本症は少量のステ

ロイドで治療可能である[6]。

3）頭痛に伴う肩こりの治療

ICHD-II分類[7]では，反復性緊張型頭痛（episodic tension-type headache：ETTH）は頭痛の頻度が月あたり1回未満の稀発型と，それよりは多いが月15日未満の反復型，すなわち一般的な反復性緊張型頭痛にさらに細分類された。稀発型が個人に及ぼす影響はごくわずかなものであるため，医療関係者からあまり大きくは注目されていない。市販薬が効かない場合や特別重症な頭痛発作でないかぎり，医療機関による治療の必要性は少ないと考えられる[3]。なぜなら，前述したように特にこの型が個人に及ぼす影響はごくわずかなもので，たとえ支障のある場合でも市販薬（over the counter：OTC）である非ステロイド性抗炎症薬（NSAIDs）などにより治療されて事足りるからである。しかし，頻繁に罹患することにより，ときとして高価な薬物や予防治療薬が必要となることがある。さらに，月15日以上発作のある慢性型（2.3 chronic tension-type headache：CTTH）に分類される頭痛は，その成因に中枢性疼痛メカニズムがより重要な役割を果たしており，生活の質（QOL）を大きく低下させ，高度の障害を引き起こす深刻な疾患であり，治療が必要となることは個人的，社会的見地からも当然のことで，結果として多額の経済的費用負担を伴う。

片頭痛では，特に頭痛発作回数が増え片頭痛の形態が変化した頭痛，すなわち変容性片頭痛では肩こりの症状が多く，実は肩こりが頭痛に伴う最大の症状であったり，前駆症状あるいは頭痛発作が治っても残存する症状であることが知られている（図1）[8]。報告は少ないが，トリプタン系薬物は拍動性の頭痛のみでなく片頭痛の頭重感にも作用する。

頭痛の治療法にも急性期（頓挫）療法と慢性期（予防）療法があるが，それぞれに薬物療法と非薬物療法がある。有効性に関しては治療法により異なるが，肩こりに関しRCTにおいて十分に有効性が証明されている治療法は，非常

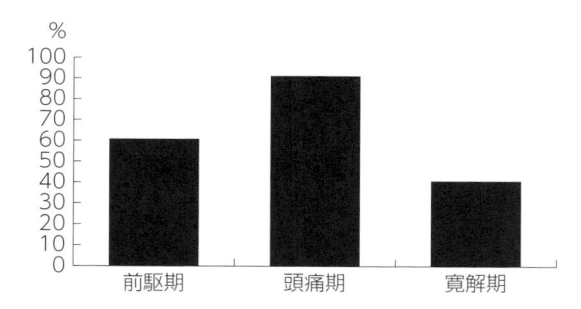

図1　片頭痛患者における頸部痛
(Kaniecki RG. Migraine and tension-type headache: an assessment of challenges in diagnosis. Neurology 2002; 58: S15-20 より引用)

に少ない。

2 薬物治療

1）急性期治療

片頭痛でもTTHでも軽症例での治療の中心となる薬物治療は，鎮痛薬，NSAIDsの使用がもっとも勧められる（表1）[9~11]。また，本邦で実際に健保適用が認められているのはアセトアミノフェン，アスピリン，メフェナム酸のみである。

NSAIDsの慢性的使用は，さらなる頭痛誘発が問題となる。さらに，カフェインの併用はエビデンスがあると結論されるが，消化器系副作用と中・長期的には乱用につながることが考慮されるべきである。

中等症以上の片頭痛に使用されるトリプタン系薬物は，脈打前に肩こりから始まる頭重感のときにも作用する。はっきりとした脈打つ感じがないので頭痛といえるかどうかわからないときにトリプタン系薬物を服用すると，その症状が完全に消失するので，頭痛であったのだと分かることがある。トリプタン系薬物は拍動性の頭痛と片頭痛の頭重感にも作用するが，ひどい肩こりの状態のときやアロデニアの状態になっていると，服用してから15分くらいに肩の違和感（患者によって異なるが，重い感じ，締め

表1 緊張型頭痛治療薬のEBM

	薬物	EBMに基づく推奨度	適応
鎮痛薬 NSAIDs	アセトアミノフェン	A	稀発・頻発反復性緊張型頭痛急性期
	アスピリン	A	
	メフェナム酸	A	
	イブプロフェン	A	
	ナプロキセン	A	
	カフェイン併用 ＋イブプロフェン	A	
抗うつ薬	アミトリプチン	A	慢性緊張型頭痛に対する予防療法
	マプロチリン	B	
	ミアンセリン	B	
	サートラリン	B	
	フルボキサミン	B	
	ミルタザピン	B	
筋弛緩薬	チザニジン	B	急性期・予防とも
	エペリゾン	C	
抗不安薬	エチゾラム	B	急性期・予防とも
	アルプロゾラム	B	
トリプタン	スマトリプタン	C	片頭痛合併時

(平田幸一, 竹島多賀夫. EBMに基づく慢性頭痛の治療. 神研の進歩 2002；46：413-30 より改変引用)

付ける感じ、などと表現する患者が多い）を感じ、頭痛が改善してからも肩のだるさが残ってしまうという患者がいる。でも、その症状の自覚はだいたい3～4時間で消失することが多い印象であり（話を聞いた感じでは）、その作用は、トリプタン系薬物が筋に作用しているのではないかと私見ではあるが考えることがある。

実地臨床でしばしば使用されている抗不安薬は、evidence-based medicine（EBM）としては慢性期治療に記載があるが、副作用の点から考慮すると実際には急性期でこそ使用可能と考えられる。筋弛緩薬も、同様に考えると合理的といえる。緊張型頭痛や片頭痛の治療として、抗不安薬が本邦の実地臨床でしばしば使用されている。本項での主題である肩こりに効く、という話をしばしば患者から聴く。しかし、EBMに立脚した検討としては、批判に耐える検討は少ない[12]。われわれはこれが実際に処方されている状況に即し、抗不安薬の効果を検討するために厚生科学研究医師主導型治験を行い、希発・頻発型緊張型頭痛144名を対象にNSAIDs（メフェナム酸）へ追加投与されることが多いエチゾラムの緊張型頭痛に対する重畳効果に関するRCTを行った。この結果、全体としての効果は有意でないものの、女性や若年者ではエチゾラム併用群は特に肩こりに対し有意な効果があった（図2, $P<0.05$）[13]。ただ、これらの治療法は薬物併用療法であり、前述したような、OTCとしても用いられる合剤、特にカフェイン配合剤投与については近年薬物乱用頭痛（medication-overuse headache：MOH）誘発の危険性が高まることが警告されており、これを考慮したうえでの解釈が必要である。

肩こりを主症状あるいは随伴症状とし、頻度のさほど高くないTTHには、NSAIDsとエチゾラムなどの抗不安薬の投与が有用であろう。また、エビデンスはないが、NSAIDs貼付薬は

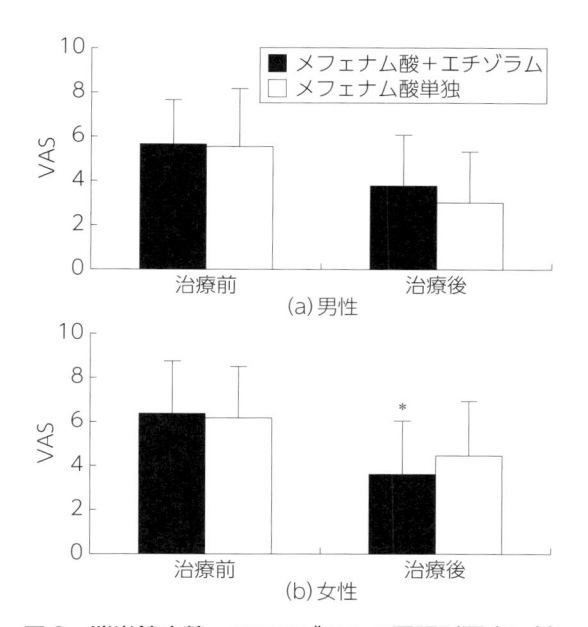

図2 消炎鎮痛薬へのエチゾラムの緊張型頭痛に対する重畳効果

VAS：visual analogue scale, ＊：P＞0.05
(Hirata K, Tatsumoto M, Araki N, et al. Multi-center randomized control trial of etizolam plus NSAID combination for tension-type headache. Intern Med 2007；46：467-72 より引用)

もっとも肩こりに効果的な方法の一つであろう。

2）予防療法

CTTHは，QOLを大きく低下させ，高度の障害を引き起こす深刻な疾患であり，このような患者群に対しては予防療法が有用である。エビデンスがあるのは抗うつ薬，とりわけアミトリプチリンなどの3環系抗うつ薬である[6,9,11]。また，抗うつ薬については有用との数多くの報告があるが，そもそも緊張型頭痛を病型別に分類しないで検討している点に留意すべきであり，急性期治療としての有用性については疑問が残る。オープンラベル試験ではあるが，アミトリプチリンはCTTHには有効であるが，ICHD-Ⅱ分類でいうETTHには有効でないことが示されている[6]。この検討から推察されることは，EBMからみるとCTTH以外には予防療法は必要ないであろうことである。ただ，アミトリプチリンは片頭痛の際の予防療法として認められている薬物であることはいうまでもない。

この効果は小児でもRCTで確認されているが[14]，口腔内乾燥，眠気，とりわけ抗コリン作用の発生には注意が注がれるべきである。副作用の点からは，推奨度Bの四環系抗うつ薬（ミアンセリン）や，選択的セロトニン取り込み阻害薬（SSRI）の投与も考慮される[15]。しかし，実際には予防治療薬として大規模RCTで効果の認められているSSRI（正確にはその近似物）はミルタザピン（noradrenergic and specific serotonergic antidepressant：NaSSA）が効果をもつとの報告があるのみである[12]。

これらの予防療法は慢性片頭痛，MOHなどの肩こりにも有用なことがある。予防療法は数カ月以上十分な期間使用しその臨床効果を評価すべきであるが，さらに継続するか否かについては，定期的に再評価する。矛盾するようではあるが，一般に始めの3カ月を除き，漫然と同一薬物を投与しないほうがよい。

局所麻酔薬の筋肉注射や後頭神経ブロックによるTTHの治療は，経験的治療法として使用されてきたが，必ずしも有用性ははっきりしていない[16]。しかしこの研究の病態生理学的背景には，頸部脊髄の三叉神経尾側核を大後頭神経（C2）の求心路が通過するという解剖学的特性があり，繰り返すが一次性頭痛の患者はしばしば頸部や後頭部痛が発現し，この経路の活性調節が治療上有用であるとの考えがある。現在，この病態生理は一次性頭痛病態，特に肩こりを説明するものとして注目されている。

BTXに関しては，数多くの有用であるとの論文があったことは周知の事実である。しかし2005年のメタ分析の結果では，CTTHに対する検討では，片頭痛とは異なり効果が明らかでなく，注射量，部位を検討すべきとの厳密な検討があった[17]。一方，その後，2006年のSilbersteinらはBTXをプラセボ，50 U，100 U，150 Uを，前頭筋，胸鎖乳突筋，前側頭筋，棘上筋，僧帽筋に厳密に注射する，多施設，2重盲検，RCT試験を行った。この結果では，一次エンドポイントである，注射後90日後に50％

表2　非薬物療法のまとめ

①不適当な姿勢とくにうつむき姿勢に気をつける
　　姿勢を正し，特にうつむき姿勢に気をつける．腕は脇息にのせ，重さが肩にかからないようにする．
②適度な筋力増強運動をする
　　マッサージやストレッチをする，腕立て伏せ，肩の筋肉を鍛える．頭痛体操を施行する．
③過労を避け，睡眠衛生を改善する
　　睡眠不足，不適切な姿位での睡眠避け，早起きして散歩をする．
④頸・肩の血流を良くする
　　肩に温湿布を貼る．また，ゆっくりお風呂に入る，温める．
⑤合併症を発見し治療する
　　変形性頸椎症のほか，痙性斜頸などを鑑別する．
⑥バイオフィードバック法
　　重症症例に施行する．

表3　片頭痛の肩こりの対処法：肩こり衛生（筆者（Y. K.）を中心とした私的見解）

A. ならないようにするコツ
　①環境を考える：体が自由に動けないような環境をできるだけ避ける．例えば，何かの講演で一番先頭に座って話を聴かなくてはならないとき，後方の視界を遮ることを心配し，固まっているのはよくない（気にしない一番後方へ坐ろう）．狭いエレベーターや混んでいる電車で動けないのは良くない．気温に関係するものとして寒い部屋や頸部や肩が冷える環境では，頸を縮めるので肩がこりやすくなる．
　②精神的影響：ストレス，疲れ，緊張を避ける．
　③姿勢：長時間の同じ姿勢は，良くない．特に，頭部を前に突き出し，体が前傾となる，やはりいわゆるうつむき姿勢は一番悪い．運転席で頭が背もたれにつかない状態で前傾であるとひどくなる（女性がポニーテールのときや後ろで重い髪止めを付けているとき）．重い荷物を背中に背負ったり，肩掛けかばんはかけている部分の肩がこりやすくなる．
　④服装：きつい服は緊張しやすくなる．例えば，ワイシャツでもボタンダウンのような，頸部を締め付けるもの（ネクタイを含む）は避ける．頸部や肩が冷えると良くないので，冬に頸の大きく開いたシャツは良くない．着物も締め付けるので良くない．締め付けは上半身に限らず，腹部より下の締め付けでも同様である．ズボンでもきつめのときは姿勢が変わりやすく，肩こりが出現する．服の素材はストレッチ素材のものがよく，軟らかい，肌ざわりも良いものにする．頸周りは，冬は冷やさないようにし，入浴で温める．頸から下げるものはできるだけ軽くする（ネックレスは重くないほうがよい，頸から下げるネームカードも重いものをつりさげない，ポケットに重いものを入れるのは良くない）．
　　　共通していえることは，頸周り，頭周りは軽く，空間をとるようにし，できるだけ何もつけずかつ冷やさないようにする．
　⑤睡眠：ベッドは固すぎでは良くない．流行の低反発タイプは沈み込み寝返りが遮られるため，同じ姿勢になりやすく肩こりにつながる．同様に高い枕，固い枕は良くない．
B. 肩こりになってしまったときには
　①両肩のこり（僧帽筋のこり，肩甲骨のこり）：こりのある部分をもむ（一番効果的）．たたく方法もあるが，振動が頭にひびくのは不快なのでよくない．こりのある部分を伸ばすように，頭位を反対側へ倒して反対側の肩へつくぐらいに10秒以上行うとよくなる．これだけでも効果的．
　②直接肩のこりの部分への刺激でなくても効果があるマッサージの方法：足裏のマッサージ（リフレクソロジー）では，足裏の小指から外側までの縦の部分は，肩の反射区であり，指でマッサージをすると効果的とされる．僧帽筋は足の第2〜4指の付け根と足裏の境界部分である．手のつぼ．肩こり時に有名なつぼは，親指と人差し指の間，いわゆる第一背側骨間筋の部分をマッサージするのが効果的といわれている．
　③入浴：片頭痛の発作中には悪化もあるが，TTHではほぼ常に効果的である．
　④NSAIDs貼付薬：もっとも肩こりに効果的な方法であるが，これは薬物療法にあたる．

以上の改善効果がみられるという結果は達成できなかったものの，150 U 使用群では 60 日後に有意に低下し，1 カ月に頭痛がみられる日数が，プラセボ 4.8 日に対し 2.8 日となった[18]。これらの結果を総合すると，CTTH に対する BTX 使用も比較的大用量で，注射部位を限定して使用すればある程度の効果は得られると結論づけられる。

3 非薬物療法

薬物療法に比べて，さらに急性期治療，予防治療別に検討したものは少ない。EBM に基づいた緊張型頭痛の非薬物療法には種々の治療法があり，筋電図バイオフィードバック[19]，認知行動療法[20]，頸部指圧[21]，鍼灸[22]などのほか，経皮的電気刺激（percutaneous electrical nerve stimulation：PENS）[22]，催眠療法（hypnotherapy）[23]もある。

鍼治療は広く実施され，以前より EBM に基づいた報告も多いが神経内科の立場からという本項では割愛する。理学療法を含めた頭痛治療のための体操は，RCT が困難であるとされていた。しかし近年，Ettekoven ら[21]は，81 名を対象とした理学療法と頸部・肩・頭部をラテックスバンドにより屈曲（牽引）する治療による RCT を報告している。6 カ月の追跡の結果，治療群では頭痛頻度，持続，重症度の軽減のみならず SF-36 で測定した QOL，精神的苦痛についても有意な軽減をみた。また，頭痛体操はエビデンスレベル 4 の専門家の意見，経験として推奨することになる[1]。頻発反復性・慢性緊張型頭痛に適応があるであろう。しかし，頭痛体操は副作用が少ない点，コストの点から，あえて推奨度 B とされる。手軽にできる非薬物療法を表 2 にまとめる。

また，頸原性めまいが疑われる患者には，共通した筋骨格異常所見があり，理学療法により介入することにより頸部痛（肩こり）ならびにめまいを長期に減らすというものがある[24]。

一方，指圧に関する論文も引き続き報告されている。以前は，効果があるとの報告も多かったが，Fernández-de-la-Peñas ら[25]のシステマティックレビューの結果では，RCT 研究の数はきわめて限られたものであり，脊椎指圧が総合評価レベル 3，軟部組織指圧が総合評価レベル 4 との効果を検証できなかったとしている。

おわりに

神経内科からのアプローチで，肩こり治療を概説した。実際，頸椎症をはじめとした患者は，神経内科にも多く訪れるのであるが，本項では頭痛に伴う肩こりの治療を中心に概説した。最後に，片頭痛患者における肩こり衛生のための指針とでもいえる筆者のうちの一人の私見を表 3 としてまとめ，この項を終える。

【引用文献】

1. 平林 洌．肩こり・腰痛の臨床：これだけは知っておきたい運動疾患 総論．Mod Physician 2006；26：185-8.
2. 松崎雅彦，内尾祐司．特集：肩こり・後頸部痛の診療 肩こりの診断．Orthopaedics 2006；19：7-14.
3. 平田幸一．緊張型頭痛．日本頭痛学会誌 2005；32：13-7.
4. 平田幸一，穂積昭則，竹川英宏，ほか．片頭痛の診断．脳 21 2005；8：424-9.
5. 梶 龍兒．肩こりに潜む頸部ジストニア．Prog Med 2008；28：2187-90.
6. Cerbo R, Barbanti P, Fabbrini G, et al. Amitriptyline is effective in chronic but not in episodic tension-type headache：pathogenetic implications. Headache 1998；38：453-7.
7. Headache Classification Committee of the International Headache Society. The international classification of headache disorders：2nd edition. Cephalalgia 2004；24（suppl）：9-160.
8. Kaniecki RG. Migraine and tension-type headache：an assessment of challenges in diagnosis. Neurology 2002；58：S15-20.
9. 平田幸一，竹島多賀夫．EBM に基づく慢性頭痛の治療．神研の進歩 2002；46：413-30.
10. Mathew NT. Tension-type headache. Curr Neurol Neurosci Rep 2006；6：100-5.
11. 慢性頭痛治療ガイドライン作成小委員会，坂井文

彦, 荒木信夫, 五十嵐久佳, ほか. 日本神経学会治療ガイドライン 慢性頭痛治療ガイドライン. 臨神経 2002 ; 42 : 330-42.
12. Silver N. Headache (chronic tension-type). Am Fam Physician 2007 ; 76 : 114-6.
13. Hirata K, Tatsumoto M, Araki N, et al. Multicenter randomized control trial of etizolam plus NSAID combination for tension-type headache. Intern Med 2007 ; 46 : 467-72.
14. Hershey AD, Powers SW, Bentti AL, et al. Effectiviness of amitriptyline in the prophylactic management of childhood headaches. Headache 2000 ; 40 : 539-49.
15. Manna V, Bolino F, Di Cicco L. Chronic tension-type headache, mood depression and serotonin : therapeutic effects of fluvoxamine and mianserine. Headache 1994 ; 34 : 44-9.
16. Leinisch-Dahlke E, Jurgens T, Bogdahn U, et al. Greater occipital nerve block is ineffective in chronic tension type headache. Cephalalgia 2005 ; 25 : 704-8.
17. Schulte-Mattler WJ, Krack P : BoNTTH Study Group. Treatment of chronic tension-type headache with botulinum toxin A : a randomized, double-blind, placebo-controlled multicenter study. Pain 2004 ; 109 : 110-4.
18. Silberstein SD, Gobel H, Jensen R, et al. Botulinum toxin type A in the prophylactic treatment of chronic tension-type headache : a multicentre, double-blind, randomized, placebo-controlled, parallel-group study. Cephalalgia 2006 ; 26 : 790-800.
19. Bussone G, Grazzi L, D'Amico D, et al. Biofeedback-assisted relaxation training for young adolescents with tension-type headache : a controlled study. Cephalalgia 1998 ; 18 : 463-7.
20. Bogaards MC, ter Kuile MM. Treatment of recurrent tension headache : a meta-analytic review. Clin J Pain 1994 ; 10 : 174-90.
21. van Ettekoven H, Lucas C. Efficacy of physiotherapy including a craniocervical training programme for tension-type headache : a randomized clinical trial. Cephalalgia 2006 ; 26 : 983-91.
22. Stone RG, Wharton RB. Simultaneous multiple-modality therapy for tension headaches and neck pain. Biomed Instrum Technol 1997 ; 31 : 259-62.
23. Spinhoven P, ter Kuile MM. Treatment outcome expectancies and hypnotic susceptibility as moderators of pain reduction in patients with chronic tension-type headache. Int J Clin Exp Hypn 2000 ; 48 : 290-305.
24. Malmström EM, Karlberg M, Melander A, et al. Cervicogenic dizziness—musculoskeletal findings before and after treatment and long-term outcome. Disabil Rehabil 2007 ; 29 : 1193-205.
25. Fernández-de-Las-Peñas C, Alonso-Blanco C, Cuadrado M, et al. Are manual therapies effective in reducing pain from tension-type headache? : a systematic review. Clin J Pain 2006 ; 22 : 278-85.

［平田　幸一, 渡邉　由佳］

4 心身医学的アプローチ

はじめに

　肩こりは，腰痛に並んで日常的に多発する病態であり，さまざまな立場からその病因や病態が論じられている．それらに応じたさまざまな治療法が提唱されているが，本項では，肩周辺の慢性痛に関する心身医学的なアプローチを概観する．

　心療内科でみる疾患対象はさまざまであるが，2010年の心身医学および心療内科専門医のアンケート調査では，患者の約3割が痛み症状を主訴としているという認識が得られた．そういった心療内科外来で肩こり以外の症状を主訴として来院される患者でも，診察すると肩から頸部に圧痛があることが非常に多い．そして，心療内科外来で重要となる生育歴や生活様式の情報をうかがうと，文字通り，生き方が『肩肘張っている』人であり，生活様式が『肩に力が入っている』状態にある人であることが理解される．つまり，病院を受診するまでとなった日常生活の苦悩が『肩に乗っている』ことを医療スタッフが理解しようとするなかで，肩こりという訴えを通じた患者─治療者間の医療コミュニケーションが成立するといえよう．身体局部の病態のみでなく，日常的に頻発している肩こりという症状が，病院に助けを求めるほどになっている患者本人の緊迫感とその生活環境が治療対象となり，個々のケースに応じた具体的対策をオーダーメイドで検討しようとする医療スタッフの視点が重要となる．

1 肩こりを抱える人と肩こりの患者の違い：counterdependency と catastrophizing

　はじめに，心療内科外来で日常的にみられる肩こりを主訴とした3つの典型例を提示し，日常の生活様式から肩こりが生まれている実態を考えてみる．

a. ケース1

　45歳，女性

　主婦．夫および中学生と高校生の子ども2人の4人家族である．肩こりは常に抱えている．専業主婦なので，家事は完璧にしたいと思っている．掃除機かけと床拭きは毎日，食事はもちろん手作りである．3人分のお弁当作りのメニューデータを携帯電話に入れて，数日先まで管理している．自分がこんなに一生懸命家族のために尽くしているのに，当たり前のようになり感謝されないのが辛い．「もう少し，手伝ってくれたら……」「自分のことは自分でしてくれたら……」と内心不満がふつふつと湧いているが，子ども達が不完全にやるのは気に入らずに結局自分で全部してしまう．それどころか，子ども達には，うっとうしがられているようだ．夫からも，「お前は何にでも『首をつっこみすぎている』，もっと子どもの自主性にまかせろ」と言われる．ある朝，痛みで『首や肩がまわらなく』なった．そうすると，夫や子ども達が妙に優しい．

b. ケース2

　32歳，女性

　派遣社員．勤務時間は短いが，正社員に『肩を並べる』仕事の成果を出すことをひそかに誇りに思っている．デスクワークでのパソコン作業が多い．学生時代からときどき肩こりはあったが，最近，常に肩が張って痛い．ひどいときには，目の奥や頭まで痛くなる．家に帰っても，インターネットが趣味なので，結局一日中パソコンに向かっている．上司からはそんなに『肩に力を入れないで』と言われるが，どうやって

『肩の力を抜いたらいいのか』分からない。

c. ケース3

44歳，男性

会社員。妻と息子の3人暮らしである。弱音を吐かず，頑張るのが当たり前と思っている。人に仕事を回せない。評価されたい気持ちが強く，人の仕事まで『肩代わりする』ことも多い。取引先との会合では，毎回『肩肘張って』交渉に臨んでいる。しかし，最近，何でも自分で抱え込んでしまって『肩の荷が重い』と感じる。家庭サービスをしてこなかったので，家では居場所がなく『肩身が狭い』。中学生の息子が不登校で，怠けているのが気になる。「しっかりしろ」と叱るが，ますます心理的距離が遠くなるようだ。妻にも，「あなたのせいよ」と言われ，責められるのが辛いので，つい残業をしてしまう。

肩こりを抱えながらも，なんとか日常生活を送っている上記のような人々が，どのような流れで病院を訪れる「患者」となるのだろうか。実際，肩こりを有する人と病院を訪れる肩こりの患者には大きな違いがある。肩こりの有訴者率は高いが，その1/5しか医療機関で治療を受けていないともいわれている。残りの4/5の肩こりを有する人と，病院を訪れる肩こりの患者の違いは何なのだろうか。

痛みの認知行動学の立場では，病院を受診するという行動そのものを，痛みを訴える行動である「疼痛行動」として評価する。つまり，「疼痛行動」とは，痛みの存在を周囲に伝達するために自ら起こす行動のことで，意識的のみならず無意識に起こる反応も含める。「痛い」と言うことや，顔をしかめる，首をさするなどの行動から，薬を飲む，ドクターショッピングをするなどのさまざまな行動が含まれる。疼痛行動は，「報酬」と結びつくことで学習されていく。通常は，痛み体験があるために疼痛行動をとるが，痛みが慢性化するにつれ，たまたま得られてきた疼痛行動の社会的報酬を得るために，疼痛行動そのものが対人交流の手段として機能するようになることが理解されてきた[1]。

例えば，ケース1で『首が回らなく』なったときに，思いがけず家族から優しい言葉をかけられたり，やらなければいけないと思っている家事から解放されることにより，それが社会的報酬となって疼痛行動を強化することになる。家族のすすめで病院に受診し，治療を受けて一時的に楽になっても，この強迫的な家事の過活動をやめないかぎり，再発したり慢性化したりすることになる。ケース2や3の場合，症状が強くなって，会社を数日休みその後出勤したときに，思ったようなねぎらいの言葉をかけてもらえるわけでもなく，自分がいなくても会社は普通に回っていることを実感してしまう。そこでまた，より自分を認めてもらおうと，躍起になってがんばることを繰り返してしまう。なぜそんなに『肩に力が入るのか』を話し合っていくと，自分の能力を自分の物差しで測る自信がなく，他人からの評価を必要だと感じていることがある。その背景には，他人に求められないことへの恐怖がある。根底には，自分の能力を認める気持ちである「自己効力感」が低く，自己否定感が強いことがある。自己否定感が強いと，いろいろな活動をどんなにやっても満足感や達成感を得ることができず，「このぐらいにする」ポイントが分からず，やりすぎてしまう傾向があり，強迫的な活動（過活動）に陥ってしまう。

慢性痛としての肩こりの特徴は，腰痛と対比すると分かりやすいが，日常生活動作に必ずしも影響を及ぼすとはかぎらない点である。つまり，過活動の傾向がある人は，多少の痛みがあっても，痛みを紛らわすためにますます活動に励んでいる場合がある。米国の研究[2]で，腰部と（または）四肢（肩も含む）の痛みを有する人は，それ以外の痛みを有する人に比べて「counterdependency（他人に頼れない傾向）」があるという報告がある。本邦でも有訴者の多い肩，腰の痛みを有する人の一つの傾向を表していると考えられる。

また，破局化（catastrophizing）という認知，感情の傾向が強く影響を及ぼしている。う

つや不安が強いと痛みを強く感じる傾向があるのは、従来からいわれてきたが、それに加えて、痛みに対する悲観的、否定的な感情である破局化（catastrophizing）という概念が、痛みの認知行動療法の領域で注目されている。破局化傾向の強い人では、「痛むことばかり考えてしまう」「痛みがひどくなるのではないかと恐ろしくなる」「痛みのせいで何もできない」などの悲観的に痛みにこだわる訴えが頻回に確認される。痛みにとらわれて、繰り返し痛むことばかりを考え（反すう）、その痛みの脅威を過大に評価し（拡大視）、なにもできないと自分の無力さ（無力感）に打ちひしがれる、という3つの要素から成り立っている。

慢性痛患者の治療においては、痛みの強さそのものを治療対象とするより、生活障害などの行動や認知などの心理的因子、環境などの社会的因子をターゲットとすることが効果的[3]であるが、認知の中でも、この破局化に焦点を当てることが重要であることが国際的コンセンサスを得られている。破局化を評価する質問紙としては、自記式質問紙（pain catastrophizing scale：PCS）があり[4]、肩こりに合併する痛み症状の日常臨床で有用である。破局化は、抑うつや不安の影響を統計学的にコントロールしても、生活障害と相関することが知られている[5]。

❷ 痛みと情動

痛みと情動は密接に関係していることが知られているが、この項では肩こりを含めた痛みの心身医学的病態について述べる。

国際疼痛学会（International Association for the Study of Pain：IASP）用語委員会は、「痛みは、実質的または潜在的な組織損傷に結びつくか、このような損傷を表わす言葉を使って述べられる不快な感覚、情動体験である」と定義し、そのコンセンサスのもと、国際的な痛み研究が発展している。それに呼応するように、解剖学的な痛覚伝導路は、視床や体性感覚野などの感覚系のみならず、前部帯状回、島皮質、扁桃体といった情動系の脳回路にも情報を送っていることが知られており[1]、痛み感覚には常に不快情動が合併していることが理解される。

「情動」とは、いわゆる感情（喜び、悲しみ、驚き、怒り、罪悪感など）のみでなく、その感情によって引き起こされる身体反応、行動変化を含んでいる。『頭を痛める』『耳が痛い』『胸騒ぎがする』など、その情動を痛みや異常感覚に関連して身体で表現する言葉が日本語には数多くある。特に、『肩を入れる』『肩身が狭い』『肩叩きする』など、日本人は対人交流を「肩で」感じるようであり、興味深い。肩こりも不快感覚、情動であることは間違いなく、急性痛というより慢性に経過することが多いということを考慮すると、海外でいわれる「chronic shoulder/neck pain」という慢性痛の病態と類似の病態であると考えられる。

数々の疫学研究で有名なフィンランドでの報告[6]では、有職者の8人に1人が臨床的所見のない、非特異的な肩の痛み（いわゆる肩こり）を有したとされる。そして、肩の臨床的疾患を有する人々と比べて、肩こりの人では、重症うつ病や燃え尽き症候群、失感情症[7]（ギリシャ語で「情動のためのことばがない」を意味する、内面の情動への気づきを困難とする傾向がある状態）が約2倍のリスクになるという結果が報告されている。よって、いわゆる肩こりは、ネガティブな心理社会的要因の指標にもなりうる。つまり、肩こりを訴える人々を診るときには、抑うつ（食欲・意欲の低下、睡眠障害、気分の落ち込み、楽しめない感じ、全身疲労感、無価値感、思考・集中力の低下、希死念慮など）の存在や適応障害、失感情症の存在に注意する必要がある。

❸ 慢性痛としての肩こりに対する心身医学的アプローチ

以上の観点から、「肩こり」に対する心身医学的アプローチについて述べる。心療内科では、症状を身体的、心理的、社会的、さらには実存

的な多面的要因からの複合的病態が生じたものという視点に立ち，全人的なアプローチを行っている。患者と呼ばれるようになった人の，身体的な苦痛はもとより心理的な苦悩，社会的な痛み（social pain）を理解しようと，患者の言葉や態度を分析し，交流する。一般的によく使用される「精神的なもの」「気のせい」という説明は，患者の側に特別な否定的感情を抱かせることもあるため，患者-治療者の信頼関係が十分でないときには，慎重に使用することが重要である。代わりに，「体の痛みを悪化させる慢性的な心の緊張に対処することも，長期的には重要である」ことを丁寧に話し合うことが有用である。

　いわゆる『肩に力が入っている』背景について，十分に患者の苦労を傾聴し，その苦悩を受容するなかで，患者-治療者の信頼関係が形成される。この信頼関係を形成しにくい患者が，いわゆる難治症例となっていく。その背景には，同胞葛藤や虐待などの人間不信を生じざるをえない患者の生育歴が関与していることがあるため，信頼関係が形成されにくい問題点を治療対象として，当面はその人間不信がどう形成されてきたかに医療者が注目したほうが結果的に早道になることすらある。

　それでは，良好な患者-治療者関係はどのように形成されるのだろうか。そのために臨床各科の医療者が取るべき態度としては，受容，支持，保証の3つを原則とする一般心理療法の原則が知られている。これに，傾聴，共感という対人交流のテクニックを加えるなかで，患者が話しやすい交流の場を設定することができ，『肩肘張って』『胸が詰まっている』患者の『胸襟を開く』ことができ，患者の苦悩を理解しやすくなる。表面的には肩こりを訴えていても，患者はその背景にある苦悩を訴えているという治療者の理解により，良好な交流が生まれ，それをもとに有意義な治療方針が決定される。これは，心療内科にかかわらず，すべての臨床各科での視点として重要である。

　また，慢性痛では，集学的治療の重要性が示されており，多くの研究では認知行動療法が中

表1　慢性痛の認知行動療法によるアプローチ

セッション1	慢性痛についての教育
セッション2	痛みの理論と腹式呼吸
セッション3	漸進的筋弛緩法と視覚イメージ法
セッション4	自動思考と疼痛
セッション5	認知の再構成
セッション6	ストレスマネージメント
セッション7	時間に基づいたペース配分
セッション8	楽しい活動の予定を立てる
セッション9	怒りの管理
セッション10	睡眠健康法
セッション11	再発予防と再燃への備え

心的役割を担っている。標準的な痛みに対する認知行動療法の治療の流れを示す（**表1**）。心療内科では，さまざまなアプローチを組み合わせた，段階的多面的な治療を行っている（**図1**）。

　前述のように，安心感のある患者-治療者関係の構築をベースに，まずは，基礎身体疾患に基づく対処法を十分に検討したうえで施行する。その中には，薬物療法，ペインクリニック的手法，理学療法などを含む。次に，治療目標を共有したうえで，抗うつ薬，抗不安薬などを，鎮痛増強効果を目的に追加処方することがある。その際には，患者の病歴から，医療不信感に特に留意し，本来の薬物効果を引き出せるような状況やタイミングで投薬する。薬物のプラセボ効果は有名であるが，痛みに対するプラセボ鎮痛メカニズムは現代的観点からも注目されている。歴史的には，プラセボ効果は心理的反応によってのみ引き起こされるとして軽視されてきたが，プラセボ鎮痛というのはわれわれの身体が痛みを軽減するために持っている内因性鎮痛メカニズムの一つの発現であり，それを証明するエビデンスが増えてきている[8]。医療への信頼感を増すことで，内因性鎮痛メカニズムを有効利用することも治療の効率化に重要であるため，治療関係が安定しないときにむやみに新薬を処方しないなど，処方のタイミングも視野に入れることが治療効果判定に重要である。

　また，『肩の力の抜き方が分からない』患者には，自律訓練法やバイオフィードバックを使ったリラクゼーションが有用である。重症例で

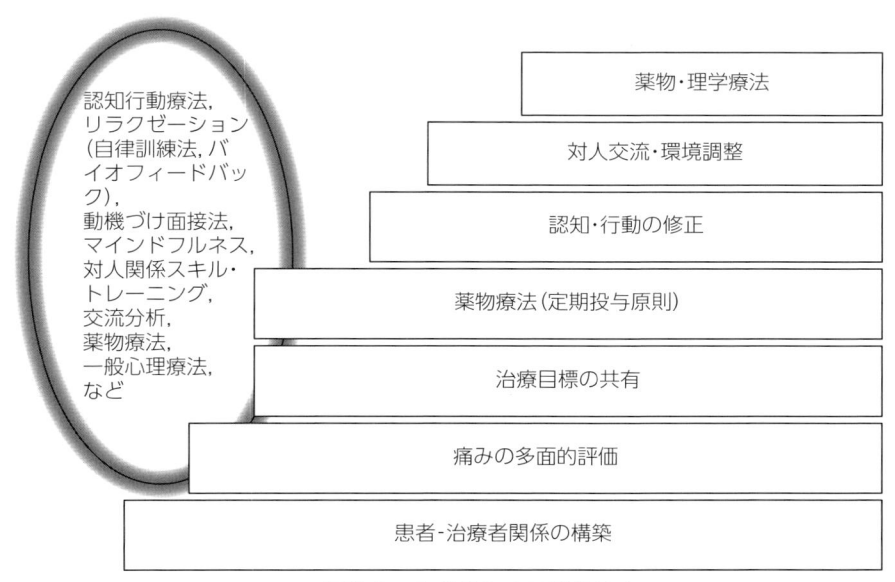

図1 慢性痛の段階的心身医学的治療

階層（下から上へ）:
- 患者-治療者関係の構築
- 痛みの多面的評価
- 治療目標の共有
- 薬物療法（定期投与原則）
- 認知・行動の修正
- 対人交流・環境調整
- 薬物・理学療法

（左側の囲み）認知行動療法，リラクゼーション（自律訓練法，バイオフィードバック），動機づけ面接法，マインドフルネス，対人関係スキル・トレーニング，交流分析，薬物療法，一般心理療法，など

は，自律訓練法を行うときに出現する自律性解放という身体感覚や，想起される思考の内容を経時的に言語化することで，自己正常化を促す治療法である自律性中和法を用いることもあるが，専門的なアプローチとして熟練者とともに行う必要がある。

慢性痛の治療目標は，痛みをなくすことではなく，「痛みを持ちながらも生活の質を上げ」さらには「人生の満足度をあげること」である。そこには，「痛みを治療してもらう」という発想から，「痛みのセルフコントロール」という発想への切り替えが必要となる。さまざまな要因が絡み合った痛みの存在に人生が巻き込まれてしまい，無力感に打ちひしがれた「患者」という立場から，痛みがあってもそれと付き合いながら，とらわれることなく自己実現を進めていく充実した人生を送れる「人」となるよう，全人的にサポートすることである。このような治療の目標を，医療者や患者本人のみではなく，家族や周囲の人々が共有し，チーム医療で集学的に対応していくことが望ましい。

次に，治療法の各論について，薬物療法と非薬物療法に分けて述べる。

4 薬物療法

慢性痛の薬物療法の基本は，経口投与，定時投与である。鎮痛薬，局所注射といった急性痛に対する鎮痛法は，一時的で無効であることが多い。

1) 抗うつ薬

三環系抗うつ薬，選択的セロトニン再取り込み阻害薬（SSRI），セロトニン・ノルアドレナリン再取り込み阻害薬（SNRI）などは，うつ病に対する効果だけでなく，下行性疼痛抑制系の機能を賦活することによって痛みを緩和する効果が慢性痛治療で確認されており，抑うつ症状がない場合にでも鎮痛作用を目的に少量より投与を検討する。

2) 抗不安薬，催眠鎮静薬

痛みに伴う不安や不眠に対して用いるだけでなく，筋緊張の緩和作用を期待して用いられる。抗不安作用，筋弛緩作用の強さなどによって使い分ける。アルプラゾラム，ジアゼパムなどがよく使用される。エチゾラムは筋弛緩作用が比較的強く本邦で頻用されているが，持続時

間が短いため心理的依存を来しやすい。根本的治療を行いながら，漸減投与する工夫が必要である。長期投与による耐性や依存性，高齢者での譫妄出現には十分注意を要する。

3）筋緊張治療薬

塩酸エペリゾンや塩酸チザジニンなどを使用するが，塩酸チザジニン（テルネリン®）はSSRIのマレイン酸フルボキサミン（ルボックス®，デプロメール®）の血中濃度を上昇させることから，併用禁忌となっているため注意を要する。

5 非薬物療法

生活指導を含む非薬物療法として，①リラクゼーション（自律訓練法，バイオフィードバック），②認知行動療法，③マインドフルネス（呼吸法，ボディスキャンなど）[9]，④動機づけ面接法，家族療法，交流分析，⑤対人交流スキル訓練などがあり，心療内科では，病態により段階的に治療に導入している。肩こりに対しては，症状が強いときは『手当て』としての心理的な意味合いも含めて，マッサージなどの受動的な対応を行うことも有用な場合があるが，長期的には予防的，能動的な自発的運動療法や生活指導など，行動様式の変容が重要となる。その際に，変容のために有用となる動機づけ面接法（motivational interviewing：MI）について，以下に紹介する。

1）動機づけ面接法

ケース2で，治療者から見て，パソコンの使いすぎによる同じ姿勢の維持が，肩こりの原因であると推測され，本人もそれに気づき始めているとしよう。そのときに，「あなたの肩こりは，強迫的な仕事ぶりとパソコンの使いすぎが原因です。使用時間を短くするように」とアドバイスすることが一般的かもしれない。しかし，長期間持続している生活習慣を変えることは予想以上に困難である。「分かっているけれどやめられない」その心性を十分に理解し，行

表2 動機づけ面接法の4つの指針：RULE

resist	正したい反応を抑制する
understand	患者の動機を理解する
listen	患者の話を傾聴する
empower	患者を勇気づけ励ます

動の変容を促すアプローチが重要な場合がある。

その場合，「合理的な理解はできるが，行動を変えられない」という患者の両価的感情を心身医学的にも理解することが，治療のポイントとなる。両価性とは，相反する気持ちを同時に抱えた状態のことである。この場合には，強迫的な仕事とパソコンの使いすぎを「やめたい」という気持ちと，思うままに行動するために「やめたくない」気持ちが混在している。前者としては，「このやり方ではもうやっていけない」，後者としては，「仕事で必要なのに，パソコンを使わないわけにはいかない」や「ネットでのやりとりが楽しくて，ストレス解消にもなっている」などが本人の気持ちかもしれない。両価性は何も病的なものではなく，変化に当たっての一般的な感情であり，治療の場では当然ありうることである。そういった葛藤が強かったが実行できなかったために，受診行動をとるまでに肩こりが悪化してきたといえる。

動機づけ面接法には，さまざまな考え方や変化の段階がある。ここでは，その土台となる4つの指針を紹介する。表2に示すように，RULEという頭文字の resist, understand, listen, empower の4つである。

a．resist：治療者側の正したい反応を抑制するとは

治療者は，特に「正したい」気持ちが強く，間違った対応や行動を治すように，アドバイスすることが多いだろう。もちろん，「正しい」情報を与えることは医療者として必要なことであり，十分な動機づけがある患者では有効である。しかしながら，多くの患者は，自分の健康問題について両価的である。患者は「変わりたい」と思っており，変わったほうがよいという理由もおぼろげながらでも知っている。そうで

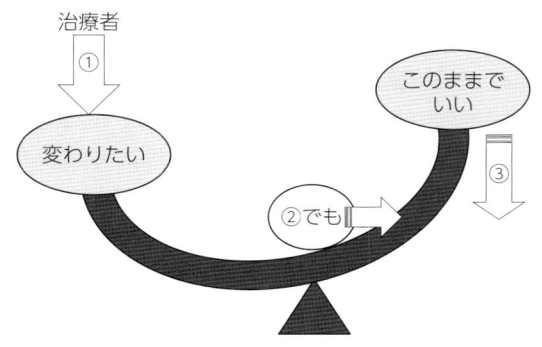

図2 人の心の状態（両価性）
患者の変わりたい気持ちを聴かずに、治療者が「正そう」とする①と、「でも」②を挟んで、「このままでいい」③気持ちを強める結果となりやすい。

あっても、「yes, but……」と言うのである。両価的な気持ちが、シーソーのように両端でバランスを取っている様子を想像してほしい（図2）。そこで、外から一方の端に圧力をかけると、必ずもう一方の端が強く反発するのである。つまり、われわれが「正しい」ことを強要すると、残念ながら違った方向へ進んでいくことが多いのが人間の心理である。この両価性を語り合い、治療者側の「正したい反応」を抑制し、患者が両価性を乗り越えていく援助をしていくなかで初めて「正しい」方向へ向かっていく患者自身の意思が生まれる。

b. understand：患者の動機を理解するとは

短い外来の時間では、患者にどうすべきか「正しい」ことを治療者の言葉で告げるよりも、なぜ変わりたいのか、そしてどのように変わりたいのかを尋ねて、患者自身の言葉で語ってもらい、その言葉を共通のキーワードとして治療に使っていく流れを作ることが有用である。

c. listen：患者の話を傾聴するとは

忙しい外来であっても、最初の傾聴は非常に大切なものとなる。多くの外国人は日本の診療を受けて、医師が挨拶をしないことや、顔を見ずに診療が始まることに驚くという。欧米では、まず医師が立ち上がり、握手をしながら自己紹介をしてから診療が始まるパターンが多いため、日本の医師の対応を奇異に感じるようである。握手に関しては、文化の違いがあるが、せめてカルテから顔を上げ、最初の1分でも患者の話を傾聴することが原則である。傾聴とは、治療者が質問しその答えを「聞く」ことではなく、患者を理解しようという思いやりに満ちた関心をもって患者の自発的な話を「聴く」ことである。優れた臨床家や患者の満足度の高い臨床家は、質の高い傾聴を自然に行っている。若い治療者であっても、トレーニングによって獲得できる技術でもある。

d. empower：患者を勇気づけ励ますとは

両価的な感情を変容するために有用な「見守り、案内、指導」という三つのコミュニケーション形式がある。薬物療法を漫然と継続することよりも、行動の変容を促すために、信頼関係を得た治療者が患者の変化への意思をねぎらい、小さな変化でも肯定的に評価するという対応が変化への両価性を乗り切る力となる。

おわりに

元来、西洋医学は、心と身体を分けて考える心身二元論をもとに発展してきた。しかし、肩こりという症状を考えた場合、身体が心に影響を及ぼす、また心が身体に影響を及ぼす、という心身医学の基礎である心身一如という心身一元論が日本人には『肌に合う』と思われる。心身医学では、「身体疾患の中でその発症や経過に心理社会的因子が密接に関与し、器質的ないし機能的障害が認められる病態」である心身症を診ている。この定義を熟考すると、肩こりはまさに心身症である。心療内科だけではなく、内科、整形外科、ペインクリニック、リハビリテーションなどの幅広い臨床現場で、身体医学的な目線と心理社会実存的な目線の「複眼」で肩こりの病態を3Dとして人間学的に浮き上がらせ、患者の医療へのニーズに応える臨床家の対応としての心身医学的アプローチが一般化することが望まれる。

【引用文献】

1. 細井昌子. 疼痛性障害. 久保千春編. 心身医学標準テキスト. 第3版. 東京：医学書院；2009. p.178-86.
2. Gregory RJ, Manring J, Wade MJ. Personality traits related to chronic pain location. Ann Clin Psychiatry 2005；17：59-64.
3. Scascighini L, Toma V, Dober-Spielmann S, et al. Multidisciplinary treatment for chronic pain：a systematic review of interventions and outcomes. Rheumatology (Oxford) 2008；47：670-8.
4. 松岡紘史, 坂野雄二. 痛みの認知面の評価 pain catastrophizing scale 日本語版の作成と信頼性および妥当性の検討. 心身医 2007；47：97-102.
5. Iwaki R, Arimura T, Jensen MP, et al. Global catastrophizing vs catastrophizing subdomains：assessment and associations with patient functioning. Pain Med 2012；13：677-87.
6. Miranda H, Viikari-Juntura E, Heistaro S, et al. A population study on differences in the determinants of a specific shoulder disorder versus nonspecific shoulder pain without clinical findings. Am J Epidemiol 2005；161：847-55.
7. 安野広三, 細井昌子, 柴田舞欧, ほか. 慢性疼痛と失感情症. 心身医 2010；50：1123-9.
8. Price DD, Craggs J, Verne GN, et al. Placebo analgesia is accompanied by large reductions in pain-related brain activity in irritable bowel syndrome patients. Pain 2007；127：63-72.
9. 有村達之, 細井昌子. 慢性疼痛の認知行動療法とその進歩：受容と変容へのサポート. Pract Pain Manag 2011；2：236-9.

〔岩城　理恵，細井　昌子〕

5 東洋医学からのアプローチ

A 漢方薬

1 肩こりの原因

漢方医学的な肩こりの原因としては大きく分けると，外感（外因）として風寒湿などの外邪の侵入（寒さや冷えなどが要因）と，内傷（内因）として過労，正気虚弱（免疫力の低下），肝気うっ血（ストレス）などが上げられる。特に，風寒湿などの外邪（寒さや冷えなど）は，肩の過労などとともに肩こりの誘因の一つとなりやすい。これらの外邪は，身体の抵抗力が弱くなったときに肩に侵入して気や血の運行障害を起こし，筋肉のこわばりや痛みが発症すると考えられている。「邪の湊るところ，その気必ず虚す」といわれるように，疲労などによる正気不足のときに風寒邪の侵入を受けやすくなる[1]。

近年では，パソコンなど電磁波を発生する機器の前での長時間の仕事や肩の緊張を強いられる細かい手作業，精神的なストレスを伴った作業が続くときなどの肝気がうっ血するような場合や肩の過度の疲労によっても気血の運行は阻害され，「不通則痛」（通じざればすなわち痛む）の病理のごとく，気が滞ったり（気滞），血の流れが悪くなる（瘀血）ことによって痛みが出てくる。肩こりの弁証の要点については，図1[2]に示す。

2 肩こりの漢方治療

肩こりや肩の痛みは，冷えや気虚，気滞，瘀血に関連して起こり，温補薬や駆瘀血薬などがしばしば用いられる。また，急性の肩こりには，その状態にかかわらず芍薬甘草湯が用いられるが，本来頓服薬であるから長期の連用は避けるべきである。基本的な肩こりの常用漢方を示す（表）[2]。

1）外感（外因）による肩こり

a. 風寒の肩こり（寒冷によって引き起こされる肩こり）

肩こりが突然起こる。風邪や寒邪が肩に侵入して，気血の運行が阻害されて肩こりが発症する。感冒やインフルエンザなどに伴うことや冷房を肩に直接受けていた後など，また睡眠中に肩が布団から出ていたことなどによる肩こりがこれに当たる。特に，疲労による正気虚弱（上記）がある場合や更年期などにより血虚がある場合には，風寒邪の侵入を受けやすい。風邪は，肩甲骨内側の「風門」と呼ばれる場所から体内に侵入するといわれており，風邪の引き始めに背中がぞくぞくするのは風門から風邪が侵入したことの現れである（図2）[3]。

❶ 症状

寒冷による肩こりは初期症状は重くても，外邪の侵入は体表に近いところなので回復は早い。症状としては，肩周辺のこわばりと痛み，夜間に肩の痛みが増強する傾向がある。肩を温めると症状は軽くなり，しばしば悪寒や後頭部痛などを伴う。舌苔は薄白，脈は浮弦または浮緊である。

❷ 治療原則

疏風散寒，通絡止痛[4]。外から侵入した外邪を汗とともに体外へ排出し，寒湿邪によって流れが悪くなっていた経絡の流れを改善する。

図1 肩こりの弁証の要点

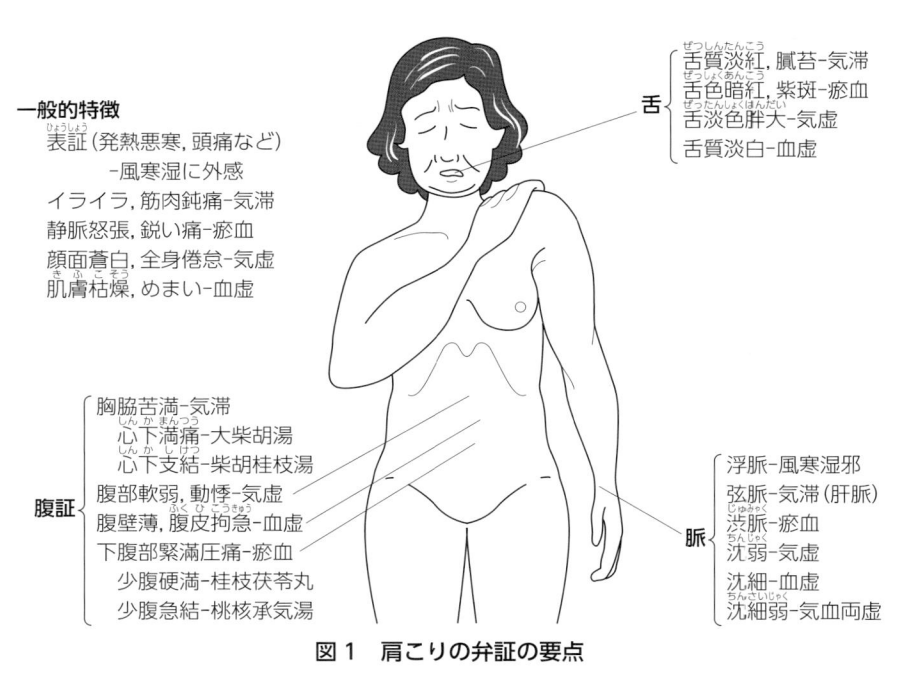

一般的特徴
　表証(発熱悪寒,頭痛など)
　　-風寒湿に外感
　イライラ,筋肉鈍痛-気滞
　静脈怒張,鋭い痛-瘀血
　顔面蒼白,全身倦怠-気虚
　肌膚枯燥,めまい-血虚

舌
　舌質淡紅,膩苔-気滞
　舌色暗紅,紫斑-瘀血
　舌淡色胖大-気虚
　舌質淡白-血虚

腹証
　胸脇苦満-気滞
　心下満痛-大柴胡湯
　心下支結-柴胡桂枝湯
　腹部軟弱,動悸-気虚
　腹壁薄,腹皮拘急-血虚
　下腹部緊満圧痛-瘀血
　少腹硬満-桂枝茯苓丸
　少腹急結-桃核承気湯

脈
　浮脈-風寒湿邪
　弦脈-気滞(肝脈)
　渋脈-瘀血
　沈弱-気虚
　沈細-血虚
　沈細弱-気血両虚

(高山宏世.肩こり.高山宏世編著.弁証図解 漢方の基礎と臨床：症状・病名と常用処方.東京：日本漢方振興会漢方三考塾；2007. p.415-20 より引用)

表　肩こりの常用処方

1. 風寒湿邪による外感(外因)性の肩こり
　　1) 葛根湯, 桂枝加朮附湯, 二朮湯
2. 内傷(内因)からくる肩こり
　　1) 気滞　大柴胡湯, 柴胡桂枝湯, 加味逍遥散, 抑肝散
　　2) 瘀血　桂枝茯苓丸, 桃核承気湯
　　3) 気虚　補中益気湯
　　4) 血虚　当帰芍薬散
　　5) 気血両虚　十全大補湯, 帰脾湯

(高山宏世.肩こり.高山宏世編著.弁証図解 漢方の基礎と臨床：症状・病名と常用処方.東京：日本漢方振興会漢方三考塾；2007. p.415-20 より一部改変引用)

❸ 処方

　葛根湯(葛根,大棗,麻黄,桂皮,芍薬,生姜,甘草)を用いる。葛根湯は,表寒実証用で,無汗のかぜの初期に用いられるが肩こりにも効果がある。しかし,入っている麻黄は交感神経興奮作用があるので,循環器系の既往がある患者や虚証の患者には注意が必要であり,長期投与は避けたほうが良いと思われる。
　寒がりの場合には附子などを加味し,汗が出やすい人には葛根湯の代わりに桂枝湯を用いる。風湿の邪による項部や肩関節周囲炎の痛みを伴う場合は,二朮湯を用いる。

※肩こりに対する葛根湯のエビデンス

　肩こりに対する葛根湯のevidence-based medicine(EBM)の報告が,首藤ら[5]によってなされている。それによると,34名(男性7名,女性27名)の虚実中間証以上の肩こりを主訴にする患者に,鎮痛薬などの内服や注射,リハビリテーションなどを一切行わないで葛根湯エキス剤(5.0~7.5 g/日)のみを処方し,1,2,4週後に調査を行った。結果は葛根湯を4週間内服した後でも,症状がまったく改善しなかったのは7名(20.6%)のみで,27名(79.4%)でなんらかの症状改善効果が認められた。効果発現は平均3.2日であり,僧帽筋部を除いた項部から脊椎に沿った部分のこりに効果があったと報告している。副作用は,3名に軽度の胃腸障害が認められただけであった。結論として,葛根湯の投与はどんな証の肩こりの患者にも基本的に有効だが,1週間内服しても効果発現がない場合はその効果が期待できないかもしれないとしている。

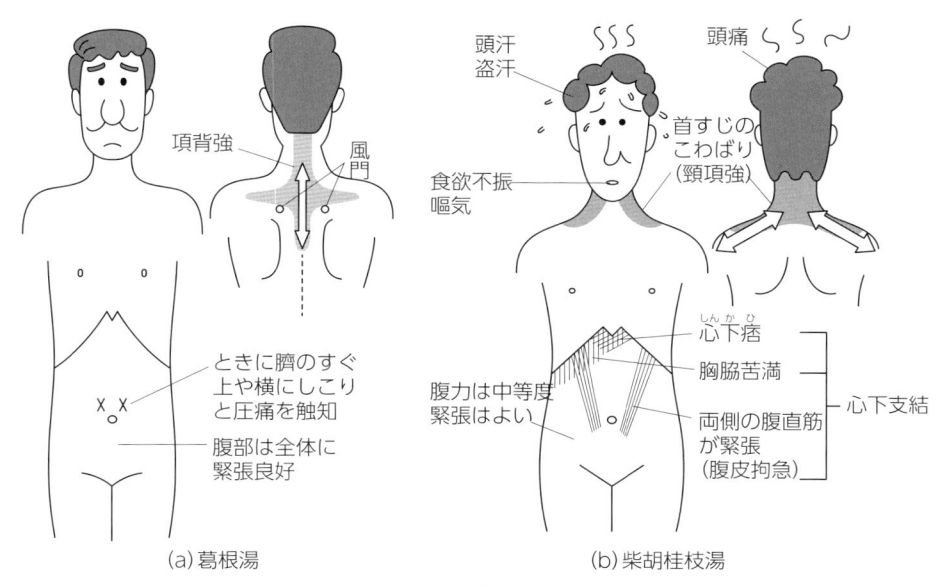

図2 葛根湯と柴胡桂枝湯の証

(a) 葛根湯 — 項背強、風門、ときに臍のすぐ上や横にしこりと圧痛を触知、腹部は全体に緊張良好

(b) 柴胡桂枝湯 — 頭汗盗汗、頭痛、食欲不振・嘔気、首すじのこわばり(頸項強)、心下痞、胸脇苦満、両側の腹直筋が緊張(腹皮拘急)、心下支結、腹力は中等度・緊張はよい

(高山宏世．葛根湯．柴胡桂枝湯．高山宏世編著．漢方常用処方解説．東京：日本漢方振興会漢方三考塾；2012．p.6, p.28 より一部改変引用)

b. 寒湿の肩こり（寒冷や湿気を感受して発症する肩こり）

寒湿邪が肩周辺に直接侵入してくる肩こりである。脾胃（胃腸）の虚弱により，寒湿邪が経絡に停滞し，肩周辺の気血の運行が阻害されて痛みが発症する。

❶ 症状

肩の周辺の重苦しさと痛みがある。温めると痛みが楽になるが，冷えると肩こりが増強する。もともと胃腸が弱く，寒がりで身体の冷えを訴えることが多い。しばしば軟便を伴う。舌苔は白膩，脈は弦細である。

❷ 治療原則

散寒祛湿，通絡止痛。

❸ 処方

葛根加朮附湯（葛根，麻黄，桂皮，芍薬，防已，蒼朮，甘草，附子）を用いる。肩の重苦しさが強い場合は薏苡仁を加え，発汗しやすい人には桂枝加朮附湯を用いる。桂枝加朮附湯は，体表の血行や発汗の機能を正常化して表寒虚証を治すとともに，散寒祛湿の作用によって風寒湿邪を発散させる。

2）内傷（内因）による肩こり

a. 気虚の肩こり（過労が原因で生理機能が低下した人の肩こり）

老年や体質虚弱，栄養不足，過労のため，元気の生成が阻害され，気が虚すること（エネルギーの衰退）によって血の流れが悪くなり，肩周辺の瘀血（末梢の循環障害）を引き起こした状態で，ときに痛みが強く出てくる。臨床的には，脾胃の虚弱や障害に起因することが多い。

❶ 症状

長時間の労働などによる疲労が原因で，肩やその周辺のこりや痛みが出現した状態である。疲れると，症状は増悪する傾向にある。慢性的な疲労状態にあり，倦怠感を伴うことが多い。顔面蒼白，動悸，声のかすれ，自汗，盗汗などが見られ，舌苔は薄白，脈は沈細である。

❷ 治療原則

補気活血，通絡止痛。

❸ 処方

桂枝人参湯（桂枝，人参，蒼朮，乾姜，当帰，川芎，甘草）を用いる。肩の重苦しさが強い場合は，薏苡仁を加味する。疲労感が強い場合は，

補中益気湯を合方する．補中益気湯は，元気を補い，脾気を昇提する作用があり，四肢の倦怠感や臍上の動悸が目標になる．

b．気鬱の肩こり（精神的ストレスにより誘発・増強される肩こり）

肩こりが慢性化すると，経絡気血の運行が滞り，「不通則痛」で肩こりより肩痛が強くなる．眼の疲労が強い場合や，精神的ストレスなどによる情緒の変動で肝気の疏泄機能が低下し，気滞血瘀による肩痛，肩こりが発症する．月経前の肩こりや，自律神経失調症などに伴う肩こりに見られる．多くは，両肩の僧帽筋に沿った肩こりである．血の運行障害が強くなると回復が遅くなり，症状が長期化することがある．

❶ 症状

精神的なストレスにより，肩やその周辺のこわばりや痛みが発症し，増悪する．しばしば頭痛を伴い，胸脇苦満とともに精神不安や不眠，焦燥感などの精神症状を呈する．自律神経失調症などに伴う肩こりに見られる．舌苔は薄黄，脈は弦細である．

❷ 治療原則

疏肝理気，活血止痛．

❸ 処方

加味逍遙散（柴胡，当帰，芍薬，白朮，茯苓，牡丹皮，山梔子，甘草）を用いる．加味逍遙散は，気血両虚とともにストレスなどにより肝気鬱血して虚熱を生じる患者に用いる．体力があり実証タイプで高血圧や便秘を伴う場合は大柴胡湯を用いるが，肝にうっ滞した過剰な気が胃に横逆し，胃熱を伴って上衝してのぼせなどの症状を呈した場合に用いる．体力が中等度から虚証に近い場合で，胸脇苦満などとともに両側の腹直筋の緊張が見られるときは，柴胡桂枝湯がよく用いられる（図2）[6]．精神症状が強い場合には，抑肝散が用いられる．

c．瘀血の肩こり（外傷や打撲によって発症する肩こり）

外傷性頸部症候群（いわゆるむち打ち）やそのほかの外傷，肩を長時間同じ姿勢で保った後など，肩周辺の気血の運行障害が起こり，瘀血症状が特に強くなった場合に肩こりと肩の痛みが発症する．

❶ 症状

肩こりはもちろん，肩周辺の痛みがあり，ときに刺されるように痛む場合がある．痛みは，肩以外にも背部や肩甲部に至ることもあり，特に夜間の症状が増悪することが多い．舌質は瘀斑や瘀点があり，舌裏静脈の怒張が見られる．舌苔は薄白，脈は沈弦．

❷ 治療原則

活血化瘀，通絡止痛．

❸ 処方

桂枝茯苓丸加薏苡仁（薏苡仁，桂皮，芍薬，桃仁，茯苓，牡丹皮）を用いる．肩の痛みが強く，瘀血症状の強い場合には血脈を通じさせる疎経活血湯が用いられる．打ち身などの症状があれば，治打撲一方を加味する．体力があり，便秘が強ければ桃核承気湯を用いる．桃核承気湯は，実証向きの駆瘀血剤で，顔色は赤黒く，肩こりとともにのぼせや月経異常・便秘があり，下腹部が硬満し，左下腹部の顕著な圧痛（小腹急結）が特徴である．

【引用文献】

1. 菅波 栄．肩こり・肩痛．菅沼 伸監修．いかに弁証論治するか（続編）．市川：東洋学術出版社；2007．p.54-61．
2. 高山宏世．肩こり．高山宏世編著．弁証図解 漢方の基礎と臨床：症状・病名と常用処方．東京：日本漢方振興会漢方三考塾；2007．p.415-20．
3. 高山宏世．葛根湯．高山宏世編著．漢方常用処方解説．東京：日本漢方振興会漢方三考塾；2012．p.6-7．
4. 趙 基恩，上妻四郎．肩凝り．宮田 健監修．痛みの中医診療学．市川：東洋学術出版社；2000．p.189-94．
5. 首藤孝夫，織部和宏．葛根湯の「肩こり」に対するEBMを検証する！．織部和宏編．各科の西洋医学的難治例に対する漢方治療の試み．東京：たにぐち書店；2009．p.33-9．
6. 高山宏世．柴胡桂枝湯．高山宏世編著．漢方常用処方解説．東京：日本漢方振興会漢方三考塾；2012．p.28-9．

［世良田 和幸］

B 鍼灸治療

はじめに

　肩こりは，「後頭部から肩，および肩甲間部にかけての筋肉の緊張を中心とする不快感，違和感，鈍痛などの症状，愁訴」と定義されている[1]。原因としては，疲労，過労，姿勢不良，精神的ストレスなどが指摘されているが，そのほかにも頭痛，歯痛，扁桃腺炎，鼻炎，上気道炎，消化器疾患の不調や肝疾患，気管支炎や肺結核などの胸部疾患，高血圧や心疾患などの循環器疾患，栄養不良や代謝性疾患など多くの病態が原因となり，身体の不調を示す警告反応とも考えられている。

　肩こりは鍼灸臨床で取り扱う機会の多い症状であり，鍼灸師を対象とした鍼灸業態アンケートでも腰痛の次に多い疾患となっている[2]。

　鍼灸治療は定型的なものでなく，現代医学的治療（低周波鍼通電療法），経絡治療，中医学的治療，トリガーポイント治療，良導絡治療など多くの治療法が試みられている[3]。ここでは，一般的に行われている肩こりに対する鍼灸治療を，筆者が行っている治療法もあわせて紹介する。

1 肩こりに対する鍼灸治療

　肩こりでは，こり感に一致した局所的な筋緊張を伴っている。筋緊張によって組織中の血管，神経が圧迫され，放置すればますます症状が強くなるという悪循環に陥る。鍼灸治療の目的は，頸肩背部の筋緊張を緩和し，圧迫されている血管，神経を正常に戻すことにより，血行動態を改善して悪循環を断ち切ることである。

　筋緊張部を触診で把握し，局所的な治療である標治法で，筋緊張を緩める。また，鍼灸特有の考え方である頸肩部・肩背部を通る経絡（正経十二経脈，奇経八脈）を用いた治療法である遠隔治療（頸肩から離れた部位を鍼灸で刺激する），さらに本治法といわれる肩こりの原因と考えられる疾患についての治療や身体全体を調整するための全身的な治療（太極療法）も行うことも多い。

　頸部，肩上部のこり，肩背部（肩甲間部を含む）のこりに対しての鍼灸治療を局所治療，遠隔治療に分けて紹介する。

1）肩こりの局所的な鍼治療

a. 毫鍼（ごうしん）（一般的な鍼）を用いての治療

　鍼の手技としてさまざまな方法があるが，広く用いられる方法には雀啄術（じゃくたく）（鍼を一定の深さまで刺入し，1秒間に1～5回，2～5 mm細かく上下動させる方法）と置鍼術（ちしん）（鍼を一定の深さまで刺入し，そのまま5～10分程度留めておく方法）がある。

　触診や押手（おしで）（刺鍼に際して皮膚を押さえる手）で筋緊張部，圧痛部，硬結部，こり感の強い部位を探り，具体的には長さ40 mm，直径0.16～0.20 mmの毫鍼を用いて，鍼をその部分に向かって刺入し，抵抗感のあるところで雀啄術や置鍼術をして筋緊張をやわらげ，硬結をとり，こり感をとりさる。この際に鍼刺激が痛みを伴わず，患者にとって心地よい感覚になるように手技を行うことがポイントである。鍼刺激では患者に「ひびき」，「得気（とくき）」と呼ばれる特有な感覚が起こるが，痛みや強い「ひびき」や「得気」は治療後にかえって違和感や強い肩こりとなる場合（リバウンド）があり，注意を要する。

　頸部のこりでは天柱（てんちゅう），風池（ふうち），完骨（かんこつ）に，肩甲上部のこりでは肩井（けんせい），天髎（てんりょう），肩中兪（けんちゅうゆ），肩外兪（けんがいゆ），曲垣（きょくえん）などに反応がみられ，治療点となる。肩中兪では僧帽筋の下層に肩甲挙筋が走行しており，肩こりに頻用される経穴である。

　肩背部への刺鍼では，深刺による気胸の発生が報告されている。特に肩上部，肩甲間部およ

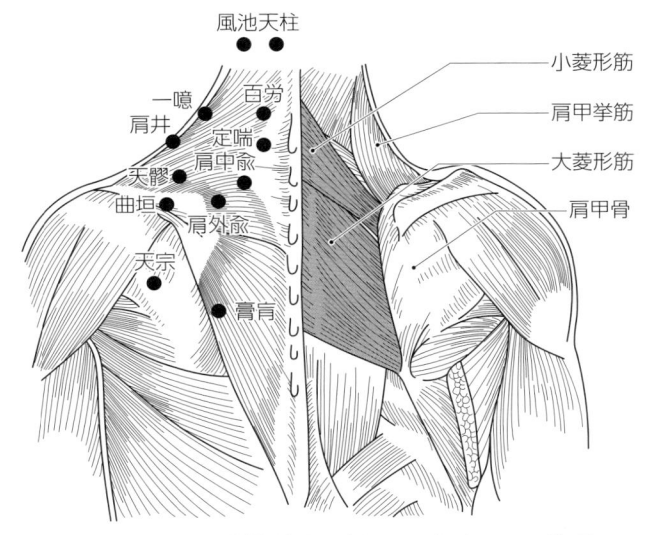

図1 肩こりの鍼灸治療に頻用する経穴とその位置
(大島宣雄監．山口真二郎著．鍼通電療法テクニック 運動器系疾患へのアプローチ．神奈川：医道の日本社；2001．p.52 より改変引用)

び肩甲骨下部など，肺野の領域での刺入深度，刺入方向に注意することが重要であり，常に鍼の刺入深度を十分把握しておくことが必要である[4]。肩甲間部および背部では，足の太陽膀胱経（以下，膀胱経）への経穴の刺入は注意を要する。肩背部の安全刺入深度は患者の利き手によって異なるが，一般的には左側＜右側である。鍼灸医療安全ガイドライン[5]では，肩井の刺入深度は極端なやせ形を除き 20 mm まで，膏肓の刺入深度は極端なやせ形を除き 19 mm までとしている。一般的に常用される経穴を図1に，またその経穴名と取穴部位を表の上段に示す。

刺鍼については，肩上部での刺鍼は僧帽筋刺鍼法（つまみ押手）で上方に刺入し，肩甲間から肩甲骨下部は内下方に向けて横刺または斜刺を行うことが勧められ，強刺激を避けるのも気胸予防のポイントである[4]。

b．低周波鍼通電療法

触診により緊張している筋を探り，長さ 40 mm または 50 mm，直径 0.2 mm 以上の毫鍼を用いて，その筋に刺鍼して低周波通電を行う方法である。低周波鍼通電療法は筋パルス療法，椎間関節パルス療法，神経パルス療法などと分類されるが，肩こりに対しては主に筋パルス療法がよく用いられている[6]。

具体的には触診で肩こり感の強い部位の筋，筋緊張の強い筋を探り，その筋に鍼を刺入し，同じ筋の 3〜5 cm 離れたほかの部位にもう一方の対極として用いる鍼を刺鍼して低周波鍼通電を行う。

肩こりの対象となる主な筋は，僧帽筋（上部線維の頸部線維，上部線維の肩上部線維，中部線維，下部線維），頭半棘筋，頭・頸板状筋，肩甲挙筋，大・小菱形筋，棘上筋などである。低周波鍼通電療法では，周波数は 1〜5 Hz を用いるが，より少ない電流量で，より大きな筋収縮が得られ，痛みがなく，心地よいことがポイントである。

低周波鍼通電における注意事項としては，折鍼がある。頸部の椎間関節パルス療法では夾脊穴を使用することも多いが，患者の体動で強い筋肉の収縮が起こり，鍼体に負荷がかかることが予想される。直径 0.2 mm 以上の鍼を使用し，鍼刺入後，1/3 以上の長さが皮膚上に残っていることが必要である。

低周波鍼通電療法に筆者が常用している経穴

表　肩こりの代表的治療経穴（局所経穴と遠位経穴）

	読み	経絡名	WHO表記	取穴部位
局所経穴				
天柱	てんちゅう	足の太陽膀胱経	BL10	後頭部，項窩の外方，僧帽筋の外縁に取る。
風池	ふうち	足の少陽胆経	GB20	側頭部，項窩の中央と乳様突起下端との中間，僧帽筋と胸鎖乳突筋との筋間に取る。
百労	ひゃくろう	経外奇穴		C5棘突起の外方5分に取る。
定喘	ていぜん	経外奇穴		C7棘突起の外方5〜7分に取る。
一噫	いちあい	経外奇穴		肩上部，僧帽筋上縁で，側頸部と肩上部の境界，肩井穴のやや上方取る。
肩井	けんせい	足の少陽胆経	GB21	肩甲上部，肩髃穴と大椎穴とを結ぶ線のほぼ中央，僧帽筋の前縁乳頭線上に取る。
肩外兪	けんがいゆ	手の太陽小腸経	SI14	肩甲上部，肩甲上部，T1, T2棘突起間の外方3寸に取る。
肩中兪	けんちゅうゆ	手の太陽小腸経	SI15	肩甲上部，C7とT1胸椎棘突起間の外方2寸に取る。
曲垣	きょくえん	手の太陽小腸経	SI13	肩甲部，肩甲棘内端上際に取る。
天宗	てんそう	手の太陽小腸経	SI11	肩甲部，棘下窩の中央に取る。
膏肓	こうこう	足の太陽膀胱経	BL43	肩甲間部，T4, T5棘突起間の外方3寸に取る。
遠位経穴				
外関	がいかん	手少陽三焦経	TE5	後前腕部，陽池穴から肘頭に向かって上がること2寸に取る。
中渚	ちゅうしょ	手少陽三焦経	TE3	手背，第4中手指節関節の後，尺側に取る。
列欠	れっけつ	手太陰肺経	LU7	太淵穴から尺沢穴に向かって上がること1寸5分に取る。
後渓	こうけい	手の太陽小腸経	SI3	手拳をつくり，第5中手指節関節の後，尺側に取る。
上養老	ようろう	手の太陽小腸経	SI6	腕関節部，尺骨茎状突起の隆起中央割れ目から上がったところ（茎状突起上縁）に取る。
肩点	かたてん	経外奇穴		手背，第2中手指節関節の上橈側に取る。
手落枕	てらくちん	経外奇穴		手背，第2・第3中手骨の間で，中手指節関節の後ろ。
附陽	ふよう	足の太陽膀胱経	BL59	後下腿部の外側下部，崑崙穴の直上3寸，アキレス腱の外縁に取る。
陽輔	ようほ	足の少陽胆経	GB38	下腿外側の下約1/3，外果の上4寸の部より3分前に取る。
陽陵泉	ようりょうせん	足の少陽胆経	GB34	下腿外側上部，膝を屈曲して，腓骨頭の前下際に取る。
復溜	ふくりゅう	足の少陰腎経	KI7	足の内側下部，内果の上2寸，アキレス腱の前縁に取る。
築賓	ちくひん	足の少陰腎経	KI9	下腿内側約中央，内果の上5寸，腓腹筋下垂部の内側でヒラメ筋との間に取る。
崑崙	こんろん	足の太陽膀胱経	BL60	足関節外側後部，外果とアキレス腱との間に取る。
条口	じょうこう	足陽明胃経	ST38	前下腿部の約中央，足三里穴から解渓穴に向かって下ること5寸に取る。

1寸（10分）＝約3cmとする。

（組み合わせ）は，頸─肩上部のこりは，こりのある筋肉を考慮しながら天柱─肩井（天髎）間，天柱・風池─肩井（天髎）間，天柱・風池─百労（定喘）間のように適宜選び，鍼にワニグチクリップで挟み通電刺激する。肩甲骨上部については，百労（定喘）─肩外兪間，肩中兪─肩外兪間，肩甲間部では，肩外兪─膏肓間などのように経穴を選択し，通電刺激を行っている。

なお，前述の気胸予防のため，肩甲間部での低周波鍼通電を行う場合，刺鍼は直刺でなく斜

刺または横刺を行い，鍼に通電するためのクリップはできるだけ軽量のものを使用する。さらに，鍼にタオルをかけないなど，垂直方向に重力をかけないこともポイントである。また，極端な痩せ型の患者では，刺鍼を避け，表面電極を用いた低周波経穴刺激療法，silver spike point（SSP）療法などで対応することも考慮する。

c. 円皮鍼，皮内鍼による治療

円皮鍼は，鍼の長さ0.6～0.9 mmで円形の画びょう状の鍼である[7]。円皮鍼は皮膚の経穴に垂直に刺入し，テープで固定（貼付）する。皮内鍼より操作が簡単である。毫鍼の直後効果の持続を図る目的で，治療終了時に坐位で，肩井，肩外兪，肩中兪，膏肓，心兪付近の圧痛点に貼付することが多い。鍼先が皮下の筋肉まで到達しないため，患者の生活動作に制限がなく，そのまま貼付しておくことが可能である。しかし，テープのかぶれによる瘙痒感に関する報告が多く，長く貼付しておくと感染を起こす可能性もあり，患者への貼付数および貼付部位の説明と取り外すことの必要性の指導が必要である[4]。

皮内鍼は鍼の長さ3～7 mmのものであるが，画びょう状でなく，鍼を筋層へは刺入せず，皮内に水平に2～3 mm刺入し，持続的刺激を与えるものである[7]。鍼の末端は体内に入らないよう円形となっている。皮内鍼は円皮鍼と同様にテープで固定するもので，刺入前に鍼の刺入部分の横近くにテープを貼り，さらに刺入後，皮内鍼全体を覆うようにテープを貼り固定する。刺入には無痛で刺入するための技術が必要であるが，鍼刺入に方向性があり，東洋医学でいう「気」の補，瀉が可能である。通常，鍼の方向を運動時などで移動しないよう皮膚の皺に平行になるよう考慮するが，肩井は鍼先を前方に，膏肓は下方に向かって刺入する。筋弛緩効果について，円皮鍼と皮内鍼に差が認められたという報告はされていない。近年，衛生的な貼付が可能な円皮鍼の開発により，円皮鍼の使用が多くなったように思われる（図2）。

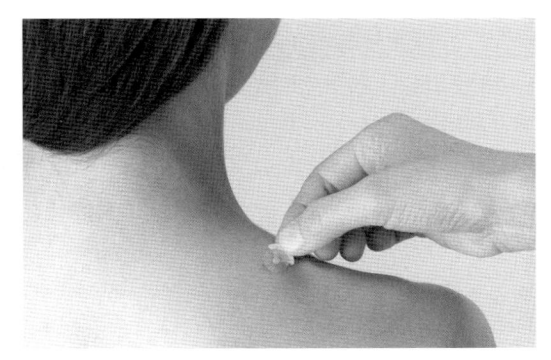

図2　円皮鍼

2）肩こりの局所的な灸治療

灸療法にも多くの種類があるが，ここでは一般的な知熱灸と灸頭鍼による方法を述べる。

a. 知熱灸による治療

艾を米粒大，あるいは半米粒大にひねって艾炷を作成し，線香で艾炷に点火して灸を行うが，艾炷をすべて燃やさず，全体の八分で消す八分灸を行う。心地よい熱刺激で筋緊張がやわらぎ，硬結も減少する。患者の年齢的な要因もあるが，肩こりだけでなく全身調整を目的にした太極療法として用いることが多い。

b. 灸頭鍼による治療

置鍼した鍼の末端に艾を球状に付け点火することで，鍼の機械的刺激と灸の温熱刺激（輻射熱）を同時に生体に与えようとするものである[7]。百労，定喘両側の灸頭鍼は頸肩部のこりに有効であり，肩甲間部についても身柱（T3棘突起の下），神道（T5棘突起の下）の夾脊穴の灸頭鍼が有効である。

艾炷と皮膚との距離が近すぎると，熱傷を起こす危険性がある。皮膚面と艾球との距離は，2.5 cm以上となるように配慮する。

灸頭鍼は艾を鍼柄に付け，燃焼させるため，患者の体動（咳，くしゃみ，突然の体動）により燃焼中の艾が落下して熱傷となる場合がある。灸頭鍼中の大きな体動は，熱傷の危険性があることを患者に十分説明しておくことが大切

である。

3) 局所から離れた部位を治療点とする遠隔治療

a. 東洋医学の経絡の経間関係に基づく鍼灸治療

頸肩部，肩上部，肩背部を通過する経絡は，手の太陽小腸経，足の少陽胆経，手の少陽三焦経，手の陽明大腸経である。奇経では陽蹻脈，陽維脈が，経筋では手の太陽経筋，手の少陽経筋，手の陽明経筋，足の少陽経筋，足の太陽経筋などが肩を通っているので，肩こりに関係する[8]。

日常の肩こり臨床では，経絡の経間関係から上下関係，共軛関係，上下・共軛関係，表裏関係に基づき，重要な経穴を選択して治療に用いている。

体幹の表裏関係で肩甲間部のこりを前胸部の足の少陰腎経（以下，腎経），足の陽明胃経（以下，胃経），手の太陰肺経（以下，肺経）などの経穴も治療に用いられる。

肩こりの鍼灸治療で，経絡，奇経より遠隔治療で用いる上肢・下肢の使用経穴を図3に，また取穴法を表の下段に示す。

膀胱経は頸部，肩背部，肩甲間部を貫いており，流注から，また経絡の上下関係から，下肢の膀胱経の経穴，腎経の経穴をよく用いる。

①肩井付近のこりは，足臨泣，地五会，懸鍾，陽輔，陽陵泉
②肩上部，肩甲部のこりには外関，中渚，養老（上養老）
③肩甲間部のこりは太渓，復溜，築賓，交信
④僧帽筋前縁や斜角筋などは肩井，落枕
⑤頸から肩背部のこりには，飛揚，崑崙，陽陵泉，後渓，外関

筆者は，肩甲間部のこりの治療については，形井[9]の報告と同様，太渓，復溜，交信，築賓など下肢を治療点として用いることも多い。

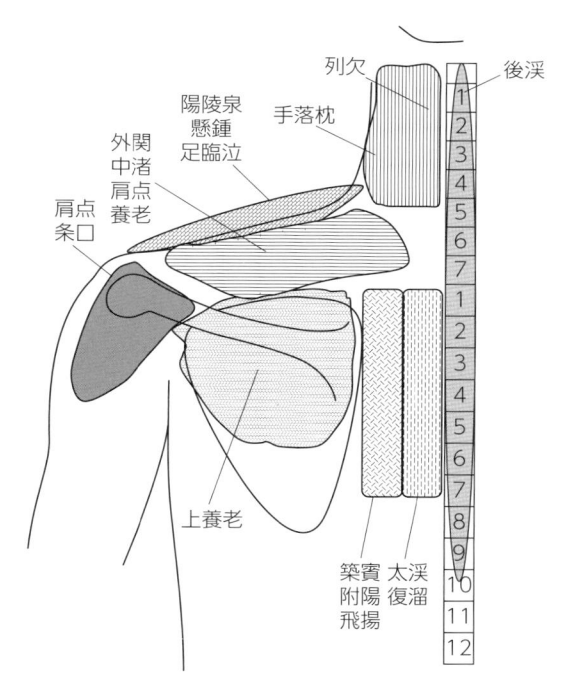

図3 頸肩背部のこりに用いる遠位治療穴

2 肩こりに対する鍼灸治療のエビデンスと治効メカニズムについて

肩こりに対する鍼灸治療の有用性は，多くの患者に行われていることから有効と推察されるが，ランダム化比較試験（RCT）などによるエビデンスとしての報告は少ない。

肩こりに対する鍼灸治療で述べたように，筋緊張を緩和し，圧迫されている血管，神経を正常に戻すことにより，血行動態を改善して悪循環を断ち切ることであるが，基礎研究，臨床研究から鍼灸治療の治効メカニズムを紹介する。

1)「こり」に対する鍼治療効果の基礎研究

佐藤ら[10]は，モルモットの腓腹筋に *in vivo* の状態で強縮刺激（10 Hz，60分間）を与え，収縮高を極端に減少した状態を作成，筋肉に「こり」が発生し，疼痛が出現した状態を肩こりのモデルとみなして，強縮筋に直接刺鍼を行ったときの変化と刺鍼しなかった対側の強縮刺激

後の減少した収縮高の回復過程を比較している。刺鍼を行わなかった側の収縮高は減少したままであったが，刺鍼を行った短縮高の回復は著しく促進され，除神経後の刺鍼で効果が出現しなかったことから軸索反射によるものとしている。さらに木下ら[11]は，同モデルで脊椎の傍筋に刺鍼を行った時の変化も検討し，よりすみやかな収縮高の回復を認めている。この結果は，坐骨神経の切除やアトロピンの投与で出現しなくなったことから体性─自律反射によって出現し，この反射の遠心路は筋肉内の血管に分布しているコリン作動性の神経であると推察している。これらの結果は，強縮刺激によって減少した筋肉血流が刺鍼により改善され，筋肉の収縮に必要な物質の供給が改善され，加えて強縮状態で血流が減少したために蓄積された発痛物質が刺鍼により改善した血流増加により排除され悪循環を断ち切る，というメカニズムを支持する。

2）肩こりに対する鍼灸治療の臨床研究

坂井ら[6]は，肩こりと患者の血行動態と鍼刺激による影響を，組織酸素飽和度（Sto_2），total ヘモグロビン（hemoglobin：Hb）量を測定し，肩こりの状態を比較検討している。肩こりの自覚のある患者と健常者を比較した結果，Sto_2, total Hb 量が有意に低下していることが確認でき，肩上部の鍼刺激直後に Hb 量も上昇した。局所の刺激で反応したことから，皮下における局所的な反応であると結論している。

さらに菊池ら[12]は，天柱と肩井へ 1 Hz で低周波鍼通電刺激を行ったときの僧帽筋上部線維筋腹の筋血流を直接的に測定し，鍼通電刺激中，血流は増加し，拡張期圧と心拍数が下降したことから，今後鍼灸臨床に積極的に用いられてもよいと結論している。

鶴岡[13]は，鍼治療について Cochran review の基準を満たした RCT は 10 件あり，いずれも慢性期に対する試験であり，偽鍼療法と比較して鍼は症状を中等度緩和させるエビデンスがあったと報告している。また坂井ら[6]も，2006 年までの肩こりの鍼治療に関する 22 件の RCT で行われた論文を評価し，非経穴や Sham 鍼との比較で有効性を報告しているが，ほかの保存療法との比較結果はさまざまで，介入方法などで課題が多く，まだ結論を出すには時期尚早としている。

肩こりの治療で，経穴や阿是穴（反応点で圧して気持ちの良い所）の下部に存在する筋・筋膜を狙って治療することも多い。治療点として，トリガーポイント（TP）を選択する治療者も多い。伊藤ら[14]は，肩こりのある学生 30 名に対して，経穴治療群，偽鍼群，TP 群で，肩こりの治療効果を RCT で検討している。結果は，筋・筋膜の痛みを考慮した TP 治療のみが有効であったと報告している。臨床的に TP は経穴と一致することが多く，肩井，肩外兪，膏肓などに TP を見いだすことが多いという報告[15]があり，現代医学的なアプローチの治療部位としても理解しやすい。

また，肩こりを含む頸肩部痛 33 名に対して，鍼治療群と局所注射群に分けて検討した報告[16]がある。鍼治療群は 10～20 mm の刺入でひびき感を得た後，1 Hz, 20 秒間の雀啄術を行った後抜鍼し，局所注射群は 25 G（長さ 25 mm，直径 0.50 mm）注射針を用いて 10～20 mm の深さまで刺入，ノイロトロピンを注入後，抜針する。週 1 回，4 回（4 週）の治療終了時で，鍼治療群が有意な改善を得たと報告している。鍼も注射針も同様な部位での刺入であり，共通する手技であるが，鍼治療は痛みの抑制系が賦活されていると考えられるが，注射針による抑制系の賦活は，注入した化学物質により修飾され効果の違いが認められたと推察している。

上記のとおり，治療後に円皮鍼を肩井や膏肓に貼付し，2～3 日持続留置することが多い。円皮鍼の効果について古屋ら[17]は，53 名を対象に長さ 0.6 mm の円皮鍼を後頸部，肩上部および肩甲間部の圧痛硬結部位 4 箇所以内の貼付で，偽鍼であるプラセボ円皮鍼と比較試験を行った結果，肩こりが改善したと報告している。その治効メカニズムとして，円皮鍼の継続留置により副交感神経機能が持続的に高めら

れ，ストレス反応に起因する肩こりが改善するとしている。さらに，圧痛点への円皮鍼の継続留置は肩こりが発生した筋肉と同一の神経支配となる皮膚への刺激となり，皮膚の受容器を介して疼痛閾値が変化し，肩こりが改善したと推察している。

そのほか，鍼刺鍼における肩背部での血流量の増加[6]，筋硬度の減少[18]などが報告されている。今後，さらなるエビデンスの検討が行われ，体系づけが行われると考えられる。

おわりに

肩こりはわが国の有訴者率として女性で1位，男性でも2位という背景の症状名である[18]。鍼灸治療における肩こり（痛みを含む）に関して代表的な報告を述べたが，ほかに多くの治療方法が存在する。鍼灸治療は他の治療に比べて，比較的手軽に，安全に施術でき，短時間に効果が得られることから，肩こりへ鍼灸治療の適応[6]についても考慮しながら，今後の活用が望まれる。

【引用文献】

1. 矢吹省司, 菊池巨一. 肩こりの病態. 臨外 2001；36：1241-6.
2. 小川卓良. 現代鍼灸業態アンケート集計結果(5). 医道の日 2002；707：184-91.
3. 篠原昭二, 和辻 直, 渡邊勝之. 日本の鍼灸診療方式の現状と問題点. 西條一止, 熊澤孝朗監修. 鍼灸臨床の科学. 東京：医歯薬出版；2001. p.3-28.
4. 楳田高士, 森本昌宏. 鍼治療の有害事象とその安全対策. ペインクリニック 2011；32：529-38.
5. 尾崎昭弘, 坂本 歩, 鍼灸安全性委員会編. 重要臓器の傷害事故の防止. 鍼灸医療安全ガイドライン. 東京：医歯薬出版；2007. p.99-107.
6. 坂井友実, 安野富美子. 肩凝り・頸部痛に対する鍼治療. ペインクリニック 2007；28：179-87.
7. 楳田高士. ペインクリニックにおける鍼灸治療. 森本昌宏編. ペインクリニックと東洋医学. 東京：真興交易医書出版部；2004. p.245-59.
8. 楳田高士. 全身経穴図. 森本昌宏編. ペインクリニックと東洋医学：東京；真興交易医書出版部. 2004. p.816-28.
9. 形井秀一. 治療家の手の作り方：反応論・触診学試論. 東京：六然社；2006. p.176.
10. 佐藤三千雄, 武重千冬. 局所疼痛に対する針作用の実験的研究 Ⅳ 強縮によって減少した収縮高の回復に対する傍脊椎施針の促進作用. 昭医会誌 1982；42：441-7.
11. 木下晴都. 局所疼痛に対する針作用の実験的研究 Ⅱ：強縮後の短縮高回復過程に及ぼす置針の作用. 昭医会誌 1981；41：393-403.
12. 菊池友和, 瀬戸幹人, 山口 智, ほか. 鍼通電刺激が僧帽筋血流に及ぼす影響：99mTc04-クリアランス法による検討. 日東洋医誌 2010；61：834-9.
13. 鶴岡浩樹. 肩こり治療のエビデンス. JIM 2009；19：272-6.
14. 伊藤和憲, 南波利宗, 西田麗代, ほか. 大学生の肩こり被験者を対象にしたトリガーポイント鍼治療の試み：肩こりに関するアンケート医調査と鍼治療の効果に関する臨床試験. 全日鍼灸会誌 2006；56：150-7.
15. 森田善仁, 井関雅子. 肩凝りに対するペインクリニックでの治療の現状. ペインクリニック 2007；28：188-97.
16. 中島美和, 井上基浩, 糸井 恵, ほか. ランダム化比較試験による頸肩部痛に対する鍼治療と局所注射の検討. 全日鍼灸会誌 2007；57：491-500.
17. 古屋英治, 名雪貴峰, 八亀真由美, ほか. 肩こりに及ぼす円皮鍼の効果：偽鍼を用いた比較試験. 全日鍼灸会誌 2002；52：553-61.
18. 佐々木和郎. 肩こりの研究と鍼灸治療. 鍼灸臨床の科学. 東京：医歯薬出版；2000. p.109-32.
19. 健康状態と受療状況. 国民衛生の動向 2011/2012. 東京：厚生労働統計協会；2011. p.74-5.

〔楳田　高士〕

VII 関連事項

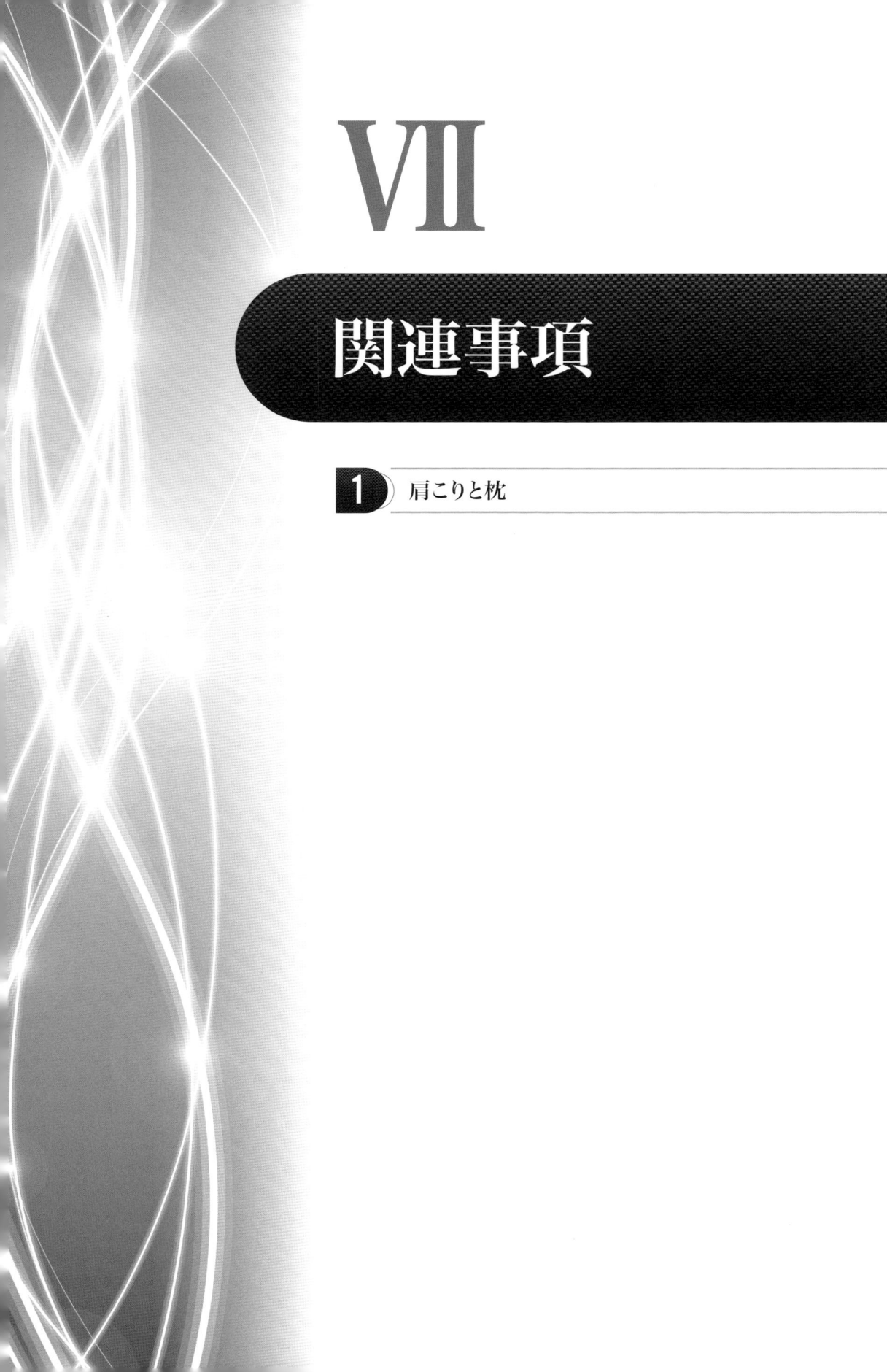

1 肩こりと枕

1 肩こりと枕

はじめに

　肩こりは頻度の高い愁訴であり，日常診察上遭遇する機会が多い．平成22年度厚生労働省国民生活基礎調査によると，女性が訴える症状の第1位が肩こりであり，男性でも第2位となっている．しかしながらその明らかな原因は特定できておらず，そのため高いエビデンスを有する治療法が少なく肩こりの治療には苦慮することが多い．最近の研究では，睡眠時の姿勢が肩こりに影響を及ぼすという報告[1]も散見される．そこで，枕が肩こりに及ぼす影響について，われわれの研究結果と最新の知見について紹介する．

1 枕の役割とは何か

　人間は生涯の1/4〜1/3もの時間を睡眠に費やしており，このことからも睡眠には重要な意義・目的があることが分かる．この重要な睡眠にとって枕の果たす役割とは何であろうか．枕は睡眠時に用いられる補助具であり，ふとん，マットレス，シーツなどと同じ寝具に分類される．良い枕とは就寝中の姿勢に無理がなく，頭頸部の解剖学的形態を適度な硬さと弾性で支えるものであり，睡眠時に頸部—肩甲帯周囲筋の緊張を軽減し，頭部と頸椎の良好な相対的位置関係を得るという重要な役割を担うものである．

2 睡眠の意義

　生物学的，生理学的見地に基づいた睡眠の研究は数多くみられるが，睡眠中の脊椎の状態すなわち睡眠時姿勢に関する研究は少ない．ゆえに，解剖学的視点からの脊椎動物における睡眠の意義はまだ完全に解明されてはいない．脊椎動物にとっては睡眠中だけが唯一脊椎，脊髄に重力が体軸方向にかからない時間であり，脊柱アライメントの修復，神経や周囲の筋，靱帯，関節ほかあらゆる組織の回復の時間になると考えられる．

3 睡眠時姿勢の重要性

　起立時における良い姿勢の条件としては，①力学的安定，②生理学的安定，③生理学的に疲労しにくいことなどが挙げられる．良好な睡眠時姿勢についても同様と考えられるが，睡眠時姿勢については静的睡眠時姿勢と動的睡眠時姿勢（寝返り）の2つの姿勢に分けて評価する必要がある．睡眠中には50回を超える寝返り動作が入ることから，仰向けから寝返りまでの動きがスムーズに行えること，つまり静的睡眠時姿勢から動的睡眠時姿勢への変換が自由にできることが重要である．この比較的自由な姿位の変換が，脊柱の安静とダイナミックな動きを改善させる機能があると考えられている．そのための基本的な枕の調整には，体格，頭型，肩甲帯周囲の柔軟性，首の形状などの総合的な要素を考慮し，側臥位および仰臥位ともに適合することが重要であり，その結果，最小のエネルギーでの回転運動が可能となり，寝返りがスムーズに行われると考えられる．

　二足歩行，直立姿勢となった人類にとって，起立時に平均5〜8kgの頭部重量を支える頸椎は，生理学的運動の必要性から解剖学的にほかの脊柱より不安定な構造である．今日，日常生活動作と就労中の姿勢などの問題が多く取り上げられており，特に仕事中のうつむき姿勢，パソコンの長時間使用の坐り姿勢，家事や趣味におけるかがみ姿勢など頸部や肩に負担をかける

姿勢などが肩こりと関係しているといわれている[2]。一方で、就眠時の姿勢は重力の因子が除外されることから、頭部の重さがかからず、頸部―肩甲部周囲の筋肉、靱帯群の支持を必要としない安静位が確保される。睡眠時の不良姿勢は、睡眠障害の重要な因子となり、かついわゆる起床時の肩こり、頭痛、手のしびれなどをもたらすと考えられる。

一般的に仰向けの姿勢のみで枕の調整を行うことが多いが、その場合、寝返り動作という動的因子が含まれておらず、仰向けという静的姿勢のみでの調整であり三次元的な調整がなされていない。睡眠時姿勢の考えとしては、先に述べたように静的睡眠時姿勢と動的睡眠時姿勢があり、常にヒトの睡眠には、これらの両因子が関与することを考慮し、枕の選択、調整を行う必要がある（図1）。

4 誰でもできる枕の合わせ方

理想的な枕とは、最小エネルギーで寝返りが可能で、心身の回復に適した睡眠姿勢をとることができる枕といえる。山田ら[3]は、枕の調節法として set-up for spinal sleep（SSS）法を提唱しており、SSS法を用いることで起床時の肩こり改善率が約80％であると報告[4]している。SSS法とは、側臥位および仰臥位に適合する枕の高さを決定し、寝返りを容易にする枕の調節方法である。側臥位で頭部から体幹の中心線が臥床面に水平となり、仰臥位で仰臥位頸椎傾斜角が15°前後となるよう高さを3～5 mmずつ調節する方法である。高さの調整は、①横向きに寝て、そのときに顔の中心線と胸の中心線が一直線になり、しかも臥床面と平行になればそれが理想的な高さの枕とされている。これにより、左右（両側）へスムーズな寝返りが可能となる。ヒトの頸椎は、枕の高さによりアライメントは大きく変化する。高い枕では常に前屈位をとり、気道が圧迫され、また低い枕では後屈し、首が伸びた状態となる。中間位がもっとも安定し自然な呼吸となる理想的な睡眠姿勢であり、その頸椎傾斜角はほぼ15°である（図2）。

ここで、個人で行える枕のチェックポイントについて説明する。自己チェックポイントとしては、①側臥位で頭部―体幹の中心線が臥床面に水平であること、②枕が至適高さであること（仰臥位で仰臥位頸椎傾斜角つまり体軸と頸のなす角度が15°前後）、③寝返りが左右ともにスムーズにできること、④適度の固さを有すること（沈む枕は悪い）、⑤大きさ、⑥素材の6項

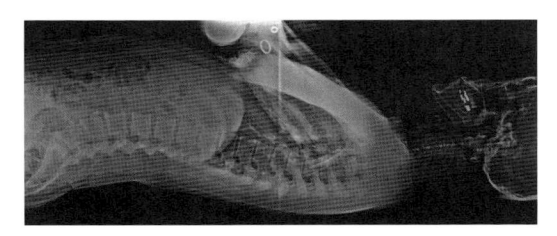

図1 脊柱の構造
頸椎、胸椎、腰椎からなり、生理的に頸椎は前彎、胸椎は後彎、腰椎は前彎となっている。

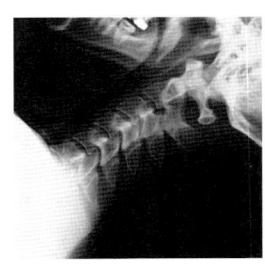

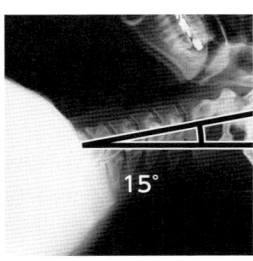

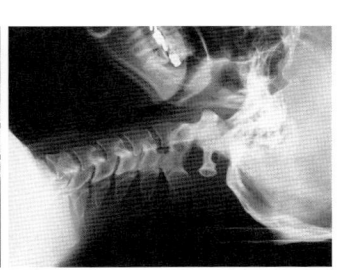

(a) 前屈位　　(b) 中間位　　(c) 後屈位

図2 仰臥位頸椎傾斜角
中間位での頸椎傾斜角は15°である。

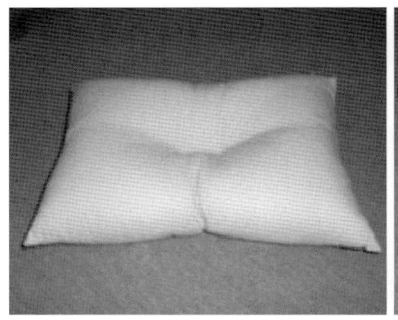

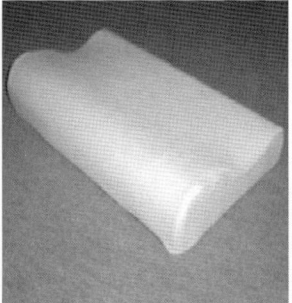

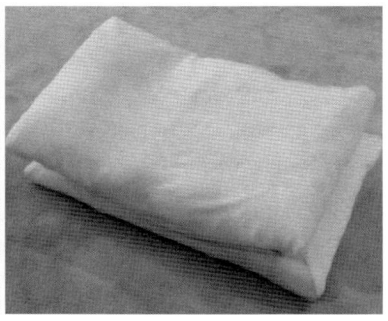

図3 さまざまな形の市販されている枕

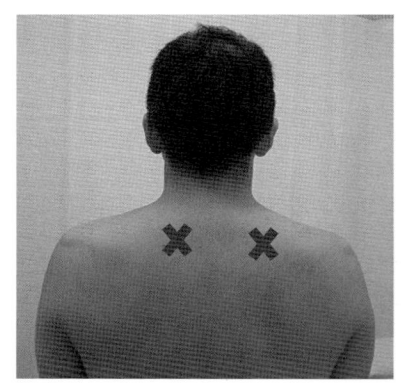

図4 筋硬度の測定部位は肩甲骨内上角の内上方

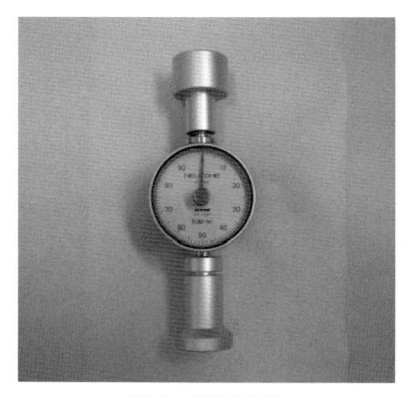

図5 筋硬度計
NEUTONE TDM-NA1（TRY-ALL製）の測定値には単位はなく，ハンドルを押圧し荷重が1.5 kgになったときの測定子が受ける反力を0〜100の目盛りで表示している。

目である。

現在の市場ではたくさんのいわゆる「頸椎に良い枕」が販売されているが，ある人に高度，型番，柔軟さ度（度合）の良い枕が，体型や頭頸部の形態が異なる人に同じように適することは少ない（図3）。したがって，各個人の体型が異なることから，画一的な枕の選択や調整では不十分であり，上記した枕の自己チェックポイントを参考に枕を決めることが必要である。

5 頸部の症状への枕効果

枕の高さが肩こりに及ぼす影響を検証する目的で，筋硬度計を用いて僧帽筋の筋硬度を測定した。筋硬度計にはNEUTONE TDM-NA1（TRY-ALL製，千葉）を用い，測定部位は肩甲骨内上角の内上方とした（図4，5）。測定姿位は仰臥位とし，至適枕を使用した頸椎傾斜角が15°の中間位と，高い枕を使用した頸椎前屈位の2つの姿位で測定を行った。被験者は，普段肩こりを有さない成人男性3名とし，仰臥位で上記姿位を1分間保持したのち計測を行った。計測は5回施行し，最高値と最小値を省き中間の3回の平均値を測定値とした。結果は中間位が 11.1 ± 0.7，前屈位が 20.2 ± 0.4 であり，前屈位で有意に増加を認めた（NEUTONE TDM-NA1の測定値には単位はなく，ハンドルを押圧し荷重が1.5 kgになったときの測定子が受ける反力を0〜100の目盛りで表示している）。統計法には，Wilcoxon符号順位検定を用い，P値が0.05以下を有意差ありとした。この結果から，SSS法で推奨される仰臥位での頸

椎傾斜角が15°の中間位の姿位では高い枕を使用した場合と比較し，僧帽筋に過度の筋緊張をもたらさない可能性が示唆された．

肩こりの定義は「頸より肩甲部にかけての筋緊張感（こり感），重圧感，および鈍痛などの総称」[5]とされ，また篠崎ら[6]の肩こりについてのアンケート調査によると，肩こりを感じる部位としては頸部—肩甲骨内側にかけての部位がもっとも多いとされている．これは，今回筆者らが筋硬度を測定した肩甲骨内上角の内上方が肩こりの中心と考えられ，同部に筋緊張をもたらさない枕を用いることで肩こりという症状を軽減できると考えられた．また，山田らは，頸椎症および変形性脊椎症[7]，関節リウマチ[8]を有する患者においてもSSS法を用いた枕を使用することで頸部症状の改善，睡眠障害の改善を得たと報告している．したがって，これらの疾患の有病者においても至適枕を使用することによって，健常者と同様に僧帽筋の筋緊張が適正に保たれる可能性があると示唆された．

おわりに

現在多くのいわゆる「頸椎に良い枕」が販売されているが，人それぞれ体型が異なることから，画一的な枕の選択や調整では不十分と考えられる．筋硬度計を用いた僧帽筋の筋緊張の測定結果から，頭頸部の形態に適合しない枕を使用することは僧帽筋に過度の筋緊張を生じさせ，肩こりを誘発，増悪させる可能性があると考えられる．したがって，今回紹介した自己チェックポイントを参考にして，頭頸部全体で頭部の重量を支え，かつ僧帽筋に過度の筋緊張をもたらさないような枕を選択することは，肩こりの予防の一助になるものと思われる．

【引用文献】

1. 山田朱織, 熊谷日出丸, 勝呂 徹. 枕調節法を用いた肩こりの治療. 東日整災外会誌 2007；19：181-8.
2. 沓脱正計, 黒岩 誠. 日本人が訴える肩こりの特徴について. こころの健康 2010；25：61-6.
3. 山田朱織, 勝呂 徹. 肩こりと枕. Mod Physician 2010；30：285-9.
4. 山田朱織. 頸の姿勢異常と枕. 脊椎脊髄ジャーナル 2008；21：1233-40.
5. 高岸憲二, 星野雄一, 井出淳二, ほか. 肩こりに関するプロジェクト研究. 日整会誌 2008；82：901-11.
6. 篠崎哲也, 大沢敏久, 堤 智史, ほか. 肩こりの病態：アンケート調査より. 臨整外 2007；42：409-12.
7. 山田朱織, 山口泰成, 勝呂 徹. 円背者における枕の高さ調節による睡眠・頸椎症状改善の評価. 東日整災外会誌 2006；18：466-71.
8. 山田朱織, 古府照男, 勝呂 徹. 頸椎病変を有する関節リウマチに対する睡眠中の枕調節法. 東日整災外会誌 2006；18：460-5.

〔青木　秀之, 関口　昌之, 勝呂　　徹〕

索 引

【和　文】

［あ］

アスタキサンチン ― 81
アスピリン ― 213
アセトアミノフェン ― 155,213
圧痛点 ― 47
圧粒子療法 ― 189
アドソンテスト ― 110,133
アプレー・スクラッチテスト ― 134
アミトリプチリン ― 55,217
アレンテスト ― 110,133

［い］

イートンテスト ― 131
いかり肩 ― 202
痛みの悪循環 ― 124,181
痛みの定義 ― 221
医療面接 ― 91,92
インピンジメント徴候 ― 132

［う］

烏口肩峰アーチ ― 20
烏口鎖骨靭帯 ― 19
烏口上腕靭帯 ― 20
烏口突起 ― 18
うつ病 ― 89,91
腕の押し・引き・回し体操 ― 203
運動療法 ― 201,206,210

［え］

腋窩神経 ― 23
エクササイズ ― 203
エストロゲン失調性更年期障害 ― 90
エチゾラム ― 214
エデンテスト ― 133
エビデンス ― 206
エペリゾン ― 156
エレトリプタン ― 55
遠隔治療 ― 231,235
遠視 ― 74
円皮鍼 ― 234

［お］

横隔膜下膿瘍 ― 70
嘔吐 ― 53
悪心 ― 53
音過敏 ― 53
温熱療法 ― 199

［か］

外感 ― 227
外椎骨静脈叢 ― 27
解剖頸 ― 18
外用薬 ― 154
過外転症候群 ― 109
過外転テスト ― 132
顎関節症 ― 5,83
下行性抑制 ― 187
　――系 ― 159,187
肩関節 ― 19,21
　――拘縮 ― 42
　――包炎 ― 137
肩こり ― 38,63
肩周囲滑液包炎 ― 137
肩のストレッチ ― 209
肩不安定症 ― 42
片麻痺性片頭痛 ― 53
葛根加朮附湯 ― 229
葛根湯 ― 92,228
活性代謝物 ― 154
過敏性腸症候群 ― 101
カフェイン ― 213
　――配合剤 ― 214
加味逍遙散 ― 230
仮面うつ病 ― 90,91
カルシトニン遺伝子関連ペプチド ― 55
干渉電流療法 ― 200
関節上腕靭帯 ― 20
関節唇 ― 20
関節モビライゼーション ― 203
関節リウマチ ― 110
漢方薬 ― 92
寒冷療法 ― 199
関連痛 ― 45,68

［き］

キセノン光 ― 183
稀発反復性緊張型頭痛 ― 56
気晴し手段 ― 89
気分障害 ― 89,91
急性心膜炎 ― 65
灸頭鍼 ― 234
寄与因子 ― 85
仰臥位頸椎傾斜角 ― 241
胸郭出口症候群 ― 49,109,139
胸鎖関節 ― 19,21
狭心症 ― 72
狭心痛 ― 72
強直性脊椎炎 ― 48
胸部交感神経節ブロック ― 166
胸膜炎 ― 70
曲垣 ― 233
棘下筋 ― 23
棘上筋 ― 23
局所性ニューロパチー ― 170
局所治療 ― 231
虚血性心疾患 ― 65
巨細胞性動脈炎 ― 61
ギラン・バレー症候群 ― 49
筋緊張治療薬 ― 224
筋筋膜性疼痛症候群 ― 169
筋筋膜痛症候群 ― 46
筋血流変動パターン ― 126
筋血流量計 ― 122,125
筋硬結 ― 122
筋硬度 ― 242
　――計 ― 122,242
筋挫傷 ― 138
近視 ― 74
筋収縮性頭痛 ― 57
筋ストレイン ― 138
近赤外線 ― 182
筋損傷 ― 138
緊張型頭痛 ― 45,52,212
筋痛症 ― 144
筋電図 ― 144,145,147,149
　――バイオフィードバック ― 217
筋のインバランス ― 200,203
筋膜性疼痛症候群 ― 46

245

筋力増強維持運動 209

[く]
首・肩のストレッチ 207
首のストレッチ 207
グラディエントエコー法 136
クリッカー 199
クロセチン 81
クロルフェネシンカルバミン酸エステル 156
群発頭痛 52

[け]
頸横静脈 25
頸横動脈 25
経穴 179,186
頸原性頭痛 48,61
頸肩部痛 192
頸肩腕症候群 212
警告頭痛 49
形質細胞腫 143
桂枝人参湯 229
桂枝茯苓丸加薏苡仁 230
頸神経後枝内側枝高周波熱凝固法 164
頸髄症 197
痙性斜頸 47,174,212
経椎間孔的硬膜外ブロック 166
頸椎牽引 198
頸椎硬膜外血腫 4
頸椎腫瘍 142
頸椎症 48,141
頸椎神経根症 192
頸椎神経根ブロック 194
頸椎ソフトカラー 200
頸椎椎間板ブロック 166
頸椎椎間板ヘルニア 14
頸椎捻挫 107
経皮的電気刺激 217
経皮的電気神経刺激療法 187,200
頸部筋力増強維持運動 208
頸部硬膜外ブロック 166
頸部指圧 217
頸部ジストニア 47,212
頸部神経根症 10
ゲートコントロール説 187

外科頸 18
血管炎症候群 66
結節間溝 18
肩外兪 171
──症候群 171
肩関節周囲炎 39
肩結合織炎 41
肩甲下筋 23
健康管理 120
肩甲胸郭関節 21
肩甲骨 18
──内転 209
──引き下げ体操 204
──面 21
──持ち上げ体操 204
肩甲上神経 15,23
──ブロック 162
肩甲上切痕 23
肩甲上腕関節 19,21
肩甲上腕リズム 21
肩甲背神経ブロック 162
肩鎖関節 19,21
肩鎖靱帯 19
肩井 171,233
──症候群 171
腱板疎部 20
腱板損傷 137
腱板断裂 40
痃癖 2
肩峰下滑液包 20,38
肩峰下関節 20

[こ]
抗うつ薬 92,158,159,223
口・下顎ジストニア 48
咬筋ジストニア 48
高血圧 63
膏肓 171,233
──症候群 171
抗コリンエステラーゼ薬 79
毫鍼 231
巧緻運動障害 33
後頭神経ブロック 162
更年期障害 89
更年期不定愁訴症候群 89
広背筋 22

抗不安薬 157,214,223
後方椎間孔開窓術 196
後方不安感テスト 132
絞扼性神経障害 42
コールドパック 199
呼吸器疾患 70
国際頭痛分類第2版 52
極超短波療法 199
骨盤後傾 209

[さ]
サーモグラフィ 122,123
最終域感 201
催眠鎮静薬 223
作業環境管理 120
作業管理 117
作業関連性肩こり 117
鎖骨 18
詐病 107
サブスタンスP 55
サリチル酸 155
サルカスサイン 132
三角筋 23
三叉神経頸髄複合体 56
三叉神経血管説 55

[し]
軸索反射説 69
軸性疼痛 195
柴胡桂枝湯 229
ジストニア 47,174
姿勢の崩れ 95
失感情症 221
市販薬 213
四辺形間隙 23
脂肪抑制T2強調画像 136
斜角筋症候群 109
ジャクソンテスト 10,131
雀啄術 231
芍薬甘草湯 92
臭過敏 53
周期性嘔吐症 53
重症筋無力症 49
収束促進説 69
手根管症候群 136
小円筋 23

消炎鎮痛薬	155
障害神経根高位の診断	193
消化器疾患	70
小胸筋症候群	109
小結節	18
症候性肩こり	161,206
上肢下方牽引テスト	133
小児良性発作性めまい	53
静脈弁	27
上腕骨	18
上腕二頭筋	23
徐放性 NSAIDs	153
徐放性製剤	152
歯列接触癖	85
心因性肩こり	161
鍼灸	217
——治療	231
神経原性腫瘍	140
神経根	10
——症	3
——ブロック	163
神経鞘腫	140
心身症	89,225
心身相関	89
身体感覚	97
身体的ストレス	95
身体表現性疼痛障害	104
心理・性格特性	94
心理テスト	91
心理療法	92,93,94

[す]

随証療法	92
髄膜炎	49,61
頭蓋内圧亢進	50
すくめ肩	202
スタティック・ストレッチング	202
ストレッチング	203
スパーリングテスト	10,131
スピードテスト	133
スピンエコー法	136
スマトリプタン	55
——皮下注射	57
——自己注射	57
スルピリド	92

[せ]

成因	44
性格テスト	91
正視	74
星状神経節	180,183
——ブロック	164
精神疾患	95
精神—精神—身体交互反応	94
精神的ストレス	95
静的睡眠時姿勢	241
正の調節	75
脊椎硬直症候群	49
脊椎洞神経	32
石灰腱炎	40
セルフ・ストレッチング	202
セロトニン	55
セロトニン・ノルアドレナリン再取り込み阻害薬	57,159
線維筋痛症	46
閃輝暗点	53
前鋸筋	22
浅頸神経ブロック	162
全人的医療	94
選択的セロトニン再取り込み阻害薬	57,159
前兆のある片頭痛	53
前兆のない片頭痛	53
前方除圧固定術	195
前方椎間孔開窓術	195
前方不安感テスト	130

[そ]

僧帽筋	5,22
——筋痛症	144
——筋肉痛	147
——血流	147
側頭動脈炎	61
疎経活血湯	230
ゾルミトリプタン	55

[た]

第2肩関節	20
大胸筋	22
大結節	18
大後頭神経三叉神経症候群	171
高安動脈炎	66
多発筋炎	115
多発性硬化症	49
多発性骨髄腫	143
胆石症	70
ダントリウム®	157
ダントロレン	157

[ち]

チザニジン	55
——塩酸塩錠	156
置鍼術	231
知熱灸	234
中枢性筋弛緩薬	155,156
長頸筋	5
調節	75
——安静位	74
——緊張症	76
——痙攣	76
——微動	75
——ラグ	76
直線偏光近赤外線	182
治療的自我	93
鎮痛薬	213

[つ]

椎間関節ブロック	164
椎間孔	10
椎間板性疼痛	14
椎間板ヘルニア	140
椎骨動脈解離	61

[て]

定義	44
低血圧	64
低周波鍼通電療法	232
低髄液圧症候群	50
低反応レベルレーザー	179
テーラーメード医療	92
テクノストレス眼症	77
テルネリン®	156
デルマトーム	45
転移性椎体腫瘍	142
天柱	233

[と]

動機づけ面接法	224

頭頸部ジストニアによる頭痛 — 61	パンコースト腫瘍 — 111,140	補中益気湯 — 230
疼痛行動 — 220	半導体レーザー — 179	ホットパック — 199
動的睡眠時姿勢 — 241	反復性緊張型頭痛 — 213	ボツリヌス毒素 — 215
頭部外傷後遺症 — 49	反復性群発頭痛 — 57	——療法 — 47,174
徒手筋力テスト評価法 — 131		ホルネル徴候 — 111
徒手療法 — 200	[ひ]	ホルモン補充療法 — 92
トリガーポイント — 6,46,169,179	光過敏 — 53	本態性肩こり — 3,161,198,206
——注射 — 169	皮質拡延抑制 — 54	本治法 — 231
トリプタン — 213	非ステロイド性抗炎症薬 — 152,213	
——系薬物 — 55	皮節 — 45	[ま]
ドロッピングサイン — 132	皮内鍼 — 234	マイクロ波療法 — 199
ドロップアームサイン — 132	皮膚筋炎 — 115	枕 — 240
	標治法 — 231	慢性炎症性脱髄性多発ニューロパチー — 49
[な]	頻発反復性緊張型頭痛 — 56	慢性緊張型頭痛 — 56,213
内因性オピオイド — 186		慢性群発頭痛 — 57
——様物質 — 187	[ふ]	慢性疲労症候群 — 46
内傷 — 227,229	不安障害 — 89	慢性片頭痛 — 58
内臓体壁反射 — 5,68	不安定性 — 30	
なで肩 — 202	風池 — 233	[み]
——症候群 — 45	風門 — 227	ミオナール® — 156
悩み — 95	副交感神経麻痺薬 — 79	ミオパチー — 49
ナラトリプタン — 55	複合性局所疼痛症候群 — 49	ミルタザピン — 215
	複雑系 — 92	
[に]	副神経ブロック — 162	[む]
ニアーインピンジメントテスト — 39	副腎皮質ステロイド薬 — 170	むずむず脚症候群 — 101
二重挫減症候群 — 110	腹部片頭痛 — 53	
日常生活指導 — 205	附子 — 228	[め]
認知行動療法 — 217,222	不通則痛 — 227	メフェナム酸 — 213
	物理療法 — 198	メンタルヘルス — 92
[ね]	負の調節 — 74	
ネオビタカイン® — 170	プラセボ鎮痛 — 222	[も]
	不良姿勢 — 209	モーレノテスト — 110,133
[の]	プロスタグランジン — 152	
脳血管障害 — 49	プロドラッグ — 152,154	[や]
脳腫瘍 — 50	プロプラノロール — 55	ヤーガソンテスト — 133
脳脊髄液減少症 — 50		薬物乱用頭痛 — 58
	[へ]	薬物療法 — 152
[は]	ペインクリニック — 154	
歯ぎしり — 48	片頭痛 — 45,52,213	[ゆ]
破局化 — 220	ベンゾジアゼピン — 55	有水晶体眼内レンズ — 81
バクロフェン — 157	変容片頭痛 — 58	有痛弧 — 132
パニック障害 — 89		
バルプロ酸 — 55	[ほ]	[よ]
バレー・リュー型 — 36	ポアズイユの定理 — 26	陽陵泉 — 233
バレー・リュー症候群 — 30	ホーキンスインピンジメントテスト — 39	四環系抗うつ薬 — 92

[ら]

ライトテスト 110,133
ラテックスバンド 217

[り]

リウマチ性脊椎炎 103
リウマチ性脊椎関節炎 103
リウマチ性多発筋痛症 113,212
リオレサール® 157
リザトリプタン 55
リドカインテスト 39
リフトオフテスト 132
リンラキサー® 156

[る]

ルーステスト 110,133

[れ]

レーザードプラー・フローメトリ 147
レーシック 81

[ろ]

老視 76
肋鎖症候群 109
ロメリジン 55

[わ]

腕神経叢ブロック 163

【欧文】

[A]

Adson test 110
Allen test 110
ankylosing spondylitis 48
anterior apprehension test 132

[B]

basiparallel anatomic scanning-MR 61
BPAS-MR 61
bruxism 48
BTX 215

[C]

calcitonin gene-related peptide 55
catastrophizing 220
cerebrospinal fluid hypovolemia 50
cervical dystonia 47
cervico trigeminal relay 172
cervicogenic headache 48
CGRP 55
chronic inflammatory demyelinating polyneuropathy 49
CIDP 49
cluster headache 52
complex regional pain syndrome 49
coping style 89
cortical spreading depression 55
counterdependency 220
COX-1 152
COX-2 152
CRPS 49
CSD 55

[D]

double crush syndrome 110
droopy shoulder syndrome 45
dystonia 47

[E]

Eaton test 131
Eden test 133
end feel 201

[F]

fibromyalgia 46

[G]

GABA$_A$受容体 157
GOTS 171,172
great occipital trigeminal syndrome 171
Guillain-Barré syndrome 49

[H]

headache severity model 59

HFC 76
HRT 92

[I]

ICHD-Ⅱ 52
——分類 213
intracranial hypotension 50

[J]

jaw closing dystonia 48
jerk test 130
jolting headache 61

[L]

lazer doppler flowmetry 147
LDF 147
Lhermitte徴候 131

[M]

medication overuse headache 58
migraine 52
Moley test 110
MPS 169
myofascial pain syndrome 46,169

[N]

NaSSA 215
neck discomfort 52
neck pain 52
NSAIDs 152,153,154,155

[O]

oromandibular dystonia 48
OTC 213

[P]

pain catastrophizing scale 221
painful arc 132
PCS 221
PG 152
prostaglandin 152

[Q]

QOL 215

quality of life —— 89

【R】
restless legs syndrome —— 101
rigid spine syndrome —— 49
Roos test —— 110

【S】
SDS —— 92
set-up for spinal sleep 法 —— 241
short-inversion-time inversion recovery —— 136
shoulder stiffness（tightness）—— 52
SNRI —— 159
spasmodic torticollis —— 47
SRQ-D —— 92
SSP 療法 —— 185
SSRI —— 92,159,215
SSS 法 —— 241
STIR —— 136

【T】
TCH —— 85
TEAS —— 188
tender point —— 46,47
TENS —— 187,200
tension-type headache —— 45,52
The International Classification of Headache Disorders：2nd ed —— 52
TP —— 169
TPI —— 169
trapezius myalgia —— 144
trigger point —— 46,169
trigger point injection —— 169
T1 強調画像 —— 136

T2 強調画像 —— 136
T2*強調像 —— 136

【V】
VDT —— 5
──作業 —— 117
vicious cycle of reflexes —— 6
visual display terminal 作業 —— 117

【W】
Wright test —— 110

【数字・ギリシャ文字】
5-HT —— 55
5-hydroxytryptamine —— 55
100%酸素吸入 —— 57
α_2アドレナリン受容体 —— 156

肩こりの臨床
　―関連各科からのアプローチ―　　　　　　　　　　　　　　　　　　　＜検印省略＞

2013 年 5 月 20 日　　第 1 版第 1 刷発行

定価（本体 7,600 円＋税）

　　　　　　　　　　　　　編集者　森　本　昌　宏
　　　　　　　　　　　　　発行者　今　井　　　良
　　　　　　　　　　　　　発行所　克誠堂出版株式会社
　　　　　　　　　　　〒 113-0033　東京都文京区本郷 3-23-5-202
　　　　　　　　　　　電話　(03)3811-0995　振替 00180-0-196804
　　　　　　　　　　　URL　http://www.kokuseido.co.jp

ISBN 978-4-7719-0408-8 C3047 ￥7600E　　　印刷　三報社印刷株式会社
Printed in Japan © Masahiro Morimoto, 2013

・本書の複製権・翻訳権・上映権・譲渡権・公衆送信権（送信可能化権を含む）は克誠堂出版株式会社が保有します．

・JCOPY ＜（社）出版者著作権管理機構　委託出版物＞
本書の無断複写は著作権法上での例外を除き禁じられています．複写される場合は，そのつど事前に（社）出版者著作権管理機構（電話 03-3513-6969, Fax 03-3513-6979, e-mail：info@jcopy.or.jp）の許諾を得てください．